U0341599

国家自然科学基金面上项目（编号 71673075、71974050 ）
以及浙江省新型重点专业智库杭州国际城市学研究中心
浙江省城市治理研究中心课题（编号 19QXS004) 研究成果

WIN-WIN RELATIONSHIP
BETWEEN DOCTORS
AND PATIENTS

医患共赢
满意度测评及和谐治理路径

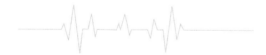

王小合　钱宇　孙涛　　著

Satisfaction Measurement
and Harmonious Governance Path

社会科学文献出版社
SOCIAL SCIENCES ACADEMIC PRESS (CHINA)

前　言

　　自 2009 年我国新医改以来，政府发力全面推进供给侧结构性改革，对公共医疗事业投入逐年加大，医疗资源配置总量持续增加，基本医保全民覆盖，以取消以药补医机制为关键环节的深化县级及城市公立医院综合改革全面推进，医疗服务供需矛盾在一定程度上得以缓解。但由于公立医院逐利机制尚未完全破除，外部治理和内部管理水平仍有待提升，科学合理就医秩序尚未形成，医改的系统性、整体性和协同性功效尚存不足，加之医疗事业特殊性和复杂性以及社会变迁带来的张力，再叠加社会各方对医改的较高期许，患者直接针对医护人员及医院系统的冲突时有发生，医护人员工作满意度长期整体偏低，医患矛盾凸显已成为近年来困扰我国政府、公立医院、普通民众和社会各界的焦点问题。医患共赢满意及其和谐关系的科学构建和治理，已是当前持续深化公立医院综合改革、推动现代医院管理制度建设以及促进医疗服务高质量发展等具有重大社会影响的公共管理理论与实践命题。

　　在我国新医改的探索进程中，一度强调以提高群众看病就医满意度作为"衡量医改是否成功的根本标准"的认知判断和考核导向，相对于侧重强调以患者利益为中心的患者满意度测评及影响因素研究的诸多文献及普遍应用的实践而言，对医务人员工作满意度及医患共赢满意关系的治理探究则明显不足且滞后。在公共医疗的特殊治理领域，深化医改的各项政策举措和制度安排，最终是由处在医疗卫生系统前端和触点的广大医务人员向患者提供具体医疗卫生服务从而传递、转化和落地的。医患本是命运共同体，更是利益共同体，作为医改主力军和执行者的医务人员群体，他们的工作满意度及积极性不仅影响其参与医改的主动性，也会直接或间接影响患者满意度。提升患者满意度是公立医院社会效益的重要体现，是医院健康发展的核心战略；提高医务人员工作满意度是医院提供高质量医疗服务的重要前提，是医院可持续发展的必然选择。二者相辅相成，相得益彰，共同构成了现代医院管理与治理的重要内容。因此，加强调动医务人员的积极性，把医务人员工作满意度同患者满意度并重协同关联性考察，在双元视角下寻找改善医患矛盾的核心靶点，研制治理策略，促进医患和谐关系，理应作为评价以回归公益性为核心，强调以人为本为价值取向，从医患供需两端协同发力、双向融合、和谐发展的深化医改之路。

综观国内外涉及医患满意度及构建和谐医患关系的研究文献及综述发现，当前仍存在的主要问题如下。①多见基于传统的顾客满意度理论在医疗卫生领域的直接应用，往往局限于从公立医院内部管理、医务人员或患者的单一方面需求满足测度的视角予以观察；由于现代公立医院管理是以政府为主导、公立医院为主体、市场和社会等多元利益主体组合的体制机制创新及发展模式，医务人员工作满意度和患者满意度已不再局限于反映公立医院内部的经营管理问题，而是涉及公立医院综合改革、全面深化医改以及卫生健康治理体系和治理能力建设的系统性问题。②医患满意度的大量报道及研究多见为测评而测评，忽视了评价与构建医患共赢满意的和谐关系及其治理相联系，其测评设计常常存在满意度概念的内在维度或构成因子与外部影响或治理因素边界混淆不清、循环论证以及混乱因果等问题，即某些要素被作为满意度的内部构成因子之后，又被当作其外部影响因素来观测，缺乏深入对两者关系逻辑以及基本概念内涵和外延的科学界定。③医务人员工作满意度研究侧重探讨医院内部工作环境、工作条件、工作报酬等要素对其产生的影响，患者满意度研究多见"理性经济人"假设，忽视了医疗服务信息严重不对称条件下患者的认知、信息掌握、情绪心理及社会医疗舆情环境等非理性因素的考量，考察缺失了医患之间的理性尊重、信任关系及现行医疗体制、政策和舆论环境等社会因素对患者满意度的影响和作用机制，其测评及结果应用的科学性、客观性、可靠性、可比性有待完善。④国内多见从伦理道德的思辨视角，鲜有运用我国传统文化"和谐"思想分析和谐医患关系构建的政论性文章，理论体系缺位，未见基于体现具有中国特有"和谐管理"学术理论话语体系在公共管理领域的深化挖掘及应用的拓展研究，特别是把深入挖掘医患背后多元利益主体参与现代医患共赢关系的和谐治理机制，与当前普遍落地式的医患满意度测评工作、和谐医患关系的提升前后相衔接的设计研究。

基于上述实践需求与文献综述发现的学术问题，自 2016 年起，在国家自然科学基金面上项目（编号：71673075、71974050）以及浙江省新型重点专业智库杭州国际城市学研究中心浙江省城市治理研究中心课题（编号：19QXS004）持续资助研究下，形成了本书的成果。本书聚焦当前我国倡导构建命运共同体、建设社会主义现代化强国"和谐"要义的发展背景，以构建和谐医患关系的公共治理问题为牵引，结合系统论、社会治理、协同治理、有限理性等国际学术前沿理论，并重点立足特有国情和中国式管理文化，开展我国传统文化精髓的和谐思想及和谐管理理论体系的深入挖掘、丰富和拓展。采用定性与思辨、定量与实证研究相结合的方法，以医患满意度测评及契合性协同治理为切入点和衔接点，以构建医患共赢满意的和谐关系及治理机制和策略为目标。在厘清和界定我国特有社会多元治理背景下医务人员工作满意度和患者满意度的概念内涵和外延基础上，深入挖掘医患背后的多元利益相关主体及构建网络化治理结构与关系逻辑。从宏观—中观—微观三个层面剖析社会医疗体制机制、社会医疗政策、社会医疗舆情、医疗组织与服务管理、社会专业组织、公共媒体、社会公众以及医患个体心理特征等要素，对医患双方满意以及协同治理关系的作用机理。探索建立医患满意度测评及其和谐关系模型，揭示医患满意度体系形成及互动协同的和谐治理机制与制度逻辑，定量检验医患满意系统间的相关、因果、和谐治理机制及其演化—控制—转化关系。最终试图科学构建医患共赢满意关系的中国特色"和谐治理"路径设计与方略，激活各方潜能，为推进卫生健康治理体系和治理能力现代化以及现代新型医患关系的和谐治理寻找理论诠释与政策支撑的"中国式解法"。

本书共九章。第一章，从现实问题、理论创新以及政策指向三个方面阐述了研究依据及意义，提出了医患共赢满意关系及和谐治理机制的科学命题；第二章，在系统综述国内外相关学术前沿与实践动态及存在问题的基础上，提出了聚焦医患协同满意及契合治理为切入点和衔接点的研究思考与启示；第三章，阐述并澄清中国医患共赢关系和谐之路的理论缘起和逻辑路径，提出中国学术本土化和谐治理理论的初步构想；第四章，从基本思路、主要内容、研究方法、技术路线以及质量控制等方面阐述了医患共赢关系与和谐治理研究方案的细化设计；第五章，厘清医务人员工作满意度的概念内涵与外延，研制医务人员工作满意度测评量表，开展医务人员工作满意度测评和多元利益相关主体协同治理路径与作用机制的实证研究；第六章，厘清患者满意度的概念内涵与外延，研制患者满意度测评量表，开展患者满意度测评和多元利益相关主体协同治理路径与作用机制的实证研究；第七章，提出并界定了医患和谐满意度的概念内涵与外延，实证检验了医患共赢满意关系的和谐治理机制理论模型，构建了医患和谐满意度多元主体治理机制；第八章，针对性阐述提出了医患共赢关系提升的和谐治理的若干关键策略；第九章，从主要研究结论、创新点、研究局限以及未来的研究建议等方面进行了总结与展望。

本书不仅为展示"医患共赢：满意度测评及和谐治理路径"的学术观点及成果而"抛砖引玉"，也试图为公共服务领域相关命题深入挖掘、丰富、提升构建具有中国特色话语体系的和谐治理理论、概念及操作化，提供逻辑框架及方法学借鉴，形成了对现有国外前沿公共管理相关理论常常难以思辨及诠释中国现象的有益拓展和创新。我们欣喜地看到，在项目研究的逻辑思路和前期阶段性学术成果传播、采纳及转化应用下，《国家卫生健康委员会、国家中医药管理局关于坚持以人民健康为中心推动医疗服务高质量发展的意见》（国卫医发〔2018〕29号）明确提出，"推进供给侧改革与改善人民感受同时发力"，"充分调动并发挥医务人员积极性、主动性、创造性"，"形成增强人民群众看病就医获得感、调动医务人员积极性的良好氛围和持续动力"，"医患携手共建健康中国，共享改革发展成果"，"医患关系更加和谐，医务人员满意度不断提升，人民群众获得感进一步增强"；《国务院办公厅关于加强三级公立医院绩效考核工作的意见》（国办发〔2019〕4号）更是明确提出，从2020年起将"患者满意度"和"医务人员满意度"双双纳入公立医院绩效管理的"国考"监测指标数据，借助常态化绩效考核的导向作用，引导和助推保障公益性、调动积极性、可持续发展的公立医院综合改革和医疗服务高质量发展的各项政策与制度予以落地。

本书的顺利出版凝聚了项目组全体成员的集体努力和共同智慧。项目自实施以来，在项目组全体成员的共同协作下，开展了大量的现场调查及实证研究，获得了大量翔实的一手资料。首先感谢参与项目的研究生汪慧、郑国管、任佳焌、陈洁、张靖、王福洁、程港镁、卫燕青、杨雯、吴进、程洁洁、黄子芮以及本科生邹研、马心怡、邢若雨、王雨清等在现场调研、数据分析等方面做出的贡献。感谢早稻田大学博士周思宇、哥伦比亚大学博士杨竞妍、伊利诺伊大学香槟分校硕士王舒琰在国外文献研究方面提供的帮助。衷心感谢浙江大学社会治理研究院郁建兴教授、华中科技大学徐晓林教授、东北大学娄成武教授，以及来自北京大学、中国人民大学、复旦大学、上海交通大学、西安交通大学、中山大学、哈尔滨医科大学、军事医学科学院、浙大城市学院、浙江科技学院的公共管理学界专家，在项目申请、研究设计的细化与优化、学术观点论证等方面给予的真知灼见。

感谢国家卫生健康委员会、各调查现场所在地方政府相关部门以及中国医院协会、中国医师协会、中国管理现代化研究会公共管理专业委员会、中国卫生经济学会卫生经济理论与政策专业委员会、中国系统工程学会医药卫生系统工程专业委员会、浙江省公共管理学会等给予本研究支持和参与讨论的部分专家学者和资深管理者。尤其是原杭州市卫生健康委员会党委书记兼主任滕建荣教授，浙江省委改革办、原省医改办孙裕增处长，浙江省卫生健康委员会体制改革处顾亚明副处长、医政医管与药物政策处孟强副处长、浙江台州恩泽医疗中心（集团）主任陈海啸教授，浙江省医疗保障局张华调研员，杭州市医疗保障局徐玮副局长、严光府科长，杭州市职业病防治院党委书记兼院长曹承建，杭州市第一人民医院集团余杭三医党委书记兼院长袁春锋，国家卫生健康委员会体制改革司挂职干部、杭州市西溪医院沈文礼主任，浙江省医疗服务管理评价中心林凯，杭州国际城市学研究中心接栋正处长、李飞孟副处长、崔琳琳主任，余姚市卫生健康局体制改革科沙奇科副科长等参与本项目现场调查协调、深度焦点访谈、研讨给予的专家咨询意见和成果推广应用的建议。感谢杭州师范大学科学研究院在项目申报、管理及著作出版方面给予的支持和指导。

鉴于作者水平有限、研究问题的复杂性、主客观条件与因素限制以及时间仓促等原因，本书还存在一些观点不成熟、不完善的地方，敬请广大读者及学界同人给予批评指正和宝贵意见。

著者，于杭州西子湖畔

2021 年 5 月

目　录

第一章　立题依据及意义 ……………………………………………… 001

第一节　立题依据 ………………………………………………… 001

一　现实背景 ………………………………………………… 001

二　理论背景 ………………………………………………… 006

三　政策背景 ………………………………………………… 012

第二节　研究目的及意义 ………………………………………… 016

一　研究目的 ………………………………………………… 016

二　研究意义 ………………………………………………… 016

第二章　国内外研究现状与进展 …………………………………… 018

第一节　医患共赢关系的界定 …………………………………… 018

一　"患方"的界定 ………………………………………… 018

二　"医方"的界定 ………………………………………… 019

三　"医患关系"的界定 …………………………………… 020

四　医患共赢关系与医患满意度 …………………………… 025

第二节　医务人员工作满意度研究现状与进展 ……………… 026

一　医务人员工作满意度概念与内涵 …………………… 026

二　医务人员工作满意度量表及评价指标体系 ………… 027

三　医务人员工作满意度影响因素 ……………………… 029

第三节　患者满意度研究现状与进展 ………………………… 032

一　患者满意度的概念及内涵 …………………………… 032

二 患者满意度指数模型的构建 …………………………………… 034

三 患者满意度测评指标体系及影响因素 ………………………… 035

第四节 医患满意度及和谐医患关系研究现状与进展 ……………… 040

第五节 国内外研究存在的问题及启示 ……………………………… 041

一 国内外研究存在的问题 ………………………………………… 041

二 国内外研究的思考与启示 ……………………………………… 044

第三章 中国学术本土化和谐治理理论构想的提出 ………………… 047

第一节 学术本土化和必要性 ………………………………………… 047

一 西方理论适用范围的局限性 …………………………………… 047

二 东西方哲学逻辑起点间的差异性 ……………………………… 048

三 知识生产具有主体性 …………………………………………… 050

四 中国社会实践的特殊性 ………………………………………… 051

五 世界舞台需要中国话语体系 …………………………………… 052

第二节 学术本土化理论的内涵 ……………………………………… 053

一 学术本土化理论的理解 ………………………………………… 053

二 澄清本土化与全球化/西方化的关系 ………………………… 055

三 学术本土化与理论普遍性的关系 ……………………………… 056

四 学术本土化需要避免的问题 …………………………………… 056

第三节 呼唤中国本土化的管理理论 ………………………………… 057

一 管理活动所处的时代变迁 ……………………………………… 057

二 管理活动所处的环境变迁 ……………………………………… 058

三 管理任务的目标发生更迭 ……………………………………… 059

四 指导管理活动的理论需要更新 ………………………………… 060

五 和谐管理应运而生 ……………………………………………… 062

第四节 和谐治理 ……………………………………………………… 064

一 管理到治理的逻辑转变 ………………………………………… 064

二 治理的意涵 ……………………………………………………… 065

三 和谐治理的兴起 ………………………………………………… 067

四 和谐治理的时代性 ……………………………………………… 069

第四章　医患共赢关系与和谐治理研究方案设计 …………… 071

第一节　研究的基本思路 ………………………………………… 071

第二节　研究的主要内容 ………………………………………… 072

  一　和谐治理本土化理论的提出与阐释 ………………… 072

  二　和谐治理视域下的医患满意度理论研究 …………… 072

  三　医务人员工作满意度测评与治理路径研究 ………… 073

  四　患者满意度测评与治理路径研究 …………………… 073

  五　医患和谐满意度测评及多元主体治理机制研究 …… 074

  六　医患共赢满意关系的和谐治理机制与策略研究 …… 075

第三节　研究方法与技术路线 …………………………………… 075

  一　主要应用理论 ………………………………………… 075

  二　资料收集的方法 ……………………………………… 090

  三　资料分析的方法 ……………………………………… 094

  四　研究技术路线 ………………………………………… 104

第四节　质量控制 ………………………………………………… 105

  一　研究设计阶段 ………………………………………… 105

  二　数据收集阶段 ………………………………………… 105

  三　资料分析阶段 ………………………………………… 106

第五章　医务人员工作满意度测评与治理路径实证研究 ……… 107

第一节　医务人员工作满意度理论研究 ………………………… 107

  一　医务人员工作满意度的概念内涵与外延关系 ……… 107

  二　医务人员工作满意度维度及评价指标体系建立 …… 109

  三　医务人员工作满意度治理因素梳理及作用机制分析 …… 110

  四　医务人员工作满意度多元主体治理理论模型及

    研究假设提出 ……………………………………… 115

  五　医务人员工作满意度治理机制及思考 ……………… 119

第二节　医务人员工作满意度测评量表的研制 ………………… 120

  一　医务人员工作满意度测评量表条目的遴选 ………… 120

  二　医务人员工作满意度测评量表信度分析 …………… 122

  三　医务人员工作满意度测评量表效度分析 …………… 123

第三节　医务人员工作满意度现状分析 ……………………… 126
　一　医务人员的工作满意度 ……………………………… 126
　二　医务人员的工作满意率 ……………………………… 131
第四节　医务人员工作满意度影响因素分析 ………………… 132
　一　医院管理水平因素对医务人员工作满意度的影响 …… 132
　二　政府治理因素对医务人员工作满意度的影响 ……… 135
　三　社会治理因素对医务人员工作满意度的影响 ……… 140
　四　医务人员认知态度因素对其工作满意度的影响 …… 142
　五　多元主体治理视角下医务人员工作满意度影响
　　　因素回归分析 ………………………………………… 146
第五节　医务人员工作满意度多元主体治理路径模型
　　　实证研究 ……………………………………………… 148
　一　医务人员工作满意度多元主体治理路径模型构建 …… 149
　二　医务人员工作满意度多元主体治理路径
　　　模型初次评价 ………………………………………… 152
　三　医务人员工作满意度多元主体治理路径模型修正 …… 153
　四　医务人员工作满意度多元主体治理路径
　　　模型二次评价 ………………………………………… 153
　五　医务人员工作满意度多元主体治理路径模型核心变量的
　　　影响效应分析 ………………………………………… 155

第六章　患者满意度测评与治理路径实证研究 ……………… 158
第一节　患者满意度理论研究 ………………………………… 158
　一　患者满意度的概念内涵与外延关系 ………………… 158
　二　患者满意度测评模型的构建 ………………………… 160
　三　患者满意度测评量表或指标体系的构建 …………… 163
　四　患者满意度利益相关主体职权责分析 ……………… 166
　五　患者满意度多元主体治理路径模型及研究假设提出 …… 169
第二节　患者满意度测评量表的研制 ………………………… 172
　一　患者满意度测评量表条目的遴选 …………………… 172
　二　患者满意度测评量表信效度分析 …………………… 174

第三节　患者满意度现状分析 …………………………………………… 179

一　住院和门诊患者满意度/满意率现状分析 …………………… 179

二　住院和门诊患者满意度人口学特征及差异分析 …………… 181

第四节　患者满意度影响因素分析 ……………………………………… 185

一　医院管理水平因素对患者满意度的影响 …………………… 187

二　政府治理职责履行因素对患者满意度的影响 ……………… 188

三　社会治理职责履行因素对患者满意度的影响 ……………… 190

四　社会医疗环境因素对患者满意度的影响 …………………… 191

五　多元主体治理视角下患者满意度影响因素回归分析 …… 192

第五节　患者满意度多元主体治理路径模型实证研究 ……………… 195

一　患者满意度多元主体治理路径初始模型系数及
　　显著性估计 ………………………………………………… 195

二　患者满意度多元主体治理路径初始模型拟合度评价 …… 197

三　患者满意度多元主体治理路径模型修正及
　　拟合度评价 ………………………………………………… 198

四　患者满意度多元主体治理路径模型核心变量的
　　影响效应分析 ……………………………………………… 201

第七章　医患和谐满意度测评及治理机制研究 ……………………… 207

第一节　医患和谐满意度理论研究 ……………………………………… 207

一　医患和谐满意度的概念内涵与外延关系 …………………… 207

二　医患和谐满意度利益相关主体职权责分析及和谐
　　治理因素梳理 ……………………………………………… 209

三　医患共赢关系的和谐治理理论模型及研究假设提出 …… 212

第二节　医患和谐满意度测评 …………………………………………… 215

一　医患和谐满意度测评指标构建 ……………………………… 215

二　医患和谐满意度测评现状分析 ……………………………… 215

第三节　医患满意和谐治理机制实证研究 …………………………… 219

一　医患满意和谐治理机制 ……………………………………… 220

二　医患满意和谐治理控制机制 ………………………………… 222

三　医患满意和谐治理演化机制 ………………………………… 227

四　医患满意和谐治理耦合机制 …………………………………… 231

第四节　医患和谐满意度多元主体治理机制研究 ………………… 234

一　医患和谐满意度多元主体治理保障机制 ……………… 235

二　医患和谐满意度多元主体治理激励机制 ……………… 240

三　医患和谐满意度多元主体治理沟通机制 ……………… 241

四　医患和谐满意度多元主体治理参与决策机制 ………… 242

五　医患和谐满意度多元主体治理社会监督机制 ………… 243

六　医患和谐满意度多元主体治理整合机制 ……………… 244

第八章　医患共赢关系提升的和谐治理策略研究 ………………… 245

一　发挥政府部门主导作用，构建医患共赢关系的多元主体
协同治理体系 ……………………………………………… 246

二　落实健全医保政策，推进医疗保障治理体系和治理
能力现代化 ………………………………………………… 248

三　加强和完善公立医院内部管理制度建设，提升管理
能力和水平 ………………………………………………… 249

四　发挥社会第三方力量，搭建医患和谐关系社会
治理桥梁 …………………………………………………… 251

五　重视医德软约束作用，建立职业环境配套机制 ……… 253

六　倡导患者合理的医疗服务预期，提升参与医疗决策及
监督的能力 ………………………………………………… 256

七　政府－医疗机构－社会共建医患共赢关系多元主体和谐
治理机制 …………………………………………………… 257

第九章　结论与展望 ………………………………………………… 261

第一节　主要研究结论 ……………………………………………… 261

第二节　创新点 ……………………………………………………… 263

第三节　研究不足及展望 …………………………………………… 264

第一章

立题依据及意义

本章摘要：本章从现实问题、理论创新、政策指向三个方面阐述了研究背景。围绕当前医疗卫生领域医患关系矛盾突出的问题，立足特有国情和中国式管理文化，深入挖掘、丰富和拓展我国传统文化的精髓——和谐思想及和谐管理理论，结合治理理论的兴起及其中国化，科学构建以医患双方满意共赢为核心价值的和谐医患关系及中国特色"和谐治理"路径设计与方略，激活各方资源和汇聚多方力量，为完善现代医院制度建设以及推进卫生健康治理体系和治理能力现代化，促进建立医患共赢关系和谐治理之路寻找"中国式解法"。

第一节　立题依据

一　现实背景

自 2009 年新一轮医药卫生体制改革（以下简称"医改"）以来，尽管政府对公共医疗事业投入逐年加大，医疗资源配置总量持续增加，基本医保全民覆盖，县级公立医院综合改革及城市公立医院试点推进，医疗服务供需矛盾在一定程度上得以缓解，但公立医院以药补医及逐利机制尚未完全被破除，外部治理和内部管理水平有待提升，合理就医秩序尚未形成，医改的系统性、整体性和协同性功效不足，再加之医疗事业的特殊性和复杂性，导致患者与医务人员及医院系统的冲突，再叠加社会各方对医改不满意评价的现状，已成为困扰我国政府、公立医院、普通民众的焦点问题。医患及社会协同满意与和谐医患关系的科学构建和治理，已成为聚焦公立医院改革成败且具有重大社会影响的公共问题。

在改革开放前及之初，由于我国政府对各级公立医院实行"举办社会主义福利事业"财政补助、派遣城市医疗队下乡、群众集资建立以村为自治单位的合作医疗站、培训"半农半医"赤脚医生等社会政策执行与民意回应之间的良好互动，确保较好履行与自身利益不矛盾的"以医疗为中心、扩大预防保健、提供低收费的基本医疗卫生服务"等社会职责，获得了国际社会公认的医患满意度双高评价。

改革开放后，国家为了缓解经济发展和民众日益增长的医疗需求之间的矛盾，推行了适应经济规律及导向的公立医院管理体制改革，从而导致公立医院运行及发展严重依赖药品加成收入和医疗服务收费机制。1989年，政府通过实施其主导的医院等级评审与分级管理制度以及加强医院内部管理等措施，虽有效推动了医疗服务网络体系的形成，但不同程度地加剧了医院经营规模的盲目扩大以及高精尖新技术和豪华医疗环境与服务的攀比。加之长期淡化原有公立医院有效落实社会职责的明确公共政策及补偿机制，导致公立医院及医务人员的价值扭曲和逐利行为、公益性质淡化、医疗服务过度及费用上涨过快、基本医疗保健服务质量及可及性较差、社会普遍感受到的满意度评价较低等现实问题。

（一）"看病难""看病贵"等问题依然凸显

1. 药品价格虚高

医疗领域市场化，提升了医疗服务效率，理应可以为更多的患者提供医疗服务，但由此也引发了"看病难"的现象。"看病难"首先体现在"看病贵"，药品是造成"看病贵"的重要原因。医院对经济利益的追求导致了"以药养医"现象的产生，医生通过开"大处方""贵处方"，从"医药代表"处获取"提成"和"回扣"。面对此现象，政府部门制定相应政策控制药品价格，特别是党的十九大报告中提出要全面取消"以药养医"，但是医疗机构的应对措施也层出不穷。如通过销售非基本药物获利，与药店合营变相获取卖药收益，人为减少零差价药品供应量，同时诱导患者到合营药店买药，以此保障合营药店的收益，等等。此外，政府虽制定了一系列政策完善医疗保障制度，如"城镇居民医疗保险""农村合作医疗保险"等，以期解决患者的医疗费用问题，但由于"三医"改革未能联动推进，医保部门对定点医疗机构监管能力愈显力不从心。医疗费用逐年大幅增加，医疗保险统筹基金当期收不抵支的情况未能有效改善，群众"看病难""看病贵"的问题还没有根本解决。

2. 医疗检查过度

医疗检查是治疗疾病的重要辅助手段，通过实验技术、医疗设备进行检查是诊断疾病的重要依据。随着医疗科技的不断进步，医生对疾病的诊断治疗开始主要借助医疗设备，让患者的疾病可以更快地治愈，提升疾病治疗效率。但医疗体制的市场化改革增强了医院的逐利动机，甚至一度出现了"过度检查"的现象。面对大量的医疗检查，昂贵的医疗费用也随之产生，患者的医疗成本快速增加。此外，医疗体制的市场化改革也促使先进医疗技术、设备和人才等优势资源往往集中在大型医院，患者也向此集中，大型医院往往人满为患，患者不得不忍受漫长的等待时间排队检查。且许多检查项目有特殊的身体状态要求和采样时间要求，此后患者还需花费少则几小时，多则几天的时间等待检查结果。医疗检查所需的时间成本和经济成本是患者"看病难"的重要体现，也是造成医患冲突的重要原因。

3. 医疗资源不均衡

随着社会经济的发展，医疗事业取得巨大进步，我国医疗机构和医疗从业人员数量均显著增加，但对患者而言，依旧存在"看病难"现象。在寻求医生治疗时，对于不同的群体，所体现的"看病难"存在不平衡。一是对于偏远山区的患者而言，医疗资源匮乏，交通不便利，医疗资源可及性非常差，患者前往县城进行疾病治疗都非常困难。这是绝对的"看病难"问题。改善此种状况必须发展交通，加大对偏远地区的医疗投入。二是对城镇地区的患者而言，难度是相对的，前往居住地附近的社区、乡镇医院看病并非难事，"看病难"主要体现在大型医院就医以及专家门诊挂号。医疗体制市场化改革促使医疗技术、设备等资源向大型医院集中，也促使优质医生资源向大城市、大型医院集中。诸多大型综合医院出现了专家门诊"一号难求"的状况。

（二）近年来医患冲突与矛盾不断发生

尽管近年来各级政府不断试图规制公立医院加强内部管理并强化外部

的行政监管，但并未获得预期的社会效应，且医患矛盾未见缓解。如近年来，多起医生被杀案及医护人员集体罢医事件等均深深触痛了社会各界的心灵。医患间的信任基础遭到严重侵蚀，原本应相互依存、合作的医患关系被赋予了太多对立的情绪色彩，医患不满意的相互关系及冲突已成为日益凸显的社会矛盾。

1. 医患地位不对等

医患双方关系的不对等既体现在双方的权利责任方面，也体现在双方所扮演的社会角色差异以及信息不对称方面。医疗服务行业与一般的服务行业不同，专业属性非常强，与拥有专业知识的医方相比，患者处于弱势，当出现医疗纠纷时，拥有大量经济资源与专业知识的医院组织更具优势。患者不但缺乏相关的医疗专业知识，难以获取相关的治疗信息，而且通过正常的法律渠道和程序需耗费大量的时间、精力和很高的经济成本。当正式的合法维权途径失效时，患者通过非制度化的、激烈的手段进行维权的可能性增加。

2. 患者知情同意权受忽视

在医患关系中，医生拥有诊治权、特殊干涉权、医疗行为豁免权等权利，需履行诊疗、严守法律和技术规范、保密、对医疗服务内容进行解释说明等义务。而患者拥有生命健康权、平等医疗保健权、知情同意权、自主决定权等权利，需履行遵守医院规章制度、配合诊疗护理、尊重医务人员、缴纳诊疗费用等义务。患者就医时，被要求履行各项义务，但权利常常受到侵害。如知情同意权，由于患者人流量大、医院服务人员不足等客观因素以及医生情绪、态度等主观因素，医方在对患者诊断治疗的过程中，未对治疗方案进行具体解释、未对治疗费用进行详细告知，患者往往在未获知替代方案与治疗服务价格的情况下接受治疗，而事后产生治疗问题以及价格疑问，则易导致医患之间产生冲突。

3. 患方对医疗结果期待高

"医闹"事件频发，不仅与医疗制度、医方关系密切，也和患者及家属的期待有关。患者及家属悲伤愤怒的心情以及对治疗效果的非理性认知也易引发医患矛盾。患方对医方往往持有极高的期待，认为花了钱治好病是理所当然的，一旦患者未得到有效治疗或是治疗无效而死亡，患者家属便认为可能是医生未尽责任或是在医疗过程中出现了失误，从而产生冲突。然而由于医疗水平和医疗技术都有限，许多疾病难以保证治疗效果。如"医闹"事件通常发生在不认为会造成死亡的疾病治疗中，此种情况极易引发患者家属的愤怒与不满，难以承受的事实促使了非理性行为的发生。此外，媒体批评强者、同情弱者的不客观报道，极易将大众不满的矛头指向医方，也让患方给自己的冲动行为贴上了合理的标签，导致了"医闹"事件的频发。

（三）促进医患共赢关系的重要性

1. 微观层面：促进医患合作，减少矛盾和纠纷

看病就医一直都是每位普通百姓关注的敏感话题，药费、医疗费用的飞涨，"看病难""看病贵"的问题已经成为大家密切关注的问题，把医保、医院、医生及医患关系一步步推向了风口浪尖。近年来，医患关系恶化的报道不断见诸报端，人们开始觉醒和反思：原本应该亲密无间的医患关系到底怎么了？医生和患者间的信任和合作发生严重动摇，在舆论的"指责声"中，医生认为自己的工作压力大、收入低、不被理解，没有得到相应的社会价值体现；在频繁见报的"医疗黑幕"影响下，患者则认为医生一切向钱看，态度恶劣，没有医德……红包、大处方更被认为是普遍存在的"潜规则"，医患双方缺乏沟通和理解，医疗过程中的价值观念及行为在悄悄改变。患方在就医过程中可能产生怀疑、猜测甚至敌对情绪，而医方在医疗过程中受到质疑和批评甚至安全受到威胁，这些都严重不利于医疗诊治和病人的康复。医患双方共同的敌人是疾病，和谐医患关系的建立，可以使双方回归到以前的亲密合作状态，增进理解，相互体谅，患者充分相信并配合医生的治疗，医生则排除一切杂念全力治病，这才是医患关系的理想状态。在微观的环境下，医生是患者就诊过程中第一个接触也是进行最直接接触的医方代表，促进医患双方合作，减少不信任和猜忌造成的矛盾和争执，不仅可以使医生得到社会认同，实现自我价值，重塑形象，也可以使患者得到更人性化的关照和服务，有利于健康需求的实现。

2. 中观层面：有利于公民健康权利的维护

健康是人全面发展的基础，医药卫生事业关系千家万户幸福，是重大的民生问题。医生和患者间的和谐互动是医疗卫生事业发展中基本的一

环，有了医患之间合作信任的坚实基础，就可以在微观层面满足患者不断提高的就医要求，提升医生的社会认同度，避免纠纷，创造良好的就医环境。而从医疗卫生服务事业整体发展的层面来看，健康的医患关系也将有助于推动各项医疗卫生制度改革的不断深化。通过对公共卫生服务体系、基本医疗服务体系、医疗保障体系、药品供应保障体系建设的不断完善，更好地为广大患者提供效率高、质量好、价格合理的基本医疗卫生服务，提高医疗公共服务的可及性和满意度，减少市场经济体制下经济利益至上价值取向给医疗服务市场带来的道德、服务等方面的负面影响，缓解百姓面临的"看病难""看病贵"的窘境，最终使公民的健康权益得以实现和维护，提升其生活质量和幸福指数。

3. 宏观层面：有利于社会和谐以及信任机制的重建

社会内在的信任水平可以决定一个民族的安康和竞争力，因为这种信任可以增强社会凝聚力。有了这种凝聚力，国家富强、民众健康、社会安定、经济发展才能得以实现。伴随我国改革开放带来的社会转型，信任危机已在医患关系中"生根发芽"，并伴随诸多经济的、文化的、社会的力量催化，逐渐侵蚀着医患之间原本和谐的亲密合作关系。医学科学、医疗服务事业是人命关天的重大问题，医患信任流失造成的负面影响必然会成为社会矛盾焦点中最激烈的一个，也是社会不和谐音调中最严重的一个。不和谐的医患关系对整个社会信任机制的摧毁性非常强，同样，如果通过诸多方面的共同努力重建这种最可贵、最难树立和维持的人际关系，也将对整个社会信任机制的重塑产生莫大的推动作用。患方与医生、医院以及整个社会医疗体系信任的构架，是我国医药卫生体制健康发展的基石，和谐的医患关系必然能重建信任，成为构建和谐社会的美妙序曲。

二 理论背景

（一）中国传统文化中的和谐思想

1. 和谐思想的起源

和谐就是事物发展处于协调有序的状态。什么是"和谐"？"和""谐"这两个字，最早出现在《管子》一书中，书中写道："畜之以道则民和，养之以德则民合。和合故能谐，谐故能辑，谐辑以悉，莫之能伤。"

这段话的意思是：有道则和，有德则合，有"道德"则"和合"，有"和合"则"和谐"，有"和谐"则"团结"，有"团结"则"成功"。尤其是在我国的历史中"和"的理念被应用于社会的广泛领域。"和"字的文化理念与我国的社会发展有着密切的联系。尤其是与诸子百家有着重要的内在联系。[①]

"和谐"作为一种思想，贯穿于我国传统文化之中。就儒家思想而言，"和而不同"为"和谐"的真谛。《论语·子路》中说"君子和而不同，小人同而不和"。孔子所说的"同"就是指相同的事物或者观点。而对于"和"的解释就是事物之间的互补与结合，它是内涵的互补，是有差异的对立统一。儒家认为和谐的本质就是事物差异性的统一与协调。儒家认为"和"的最高境界就是"万物并育而不相害，道并行而不相悖"，这些就包括我们的"不同"以及"和"的观点，所以说儒家通过"和而不同"的思想内涵把做人的本质以及事情发展的和谐规律阐述出来。

就道家思想而言，"阴阳和谐"被看成和谐的本质。尤其是以道家的"天人合一"最为显著，它强调自然与人之间的关系，要做到和谐相处。道家的"天人合一"思想强调主观与客观的合一，以此达到遵循自然规律、顺势而为的目的。老子对于和谐本质的解释就是矛盾的对立统一，并且老子用这一思想去认识世间万物，将和谐准确地解释为"道生一，一生二，二生三，三生万物，万物负阴而抱阳，冲气以为和"。在老子眼中，世间万物都是阴阳交织、对立统一地存在着，因为世间万物的生存都有阴与阳的对立，最终阴与阳的冲击就会导致"和"的产生。

墨家的和谐理念，主要讲述的是人际关系，墨子的观点是兼爱、非攻、尚贤。其中兼爱就指的是人与人之间要和谐相处，国与国之间要和平相处，每个家庭之间也要讲究仁爱，以此达到和谐的理念。对于和谐的思想，我国的历史文化中阐述得并不少，它是中国传统文化的内涵。对于"和"的本质可以概括为：事情发展的协调性、矛盾冲突的平衡性、多样事物的统一性。

2. 和谐思想的现代应用与发展

管理环境、管理要素和参与其中的人所呈现的多变性、不确定性，以

---

① 丁森：《中国传统文化中的和谐思想探析》，《教育教学论坛》2012 年第 29 期，第 105～106 页。

及复杂性科学认识论的确立，给传统管理理论的稳定范式带来了巨大的挑战。席酉民教授根植于中国的传统和谐智慧以及中国组织发展的经验，以系统理论、有限理性学说及对组织内耗的系统剖析为基础，创造性地提出和谐管理理论，其理论视角与支柱提供了解决组织与管理问题的新框架，从而为组织实践与研究提供了理论参照。经过十余年来的持续探索，和谐管理理论的支柱不仅清晰界定了和谐主题、和则、谐则及和谐耦合四个基本概念的内涵，而且通过多案例研究，增进了人们对该支柱的理解。主题导向下谐则、和则进行耦合的机制，提供了一套管理行为模式，这套系统的行为模式为组织应对不确定性，特别是处理涉及"人的因素"的复杂管理问题提供了帮助。"人的因素"不仅表现在组织内人们的意愿之间及意愿与行动、行动与结果之间的差距，组织的战略与结构之间的差距，还表现在组织与环境之间的差距。

进入现代社会以来，党的十六届四中全会提出了构建社会主义和谐社会的美好目标，"和谐"一词首次从国家战略角度被提及。此后，党的十八大、十九大都再次强调要把我国建设成和谐型国家。可见，倡导和谐理念、培育和谐精神符合中国特色社会主义事业建设的要求。随着时代的发展，和谐的内涵也在与时俱进，党中央对和谐社会的阐述已不仅仅指人与人之间关系融洽，还包括社会各系统、各阶层齐心协力以及个人、社会与自然和睦相处的状态，[①] 是事物之间在一定条件下具体、动态、相对、辩证的统一，它是不同事物之间相同相成、相辅相成、相反相成、互助合作、互利互惠、互促互补、共同发展的关系。这是辩证唯物主义和谐观的基本观点。

（二）治理理论的兴起及其中国化

治理理论所倡导的治理有着特定含义，而具有此含义的"治理"一词最早出现在世界银行 1989 年的报告《撒哈拉以南的非洲：从危机到可持续增长》中。这份报告宣称在"非洲发展问题的反复出现"的下面是"治理"的危机，因此该地区首要的是涉及创造"多元制度结构"的"政治革新"。之后，这一术语焕发出新的活力，成了学术讨论中的关键词。"治理"一词原意是控制、引导和操纵。全球治理委员会将"治理"定义为：

---

① 郭静文：《构建社会主义和谐社会视域下的社会治理研究》，硕士学位论文，上海师范大学马克思主义学院，2016，第 1 页。

"各种公共或私人的个人和机构管理其共同事务方式的总和。"在公共管理领域内，政府与其他社会组织群体势力共同构成治理体系，① 每个行为主体独立运作而又相互依存，共同分享管理社会的责任、资源和权力，形成"伙伴关系"。治理理论主张从政府、市场、企业、公民、社会的多维度、多层面上观察与思考问题。治理作为理论分析方法对于研究和分析分级诊疗系统问题有着重要的参考价值，尤其是对契约精神和公民社会的充分肯定，有助于我们采取一种更开阔的视野，正确对待发展中出现的新问题，从而构建合理的公共权力行使框架。② 随着治理理论的引进并日益产生影响力，本土化的理论建构和研究进程也逐渐加快，国内掀起了治理研究的热潮，分化成分析治理理论本身的"本体论"与侧重治理实践的"方法论"两个取向。国内学界在相继成为治理研究的主要内容的公共管理、社会治理、村民自治、公共权力、非政府组织、全球治理、地方政府、政府规模、治理结构、国家治理等领域也有一些"中国化"的尝试与创新。③

基于对治理理论的认同，国内学界阐述了其正面价值：在学科发展方面，治理提供了新的分析视角和范畴，它"破除了传统的两分法思维"，既包含制度分析、经济分析和文化分析的许多内容，又克服其他方法的缺陷；在实践方面，学者们则认为其在分析政治发展时，比其他方法更加全面，因为它强调国家与公民的合作，对于改善国家与社会关系，寻求善治的制度平台，转换公共政策制定模式，摆脱市场化进程中公共管理的低效，具有十分重要的借鉴意义。治理也不是万能的，它不能代替国家而享有合法的政治暴力，也不能代替市场而自发地对大多数资源进行有效的配置。治理有可能引发政府、市场与社会的逻辑紧张和角色紧张，导致治理责任分散、权责不对等。④ 对中国而言，当下最重要的是根据不同的治理实践，进行过程性的追踪和探索，考察不同主体究竟如何进入治理领域，

① 汪向阳、胡春阳：《治理：当代公共管理理论的新热点》，《复旦学报》（社会科学版）2000 年第 4 期，第 136 ~ 140 页。

② 张璐妮、唐守廉：《融媒体环境下公共危机事件治理策略网络传播效果比较研究》，《情报科学》2019 年第 9 期，第 139 ~ 144 页。

③ 吴晓林、李咏梅：《治理研究的中国图景及其"中国化"路径》，《湖南师范大学社会科学学报》2015 年第 4 期，第 22 ~ 32 页。

④ 何显明：《治理民主：一种可能的复合民主范式》，《社会科学战线》2012 年第 10 期，第 157 ~ 164 页。

在不同阶段，不同的行为是如何影响治理效果的。治理理论的核心观点为本研究从多元治理的视角下梳理医疗服务系统社会化网络以及职权责关系，围绕利益相关主体—职能分解—指标提炼—问题梳理双向逻辑思路，构建医患共赢关系协同治理路径模型提供了理论基础。[①]

（三）医患满意度测评及治理有待深入系统协同挖掘

在当前国家推进治理体系和治理能力现代化，强调多元主体、公民参与的现代管理情景下，社会治理的评价标准更侧重于公众满意度的测评。探讨患者满意度测评方法及工具事关公立医院改革及治理效果检验，是全面深化改革与推进公立医院管理现代化的当务之急。大量文献综述表明，国内外诸多学者研发患者满意度测评模型及指标体系，均基于患者为"理性经济人"的假设前提，评价内容缺乏分析患者社会心理因素的影响，如患者在医疗服务技术及价格等方面均存在评价盲区，已有的患者满意度量表往往通过"患者对医生技术水平的满意程度""患者对护士技术水平的满意程度"等较笼统粗略的方式对医疗服务技术的满意度进行测量，忽视了由于医疗服务的专业性，患者对医务人员的技术水平难以做出理性判断，某种程度上影响了测量数据客观有效地反映医疗服务的工作绩效，这使得患者满意度评价的理性程度及科学性受到很大影响，评价结果难以得到全社会的普遍认可。

当前我国"看病难""看病贵"的社会环境将医疗行业推向十分尴尬的境地，医疗行业的声誉、医患信任下降已是不争的事实，以至于医生对当前执业环境及医患关系普遍不满。影响医生工作满意度的因素不仅局限于工作本身的特点、报酬、医院管理制度、领导素质等微观视角，行业、政府、社会等层面的宏观政策也是医生们极为关注的问题。通过文献综述及现场访谈医务人员发现，国内外医务人员工作满意度的影响因素、测评量表的构建以及条目筛选，多立足于医院内部管理及医务人员需求满足测度的视角，探讨组织内部工作环境、工作条件、工作回报等诸要素对医务人员工作满意度的影响，缺少考察患者对医务人员的理性尊重、工作认可、信任关系及现行医疗体制和舆论环境等社会因素对其满意度影响及作

---

① 王小合、黄仙红、李瑞等：《基于社会治理视角的公立医院社会评价策略及研究框架构建》，《中华医院管理杂志》2011年第4期，第241~245页。

用机制的深入研究。

在当前中国复杂的医疗社会环境下，提升医患满意度不仅仅是公立医院内部治理的问题，更成为政府及相关部门和社会系统广泛聚焦新医改成败且具有重大社会影响的公共管理命题。我国医患满意度评价主体主要为政府和医疗机构自身，评价设计多侧重于政府及公立医院强化管理效果的视野，未见通过医患满意度测评方法和技术设计，深入挖掘医患背后多元利益主体对公立医院治理进行引导控制的推动、监督作用，构建符合系统整体利益的满意度协同提升机制的聚焦研究。笔者认为，在强调主体多元、公民参与的创新治理情景下，基于治理理论确立医患满意度测评体系，是客观全面地认识公立医院治理状况的前提，有利于动员社会力量，创新体制机制，拓展社会协商，推动政府治理和社会自我调节、公众自治的良性互动，形成多元共治，协同促进医患关系和谐发展。

全国人大代表、原卫生部部长陈竺院士，政协委员、原卫生部副部长黄洁夫教授多次表示"如不能调动医务人员积极性并让其感到满意，医改则难成功，医患双方满意是医改成功的必要条件"；全国人大代表钟南山院士在"两会"上表示对"七年医改不满意"并建言"解决公立医院公益性、医患关系改善以及作为医改主力军的医务人员积极性调动"是衡量医改成效的重要标准。北京大学李玲教授认为"未来中国治理体系的目标是有为政府＋有效市场＋有机社会间的融合"，"破除以药补医机制、理顺公立医院各相关主体关系、社会治理与民主参与探索是重回医患信任关系的必然"；吴明教授表达了"公众对医改非理性期望值过高"的警示；刘继同教授认为"改善医患关系是医务社会工作治理的战略重点和最佳介入策略"。健康领域社会风险治理协同创新中心战略科学家、复旦大学郝模教授领衔聚集一大批国内外前沿学者，正致力于健康风险社会协同治理和治本策略的国家急需重大命题；首席科学家、哈尔滨医科大学吴群红教授认为"当前忽视医改政策关键实施主体医生的需要和合理诉求满足的医改目标注定是无法实现的"。华中科技大学健康政策与管理研究院（智库）院长方鹏骞教授发布《中国医疗卫生事业发展报告 2014》，建议"建立分级医疗体系，促进三医联动和医患良性互动，是缓解医患矛盾的路径选择"。中国社会科学院公共政策研究中心主任朱恒鹏指出"医改核心是构建新型和谐医患及国民满意和治理关系"。中国医学科学院医学信息研究所所长代涛领衔、社会第三方机构独立完成发布的《中国医改发展报告（2009—2014）》得出"当前医改对'人'重视不够，其效果不仅看群众及政府的满意度，也需要考量对医务人员及医疗机构自身价值的满意评价"的结论。这些新近国内外代表性学者及前瞻性学术观点或指向，将为本书"落地式"探究及设计提供重要帮助和发挥参考作用。

三 政策背景

（一）政府执政理念从"管理"到"治理"的转变

党的十八届三中全会（2013年11月9～12日）首次提出推进国家治理体系和治理能力现代化目标以及社会治理的概念，党的十八届五中全会明确把"加快形成科学有效的社会治理体制"、推进"社会治理精细化"作为"四个全面"战略布局的路径选择，探索形成政府、社会、公众等既上下互动又协同发展的多元主体合作治理的突破性表述，无疑为当前着眼于医患对立不满意的冲突关系，探究医患满意度及针对公立医院的社会协同治理体系提供了理论支撑和政策契机。党的十八届三中全会通过的《中共中央关于全面深化改革若干重大问题的决定》（以下简称《决定》）提出了一系列新思想、新观点、新论断，其中在"国家治理体系和治理能力""社会治理""政府治理"等概念中，将以往通常使用的"管理"改为"治理"，就是一大创新。深刻认识从"管理"到"治理"的转变，对于深入学习贯彻《决定》精神具有重要意义。

从"管理"到"治理"，虽然仅有一字之差，但其内涵与外延有了巨大变化。"治理"是特定范围内各类权力部门、公共部门以及社会组织的多向度相互影响，是公共事务相关主体对于国家和社会事务的平等参与，是各类主体围绕国家和社会事务的协商互动。相对于"管理"在内涵上的单打独斗、居高临下，"治理"的提出是理念上的一个巨大进步，有利于促进社会参与、激发社会活力，更好地维护人民群众的利益，并使相应的国家和社会治理创新的外延得到极大拓展。

"治理"的着眼点是促进社会参与。"治理"这一概念，强调的是社会各类主体在国家和社会事务中的地位和作用。从20世纪80年代以来的行政改革趋势来看，世界各国政府管理改革的一个基本趋势是从一元走向多元、从单向走向互动，总的追求是公共治理。这是由传统政府管理暴露的公共权力局限性决定的。我国正在推进的政府职能转变，落脚点是"简政放权"和"促进参与"，不断创新社会参与机制、疏通社会参与渠道，促进社会各类主体参与国家和社会事务。《决定》在此基础上提出了"政府治理"和"社会治理"的新理念，意味着今后在国家和社会事务中，各类市场组织和社会组织具有平等参与的机会和舞台。

"治理"的着力点是激发社会活力。从"管理"转变为"治理"，就是要突出国家和社会事务的共治，并为此构建多元主体共同参与的平台，完善多元主体平等协商的机制，从而激发社会活力。《决定》为此设计了几个着力点。比如，推进协商民主广泛多层制度化发展。构建程序合理、环节完整的协商民主体系，为社会各类主体参与决策创造条件、拓宽渠道。再如，激发社会组织活力。社会组织是社会治理的重要力量。《决定》强调加快实施政社分开和推进社会组织明确权责、依法自治、发挥作用，有利于激发社会组织活力。又如，创新有效预防和化解社会矛盾体制。社会参与是化解社会矛盾的途径之一。为此，需要畅通有序的民意表达渠道和公正的民权民利保护机制，健全接访制度和司法干预程序等。

"治理"的落脚点是增进人民福祉。让社会各类主体共同参与国家和社会事务，最终落脚点是保障和改善民生、增进人民福祉。《决定》提出，"创新社会治理，必须着眼于维护最广大人民根本利益"。增进人民福祉，需要把公平正义、改善民生、社会和谐、社会安全等作为社会治理的聚焦点。实现有效社会治理，公平正义是根本准则，改善民生是基本追求，社会和谐是重要表征，社会安全是底线保证。将公平正义、改善民生、社会和谐、社会安全作为社会治理的聚焦点，既明确了社会治理的目标追求，又明确了政府和社会各类主体公共参与的范畴和使命担当。

（二）医疗卫生体制改革目标在于实现医患双方共赢

为民惠民是深化医疗卫生体制改革的最终目的，医疗卫生事业是公益性事业，具有社会性、群众性和普遍性，无论是深化改革还是推动发展，都要始终坚持为人民健康服务的方向，切实维护人民群众的健康权益，不断提升全民健康水平。要充分发挥医务人员在医改中的主力军作用，切实保障好其合法权益，营造尊医重卫的良好氛围，充分调动医务人员的积极性、主动性和创造性，使其主动参与改革、支持改革、拥护改革。

2009年3月，国务院常务会议审议并原则通过了《中共中央　国务院关于深化医药卫生体制改革的意见》（中发〔2009〕6号）和《医药卫生体制改革近期重点实施方案（2009—2011年）》，标志着我国新一轮医疗卫生体制改革正式启动。新医改方案明确提出，在医改过程中必须坚持以人为本、遵循公益性的原则，并将展现公益性这条主线贯穿于整个医改方案和过程的始终，让基本医疗卫生制度成为一种惠及全民、人人受益的公共产品。要构建健康和谐的医患关系，加强医德医风建设，重视医务人员人文素养培养和职业素质教育，大力弘扬救死扶伤精神。优化医务人员执业环境和条件，保护医务人员的合法权益，调动医务人员改善服务和提高效率的积极性。完善医疗执业保险，开展医务社会工作，完善医疗纠纷处理机制，增进医患沟通。在全社会形成尊重医学科学、尊重医疗卫生工作者、尊重患者的良好风气。

国务院办公厅印发的《关于县级公立医院综合改革试点的意见》（国办发〔2012〕33号）明确指出以破除"以药补医"机制为关键环节，以改革补偿机制和落实医院自主经营管理权为切入点，统筹推进管理机制、补偿机制、人事分配、价格机制、医保支付制度、采购机制、监管机制等综合改革，建立起维护公立医院社会职责、调动积极性、保障可持续发展的运行机制。同时明确指出公立医院各相关部门要加强协作联动，加大对违法违规行为的查处力度。加强行业自律和监督，建立诚信制度和医务人员考核档案。实施公正、透明的群众满意度评价办法，加强社会监督。推进县级医院信息公开，及时向社会公开县级医院年度财务报告以及质量安全、费用和效率等信息。

《国务院办公厅关于全面推开县级公立医院综合改革的实施意见》（国办发〔2015〕33号）和《国务院办公厅关于城市公立医院综合改革试点的指导意见》（国办发〔2015〕38号）不仅从需求侧的角度提出，聚焦公立医院公益性及社会职责履行、社会满意度等核心要素，强化社会各方对公立医院的外部监督治理作用，还补充强调从供给侧的角度建立维护公益性、调动医务人员积极性、保障可持续性的运行新机制。

2016年8月20日，习近平总书记在全国卫生与健康大会上发表重要讲话，指出要坚持正确的卫生与健康工作方针，以基层为重点，以改革创新为动力，预防为主，中西医并重，将健康融入所有政策，人民共建共享。要坚持基本医疗卫生事业的公益性，不断完善制度、扩展服务、提高质量，让广大人民群众享有公平可及、系统连续的预防、治疗、康复、健康促进等健康服务。

2016 年 10 月 25 日，中共中央、国务院印发了《"健康中国 2030"规划纲要》，明确指出"从供给侧和需求侧两端发力，统筹社会、行业和个人三个层面，形成维护和促进健康的强大合力。要促进全社会广泛参与，强化跨部门协作，深化军民融合发展，调动社会力量的积极性和创造性"来共建共享是建设健康中国的基本路径。为全面贯彻党的十九大和党的十九届二中、三中全会以及全国卫生与健康大会精神，在习近平新时代中国特色社会主义思想指导下，坚持以人民为中心的发展理念，充分调动并发挥医务人员积极性、主动性，推动医疗服务高质量发展，保障医疗安全。

2018 年 8 月 7 日，国家卫生健康委员会和国家中医药管理局联合发布《关于坚持以人民健康为中心推动医疗服务高质量发展的意见》（国卫医发〔2018〕29 号）。一是将解决人民群众最关心、最直接、反映最突出的医疗健康问题作为出发点和落脚点，通过落实进一步改善医疗服务行动计划，大力推进分级诊疗制度建设，全面加强县级医院能力建设以及持续提升医疗质量，保障患者医疗安全，推动医疗服务高质量发展。二是突出将切实保障医务人员基本权益和充分调动医务人员积极性作为重点，对医疗机构提出了具体的、有针对性的、可操作的具体内容，尤其是结合"中国医师节""国际护士节"等重要活动，为医务人员能够安心、舒心地开展工作创造条件、营造氛围。通过调动医务人员的积极性、主动性，保障推动医疗服务高质量发展的各项举措取得实效。

在医疗卫生领域，医患关系是最基本的人际关系，实现医患关系和谐共赢，直接影响医疗卫生事业的持续全面发展。经济社会的快速发展和人民生活水平的极大提高，使人们对医疗卫生服务的要求越来越高，构建和谐的医患关系已经成为当今社会高度关注的问题。但是，经济结构的转变、社会的转型与国家的法治建设、人民群众的思想发展不同步，进而出现了种种矛盾与问题，比较突出的就是医患纠纷问题。医患关系紧张，不仅影响医疗事业的发展，更重要的是严重影响了社会的和谐稳定。如何实现医患关系共赢和谐，成为医疗行业当下急需处理的一个重要社会问题。

第二节 研究目的及意义

一 研究目的

本研究立足特有国情和中国式管理文化场景，综合运用社会治理、协同治理及有限理性等国际前沿理论，充分结合我国传统文化精髓的"和谐"思想及"和谐管理"理论，采用定性和定量相结合的方法，通过厘清我国社会多元治理背景下医患满意度的概念及内涵，深入挖掘医患双方背后的多元利益主体及网络化社会治理结构，从宏观—中观—微观三个层面剖析社会医疗体制机制、社会医疗政策、社会医疗舆情、医疗组织及服务管理、公众和社会参与以及医患个体心理特征等要素对医患满意度及公立医院治理效果的作用机理；引入有限理性理论探索建立医患满意度测评及其关系模型，揭示我国医患满意度体系形成及互动的协同治理逻辑；定量检验医患满意系统间的相关、因果及协同关系；最终构建医患满意度多元联合、有机互动、协同治理的提升机制，为改变医患矛盾突出现状、促进和谐医患关系寻找治理路径和方法，为推进公立医院治理体系和治理能力现代化提供理论与实证依据。

二 研究意义

从现有研究来看，国内外研究者针对医务人员工作满意度与患者满意度的研究取得了诸多成果，但仍然存在一定的局限性。现有研究对医务人员工作满意度与患者满意度的内涵界定、测量维度、影响因素均进行了有益探索，为医患满意度研究的不断深化和发展奠定了坚实的基础。但相关研究仍存在一定的局限性，有待进一步完善。一是已有患者满意度研究均基于传统顾客满意度理论，将患者的直接体验和主观感受作为"理性经济人"进行满意度测评设计，忽视了信息不对称条件下患者的认知、信息、心理及社会舆论环境等非理性因素及其对满意度结果的影响；二是缺乏将"患者尊重/认可/信任"以及我国的社会医疗体制、医改政策等因素纳入对医务人员工作满意度影响作用机制的深入探查；三是学者们多从"医方"或"患方"单一的视角研究医患满意度及其和谐关系，已有涉及医患双方满意度的研究，也只是局限于探讨医务人员工作满意度与患者满意度之间的关系，未从整个社会的战略视角加以考量。基于医患满意度成因的深层次分析，其科学提升不仅是涉及医疗卫生机构的"内部管理问题"，更是涉及众多利益相关主体的"公共治理问题"。引入"治理"理论、方法和思想体系，充实了医务人员工作满意度和患者满意度的内涵及外延，基于医患满意度内在维度—影响因素—职责分析—治理主体双向作用逻辑思路，对利益相关主体社会医疗责任的剖析及责任机制确立，探索并构建医患满意度多元主体协同治理路径框架，丰富现代医院管理评价理论与实践具有重要的理论意义。研究建立的医患满意度多元主体协同治理机制，对于激活和发挥医务人员、患者、社区居民、社会公众、公共媒体、社会第三方组织等社会力量参与医患双方满意度共赢治理的积极性和功效，深入开展医患满意度测评实践及促进社会治理体系发挥作用的良性互动治理平台和机制建设具有现实指导意义。

第二章
国内外研究现状与进展

本章摘要：和谐的医患共赢关系在构建和谐社会中越来越彰显出举足轻重的地位和作用，其不仅是当前全面深化医药卫生体制改革的核心议题，也是后疫情时代全社会的持续期盼。聚焦医患和谐满意是研究医患共赢关系的核心内容，是衡量医疗服务质量及综合反映医疗改革社会成效的重要指标，也是本书构建医患满意共赢关系及和谐治理机制的科学命题和价值追求。本章系统综述国内外医务人员工作满意度和患者满意度的概念、影响因素、评价模型、指标体系及测评工具的研究，分析当前国内外医患满意度及和谐医患关系研究中存在的问题与不足，以聚焦医患协同满意及治理研究为切入点，为构建中国本土化医患共赢关系的和谐治理理论与路径体系提供启示与参考。

第一节　医患共赢关系的界定

一　"患方"的界定

（一）狭义的"患方"

在狭义层面上，医患关系的"患方"通常是指那些正在或者潜在患有某种疾病或忍受疾病痛苦，与医疗卫生系统发生关系，伴有求医以及治疗行为的社会人群。随着人们对健康的不断关注，对疾病内涵的理解不断扩展，"患方"的概念也随着发生嬗变。"患方"从疾病种类上说，可以分为患有生理疾病的患者和患有心理疾病的患者；从患病程度上说，可以分为潜在的患者和显在的患者。

（二）广义的"患方"

在广义层面上，"患方"不仅是指患者本人，还包括在患者就诊过程中一路陪伴、付出关心和提供帮助的患者家属、亲朋好友等一系列的社会关系。虽然他们在身体上没有受到直接的疾病侵扰，但在思想上同样承受着因患者染病带来的压力，一旦患者的治疗过程遭遇不顺利或不确定性，也会给这部分人带来不同程度的打击和烦恼。对于一些失去或不具备行为、判断能力的昏迷、瘫痪或不具备民事行为能力的患者，与"医方"发生一系列诊疗关系的往往是上述社会关系。

（三）"患方"的权利与义务

"患方"在就诊的过程中既享有一定的权利也要承担一定的义务。"患方"的权利主要表现在：①基本医疗权；②知情同意权，即患者有权了解自己的病情、诊疗方法、手段、效果、风险、预后等，有权知道负责其治疗的医生的身份、专业，有权查阅、复印病历资料，有权了解详细的医疗费用情况等；③保护隐私权，即医务人员应保护患者的个人隐私，如身体和精神缺陷、传染病史等，但如果保护患者的隐私给患者本人、他人或社会带来的危害大于侵犯这种权利带来的损失，医务人员可以超越患者的权利要求；④监督医疗权；⑤医疗选择权；⑥医疗诉讼权，即医疗机构及其医务人员在医疗活动中，违反医疗卫生管理法律、行政法规、部门规章和诊疗护理规范、常规，其过失造成患者人身损害时，患者有权提起诉讼。与此对应的义务则主要表现为：①遵守医院的规章制度；②按时缴纳医疗费用。

二 "医方"的界定

在医患关系中，对"医方"最直观的理解就是医疗服务的直接提供者，虽然这涵盖了"医方"的部分内涵，但随着医疗卫生服务体系的不断完善，其多元化的网络特征也日益凸显，为更好地理解"医方"的内涵，梳理"医方"利益相关主体的权责关系，有必要进一步在狭义、中义、广义层面上界定"医方"的内涵，也有利于更好地理解医患关系。

（一）狭义的"医方"

在狭义层面上，医患关系中的"医方"通常是指医生，其与患者相对应，即在就诊治疗过程中直接接触患者，并通过询问、检查、诊断等一系列步骤，为患者解除病痛的特殊人群。依据我国《执业医师法》的第 2 条规定，医生包括执业医生和执业助理医生，即依法取得医生资格，经注册在医疗、预防、保健机构中执业的专业的医务人员。

（二）中义的"医方"

在中义层面上，医患关系中的"医方"不仅包含一般意义上的医生，还包括医疗机构内的护士、医技人员和行政管理人员。医疗机构的服务宗旨为"救死扶伤、防病治病、为公民的健康服务"，为实现这一目标，医生、护士、医技人员、行政管理人员、后勤保障人员协同为患者提供就医条件、环境等必要的技术和非技术服务，在患者就诊整个过程中均发挥着重要的作用。

（三）广义的"医方"

在广义层面上，医患关系中的"医方"在涵盖上述狭义、中义含义的基础上，又包括整个国家的医疗卫生体制（如国家针对不同人群建立的不同层次的医疗保险、保障制度，医疗药品、器械流通制度，新药审批制度等）、医疗卫生行政管理部门（如卫生局、药监局、社会医疗保险机构等）等更加宏观层面的内容。这些配套体制和机构的建立，为一个国家的医疗卫生事业更好地服务于民众搭建起一个公开、完整的框架，有利于这项事业更加稳定、高效地发展。当然，广义层面上所包括的"医方"的各个层次也不是并列关系，其中医疗卫生行政管理部门与医疗机构是管理与被管理、领导与被领导的关系，行政管理机构通过医疗卫生体制中的各项规章制度规范各医疗机构的行医行为；同样地，医疗机构和医务人员之间的关系也是管理与被管理的关系，各个医疗机构内部也建立了自己的制度去规范、约束、激励医务人员和行政人员的行为。但无论这三个层次间的权力如何分配和限制，医务人员始终是医疗机构的主体，是工作在救死扶伤第一线、实实在在为患者解除病痛的人群，因此他们是医疗机构存在的基础，也是医患关系中参与最多、最直接的一方。

三 "医患关系"的界定

（一）狭义的"医患关系"

狭义的"医患关系"是指医生与患者为维护和促进健康而建立起来的

人际关系，它是社会公共关系的一种特殊表现形式，是一对相辅相成的矛盾统一体。狭义的医患关系中，病人因疾病痛苦求助医生，医生在治疗患者的过程中对患者起着指导和告慰的作用，医生的医疗知识、技术和医德是医疗效果的保障。

在具体的诊疗过程中，通常包括医患之间针对病情的沟通、医生对病症做出判断及确定治疗方案等一系列内容。这三个基本环节在本来陌生的医生和患者之间架起了桥梁，使二者携手并进达到治愈疾病的最终目标。通过有效沟通，医生基本了解患者的身体状况和患病感受，有益于其从整体上对疾病种类进行判断和估计，为后续进一步确认疾病做好铺垫。精确诊断环节是综合运用医生知识、经验和多种检查手段的关键步骤，其重要性就在于为最终确定诊疗方案提供科学依据。针对不同患者的症状，做出病因和病情的判断，并决定究竟如何治疗，是使用药物治疗还是进行手术等都要给出明确的定论。当然，在现代医患关系中，在强调疾病当期治愈的同时，医生更加注重对患者今后生活习惯、保健方面的指导，将疾病控制在萌芽时期，防患于未然才是现代医学追求的最高目标，也是提升人们身体素质和生活质量的有效手段。

沟通、诊断、确定治疗方案这些看似再平常不过的环节，都是医患之间最直接、最切身的接触，其中任何一个环节出问题，都有可能影响医患情绪，进而使得医患关系朝着正或反方向发展。

首先，有效沟通是医患之间建立信任合作关系的前提。有效沟通作为人与人之间交流的手段，贯穿于诊疗过程的始终。基于疾病本身的有效沟通可以帮助医生更清楚地了解患者的感受，为准确做出诊断提供翔实的客观事实依据。如果"医方"能通过沟通对患者的生活习惯、饮食起居等方面有所了解，那么就会带给患者被关怀、被重视的就医感受，提升其对医生工作的信任感和满意度，促进医患间良好关系的建立。相反，如果医生与患者的有效沟通不足，对患者的询问不能体谅其焦急的心情，寥寥几句敷衍了事，患者内心的不安和焦虑就会被放大，甚至还会从言语上的冲突升级为更严重的医患纠纷。造成这种现象的原因纵然有医生工作压力大、重复性强等医务工作与生俱来的特征，也不排除部分患者的自身因素。因此从个体角度来实现有效沟通，需要医生和患者共同努力，发现并纠正自身在诊疗、就医行为中的不足，放平心态，互相体谅，增进理解，为双方建立信任合作关系铺平道路。

其次，医生的专业知识与经验是患者恢复健康的关键，亦是赢得患者信赖的重要资本。医生群体作为社会稀缺的人力资源，归根结底要靠其对专业医疗知识和临床经验的积累及其有效运用来缓解、治愈患者的病痛。医生职业是一项具有高技术含量的工作，只有具备相当水平的专业知识和临床诊断经验的专业人员才能够承担起治病救人这一神圣使命。医生作为专业的医务工作者，接受了较长时间的知识学习和经验积累，这是非专业人士靠学习一些浅层次医学知识所远不能及的，也是其赢得患者信赖的最重要的资本。因此，医生应当以不断提升自身的业务水平为从事医务工作始终追求的目标，靠专业知识指导临床实践，再以临床实践验证专业知识，不断促进知识的更新，在和患者进行有效沟通的基础上因症施救，才能最大限度地帮助患者恢复健康。一旦出现因业务能力不足而造成误诊、错诊的情况，轻则引发医疗纠纷，重则伤及患者生命，这些都会恶化医患关系，降低医生职业在患者心中的神圣地位。

最后，合理使用医疗技术为医生的诊断提供了科学依据，提高了诊断的准确性，促进医患建立信任合作关系。由于疾病种类不同、患者身体条件差异等诸多不确定因素，医生行业具有一个非常显著的职业特征，即不确定性和较高的风险性。为了提高医生诊断的准确性，不仅要依靠医生自身多年行医积累的经验和敏锐的判断力，还要在很大程度上辅之以多种检查方式的使用。现代科学技术的飞速发展促成了诸多医疗检查手段、诊疗仪器的产生和应用，为医生的诊断提供了科学依据，提高了诊断的准确性，这无疑是技术进步给患者带来的一大福音。但这种诊疗手段的不当使用也会带来很多弊端，表现在诊疗过程中，医生与患者的沟通不够，一味依赖检查结果，纯粹性地以病医病，忽视患者个体差异和患病感受，甚至进行超量或不恰当的检查，人为加大了患者的就医成本，这其实都是对患者权益的漠视和不负责任的表现。毕竟科学仪器能够监测到的疾病表征并不是涵盖一切的，很多信息还需要在与患者有针对性的沟通中才能获知，才能诊断不同患者的症结。

由此可见，狭义的医患关系的良性发展是与有效的医患沟通、精准的医生职业技能以及高新辅助检查手段的合理运用等方面密不可分的。鉴于医患双方的不同特点和处境，只有相互体谅配合才是建立良好关系的基础，因为一切手段的采取都是为了相同的目的，就是以利医治。

（二）广义的"医患关系"

著名的医史学家西格里斯说过："每一个医学行动始终涉及两类当事人，医师和病员，或者更广泛地说，医学团体和社会，医学无非这两群人之间多方面的关系。"① 这段话精辟地阐明了整个医学最本质的关系，即医生和病人的关系。现代的医学更高度发展扩充了这一概念，"医"由单纯医学团体扩展为参与医疗活动的医院全体职工，包括医疗机构、医务人员，乃至与之配套的整个医疗卫生系统，"患"也由单纯的求医者扩展为与其相关的包括病人、病人的家属以及除家属外的病人监护人等每一种社会关系。因此，广义的医患关系应该是指以医生为中心的群体（称为"医方"）与以患者为中心的群体（称为"患方"）之间为维护和促进健康而建立起来的一种人际关系，是整个医疗系统与整个社会的一种互动关系。

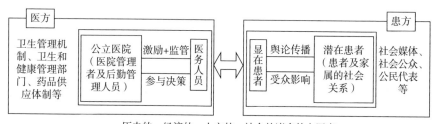

图2-1 广义的医患关系含义结构

图2-1清晰地反映出隐藏在医生和患者背后更丰富、更社会化的关系网的存在。也正是这种广义的"医患关系"的不断拓展，客观上增加了这两类群体在互动过程中的影响因素，也加深了其存在和发展的社会性意义。

首先，"医方"行为应对医患关系的和谐发展承担主要责任。之所以说医生承担主要责任，主要是基于这一群体在医患关系中的强势地位，而其强势地位的形成又来源于两个重要特征。其一，医生是整个诊疗活动结束阶段治疗方案的制定者和决策者。无论给予患者多么充分的参与权和平

---

① 潘新丽：《"共同体"的分离与重建：当代医患关系的医学哲学思考》，《华中科技大学学报》（社会科学版）2015年第2期，第109~113页。

等权，其到医院就诊的最终目的是治愈疾病。对疾病的诊断、对诊疗方式的选择等一系列专业工作是超出患者掌控范围的，而具有专业知识的医生恰恰是承担这一责任的重要行为主体，其决策判断的准确与否将直接关系到患者生命健康权的实现。其二，由图2-1可以看出，在狭义的"医方"群体背后隐藏着一系列社会关系，这些社会关系构成了医疗系统内部错综复杂的联系，其无论在构成层次还是构成数量上都远远超过了狭义的"患方"群体背后的社会关系，掌握的社会资源更是"患方"群体远不能及的。因此，医生对若干资源的使用和分布将在更广范围内、更深程度上影响医患关系的发展走向。

其次，医疗机构管理体制影响医患行为的选择。医疗机构是伴随着医生这一职业的发展而逐渐形成的，是聚集医学专业人才进行医学活动的特殊场所。对于医生而言，医疗机构管理体制在发挥规范医生职业行为作用的同时，适当有效的激励手段还可以激发其更加全身心地投入工作，获得一份满意的收入；对于患者而言，医疗机构管理体制还是为其提供良好就医环境的必要保障。医院要管好用好人财物，通过优化就诊流程，避免出现患者长时间排队等候等不便现象，缩减就医的时间成本，还要通过对基础设施进行改建、扩建，购买先进医疗设备等方式提供舒适的就医环境和扎实的技术保障，提升患者的满意度。

再次，三项制度改革是影响医患关系发展的重要方面。医疗卫生体制、医疗保障制度、药品供应体制是我国医疗卫生事业发展的三大制度，它们从无到有、从混乱到理顺一直在不断探索改革中发展，其完善程度对整个医疗卫生事业的发展具有极大的重要性。其中，医疗卫生体制包含公共卫生和基本医疗两方面，两者按照什么原则和思路进行改革，影响合理组织和优化医疗资源的分配、公民的就医方便和医疗质量；医疗保障制度则要在充分发挥分担医疗费用的作用，降低百姓的经济负担基础上，达到扩大覆盖面、保障公平性、提升保障水平的目标；药品供应体制是医疗卫生领域离不开的重要方面，是医生施诊治疗过程中的重要帮手，但药品生产流通又有其特殊性，如何加以规范和改革才有利于医患关系的缓和，值得研究。

最后，信任等人文社会因素在潜移默化中影响医患关系发展走向。随着我国改革开放进程的持续发展，以及整个国家乃至整个世界经济文化背景的转变，我国的人文环境、信任基础也发生了很大的变化，原有淳朴的人际关系逐渐被经济利益所吞噬,社会诚信、职业道德等软因素被忽略。而信任又是医患关系中最微妙的情感,建立很难,恢复更难,如果医患双方抱着猜忌和防范之心,何谈沟通,更遑论良性互动。在认识到社会环境中诸多不利因素影响的同时,"医方"和"患方"就应本着消除隔阂的心态慢慢给予对方信任,同时以整个社会价值取向的转变、社会风气的好转为催化剂,重塑淳朴的医患关系互动模式。

通过以上的分析不难看出,广义的医患关系建立在狭义的医患关系基础上,如果没有医生与患者间直接的疾病诊疗的狭义的医患关系,就不可能产生患者及其社会关系与医生、护士、医疗机构、卫生健康部门等层面的广义的医患关系。广义的医患关系的发展方向是诸多因素共同作用的结果,切实存在的制度性因素、管理体制因素等硬环境可以随着我国国情的需要不断调整,以适应新形势新变化,而历史积累、社会文化变迁等软环境带来的潜移默化的影响也应引起足够的关注,以逐步营造和谐的、健康的、平和的社会心态。

四 医患共赢关系与医患满意度

医患关系是一种具有法律、经济和伦理意义的复杂的社会关系,建设和谐共赢的医患关系是健康中国的核心和关键,与全民素质提高、医疗改革的深入实施密切相关。在医患关系所处的多元化治理结构体系中,医务人员和患者是医患关系中最显在的两极,他们之间关系的好坏决定着广义的医患关系的好坏。从此意义上讲,医患共赢关系就是指在医疗活动当中医患双方和睦相处、相互理解、充满友爱、共同受益的关系。实现医患共赢,最终显现在医患满意的双提升,两者相互关联、相互依存。患者满意来源于获得优质的服务,而优质的服务直接提供者即医务人员。政府以及医疗机构想让职工忠诚地努力工作,从而提供更优质的服务,就得先让医务人员满意。因为只有满意的医务人员才可能认真、努力地工作,也只有认真、努力地工作,才可能提供更优质的服务。反之,如果医务人员不满意,对医院有太多的不满,整天怨声载道等,那医务人员就可能不那么积极、认真、努力地工作,由此导致医院所提供的服务质量下降、工作效率降低等,最终影响患者的满意度。因此,医务人员满意度的高低是决定患者满意度高低的主要因素。

第二节　医务人员工作满意度研究现状与进展

一　医务人员工作满意度概念与内涵

医务人员工作满意度的研究从员工满意度研究发展引申而来，Mayo 等在霍桑实验中首次提及员工满意度，该实验认为，员工的情绪是影响员工工作的关键，员工生产力的产生离不开员工完好的社会心理状态，同时，员工社会心理状态也是工作满意度产生的前提条件。工作满意度最先被提及是在 Hoppock 编著的 *Job Satisfaction* 中，该书强调了工作满意度的主观性，认为工作满意度的产生源自员工对工作环境以及工作情境的主观反应，从而产生一种心理上感受到满足的状态。[1] Vroom 从工作职位满意感受的角度来界定工作满意度，是根据工作本身角色定位的感受或者情感反应。[2] Baron 的研究为满意度是员工根据实际与期望获得之间差距而定的一种感受的说法提供了支持。[3] Weiss 等指出工作满意度是员工依据工作中情绪体验进行工作评估后的综合判断。[4] Oliver Ommen 等指出，医务人员工作满意度是一种总体态度，是工作中诸多因素叠加互动后的产物。[5] Danielle Scheurer 等强调了医务人员工作满意度的动态性，重点提示了非静态性属性。[6] 张宜民等研究认为，工作满意度是一种情感状态，由医务人员对工作或经历评价后产生。[7] 王文星等认为医务人员工作满意度的概念应该是医务人员通过对医疗事业相关因素的认知评价，对比自身投入产出

[1]　Hoppock，*Job Satisfaction*（New York：Harper & Brothers Publishers，1935），pp. 34 - 36.

[2]　Vroom，V. H.，*Work and Motivation*（San Francisco：Jossey-Bass，1964），pp. 2 - 33.

[3]　Baron，R. A.，"Behavior in Organizations：Understanding and Managing the Human Side of Work，" *Behavior in Organizations Understanding & Managing the Human Side of Work* 1（2003）：32.

[4]　Spector，P. E.，"Introduction：The Dispositional Approach to Job Satisfaction，" *Journal of Organizational Behavior* 1（2005）：57 - 58.

[5]　Ommen，O. et al.，"The Relationship Between Social Capital in Hospitals and Physician Job Satisfaction，" *Bmc Health Services Research* 5（2009）：1 - 9.

[6]　Scheurer，D. et al.，"Physician Satisfaction：A Systematic Review，" *Journal of Hospital Medicine* 9（2009）：560 - 568.

[7]　张宜民、尹文强、孙葵等：《公立医院医生工作满意度实证分析》，《中华医院管理杂志》2008 年第 7 期，第 459～462 页。

后产生的期望价值与实际获得价值之间的差距从而产生的工作本身及相关方面的情绪体验。①

通过文献研究后发现，医务人员工作满意度的概念是将医疗服务的特殊性质融合至一般员工满意度而来，主要是医务人员通过对比其工作本身、工作压力、人际关系、工作条件、工作回报、组织管理等工作本身及其相关方面的感知与期望的差距，并经过医务人员自身综合考量后，所呈现的整体满意程度。

二 医务人员工作满意度量表及评价指标体系

工作满意度作为管理学领域的热点问题，近年来国外也开发了诸多量表以实现其测量的可操作性。② 目前在国外的研究中最常见的两个量表是：明尼苏达大学编制的明尼苏达满意度量表（MSQ），该量表应用广泛，信度效度都较好，是测量工作满意度的权威量表之一；Smith Kendall 和 Hulin 等人运用了工作描述指数量表（JDI）从工作、升迁、报酬、管理者及同事这五个方面来设计问题对满意度水平进行测评。此外还有工作诊断调查量表（JDS）、工作满足量表（JSI）、整体工作满意度量表（OJS）、工作满意调查量表（JSS）等。③ 这些量表的形式和内容不一，使用的范围和对象也各有不同。K. S. Mcgilton 等运用工作满意度量表、支持性督导量表、工作压力量表研究了长期护理员工作满意度与工作压力以及医院监督支持之间的关系。④ M. Ozaki 等自行研制了包含 28 个条目，6 个维度的日本医生工作满意度量表（HPSS），用来研究医生工作满意度与服务质量以及医师流失度之间的关系。⑤

当前国外许多工作满意度量表已经进行了汉化，这对我国进行医务人

---

① 王文星、马利、徐雅：《医务人员工作满意度调查研究综述》，《医学与哲学》2014 年第 4 期，第 34～35 页。

② 石景芬、龚永、李元峰等：《医务人员工作满意度测评问卷研制及实证研究》，《中国卫生事业管理》2015 年第 8 期，第 586～591 页。

③ 卢嘉、时堪、杨继锋：《工作满意度的评价结构和方法》，《中国人力资源开发》2005 年第 1 期，第 15～17 页。

④ Mcgilton, K. S. et al. , "Supervisory Support, Job Stress, and Job Satisfaction Among Long-term Care Nursing Staff," *Journal of Nursing Administration* 7（2008）: 366–372.

⑤ Ozaki, M. et al. , "Developing a Japanese Hospital Physician Satisfaction Scale," *International Journal of Health Care Quality Assurance* 21（2008）: 517–528.

员工作满意度测量的可操作化设计及深入研究有一定的借鉴价值。当前，国内关于医务人员工作满意度测评量表设计的相关研究如下。薛睿编制了包含个人发展及成就、报酬及福利待遇、医院管理、医院协作及人际关系、医院文化、工作本身、领导和管理人员、科室管理、工作环境及资源条件共九个维度的医务人员工作满意度测评工具，经过验证及使用后发现适用性较好，并且观测出医务人员总体满意度偏低的现象。[1] 陈志勇等运用自行研发的医务人员工作满意度量表对江西省三甲医院医务人员调查后发现医务人员在福利报酬以及培训晋升方面所面临的不满意感最强烈。[2]王阳等运用明尼苏达满意度量表对医护满意度进行测量后发现了医护工作满意度与其职业倦怠之间的关系。[3] 钟文明等运用自行编制的医务人员工作满意度问卷分析了影响医务人员工作满意度的直接和间接因素。[4] 汪慧等通过文献综述及逻辑分析的形式研制了包含工作本身、工作压力、工作条件、人际关系、工作回报、组织管理六个维度的医务人员工作满意度量表，并进行了信效度检验验证量表效果较好。[5] 归纳国内外医务人员工作满意度测评工具设计维度及内容，见表2-1。

表2-1　国内外代表性医务人员工作满意度测评工具及维度

主要量表或研究者	维度及内容
MSQ	总满意度、能力使用、成就、活动、提升等
JDI	工作本身、人际关系、医患关系、工资薪酬、工作条件、社会地位
JSS	薪酬、升迁、监督、福利、绩效、工作特点、人际关系、工作条件、沟通
Konrad、Williams	工作本身、人际关系、医患关系、工资薪酬、工作条件、社会地位

[1] 薛睿：《医务人员工作满意度调查及需求分析》，硕士学位论文，第三军医大学，2006，第28页。

[2] 陈志勇、龙文武、傅克刚、程晓曙：《医务人员工作满意度调查研究》，《医学与哲学》（人文社会医学版）2007年第9期，第62～63页。

[3] 王阳、杨小湜、吴辉等：《医护人员工作倦怠与工作满意度现况调查及其影响因素》，《职业与健康》2011年第19期，第2168～2171页。

[4] 钟文明、刘晓娟、吴智娟等：《医护人员工作综合满意度影响因素的通径分析》，《中国医院统计》2011年第1期，第13～15页。

[5] 汪慧、钱宇、王小合等：《医务人员工作满意度测评量表的研制及验证研究》，《中国医院管理》2017年第3期，第14～17页。

续表

主要量表或研究者	维度及内容
Makhdoom A. Shah	工作成就感、工作本身、职业晋升、薪酬、医院内部管理、与医院管理者及同事的关系
Makiko Muya	工作环境、意义、支持和情绪
韶红、张秋敏	内在满意度、外在满意度、离职意愿、薪酬期望水平
孙桂苓、刘婷婷	工作环境、工作性质、工作关系、薪酬福利、晋升、培训、经营管理等
付家亮、杨小湜	社会支持、工作自主、付出回报、工作满意度、职业紧张、医患纠纷等
尹文强、王克利	薪酬、公平性、工作条件、执业环境、社会地位、工作能力、工作满意度
顾松涛、黄淇敏	工作满意度、离职倾向、工作本身、执业环境和领导行为
童莉莉、骆宏	社会地位、工作氛围、工作量、工作报酬、执业环境、工作风险
李晓惠、王剑	工作环境、工作前景、专业发展、工作压力、安全感和工作报酬
吕春梅等	医院管理、工作本身、人际关系、工作环境、工作压力及成就感
扎西德吉等	总体满意度、工作本身、与上级/同事的关系、工作环境、工作报酬、晋升
钟文明、刘晓娟	执业环境、医院综合状况、工作本身、领导行为、工作回报及公平性

每个国家都有一定的政策背景，而且实际情况及文化也略有不同，各国研究者在进行医务人员工作满意度量表研制时会综合诸多因素系统考量，所以各国医务人员工作满意度量表的维度以及评价指标的侧重点可能有所不同。但经综述系统分析后发现，大部分集中在工作本身、工作压力、人际关系、工作回报、组织管理、工作条件等方面。

三　医务人员工作满意度影响因素

医务人员工作满意度影响因素研究一直受国内外学者重视。近年来，国外学者对医务人员工作满意度研究具有代表性的观点有：J. Ranz 和 A. Stueve 对精神科医师学会会员调查发现，不同职位的精神科医生工作满意度有差异，精神科主任的工作满意度高于普通员工，精神科普通员工的工作满意度和年龄呈现显著负相关。[1] L. S. L. Bare 考察 Herzberg 的双因素理论中的激励因素以及保健因素对护士工作满意度的影响，并通过研究发

---

[1] Ranz J. et al. , "The Role of the Psychiatrist: Job Satisfaction of Medical Directors and Staff Psychiatrists," *Community Mental Health Journal* 37 (2001): 525 – 539.

现，这两种影响同等重要，在两类因素同时满足的情况下，护士才能获得更高的满意度。① M. A. Amos 等通过施加干预行为来观测护士的工作满意度，其通过对外科医疗护士开展团队建设活动，从沟通以及人际关系的角度观测其对工作满意度的影响，并发现团队建设活动与员工沟通和工作满意度的提高相关。② Khurram Khan 等通过研究发现医务人员的工作参与对其工作满意度有正向影响。③ Alamdar Hussain Khan 等通过研究得出医务人员工作满意度受薪酬、晋升制度、工作安全保障、工作条件、工作自主、人际关系及工作性质的影响。④ S. Mache 等研究论证了医务人员工作满意度受患者满意度的影响，并且二者之间具有强相关性。⑤ Anna A. Filipova 通过横断面研究发现影响医务人员工作满意度的有年龄、文化程度、工作量、工作时间、门诊量等因素。⑥ Khaula Atif 等通过研究拉合尔三级医院医务人员发现，医务人员的年龄、学历、月收入不同，其工作满意度也相应不同。⑦

我国学者对医务人员工作满意度的研究也逐年深入，影响因素的探查也日趋细致化，本研究通过文献梳理，整理出部分具备代表性的研究如下。汪胜等通过调查广东省 180 名社区医生发现，机构管理水平对工作满意度影响的程度最高，其次是工作环境、工作收入以及职业类别。⑧ 陈洁

① Bare, L. S. L. , *Factors that Most Influence Job Satisfaction Among Cardiac Nurses in an Acute Care Setting* (master's thesis, Marshall University, 2004), pp. 9 – 32.

② Amos, M. A. et al. , "The Impact of Team Building on Communication and Job Satisfaction of Nursing Staff," *J Nurses Staff Dev* 21 (2005): 10 – 16.

③ Khan, K. et al. , "Impact of Job Involvement on Employee Satisfaction: A Study Based on Medical Doctors Working at Riphah International University Teaching Hospitals in Pakistan," *African Journal of Business Management* 5 (2011): 2241 – 2246.

④ Khan, A. H. et al. , "Impact of Job Satisfaction on Employee Performance: An Empirical Study of Autonomous Medical Institutions of Pakistan," *International Journal of Management & Innovation* 7 (2014): 122 – 129.

⑤ Mache, S. et al. "Improving Quality of Medical Treatment and Care: Are Surgeons' Working Conditions and Job Satisfaction Associated to Patient Satisfaction?," *Langenbeck's Archives of Surgery* 397 (2012): 973 – 982.

⑥ Filipova, Anna A. , "Factors Influencing the Satisfaction of Physician Assistants Cross-Sectional Study: A Cross-Sectional Study," *Journal of Allied Health* 43 (2014): 22 – 31.

⑦ Atif, K. et al. , "Job Satisfaction Among Doctors, a Multi-faceted Subject Studied at a Tertiary Care Hospital in Lahore," *Pakistan Journal of Medical Science* 31 (2015): 610 – 614.

⑧ 汪胜、姜润生、祁秉先：《社区卫生服务医务人员工作满意度影响因素分析》，《卫生软科学》2007 年第 3 期，第 251～254 页。

等研究发现社区卫生服务机构工作人员在医院规章制度的执行方面、科室合作方面较满意，但是普遍感觉福利待遇和工资收入未达到心理预期，同时认为工作负担较重。① 李永鑫、谭亚梅研究发现情绪劳动会影响医护人员的工作倦怠和工作满意度，工作倦怠感的降低以及工作满意度的提升有赖于医护人员在劳动中持有积极情绪。② 金永春和冯运采用多重线性回归分析方法对临床一线医务人员的工作满意度进行了研究，研究结果显示：组织的环境以及氛围、个人职业发展期望、工作负荷评价等对医务人员工作满意度有正向影响。③ 胡伟通过对 2408 名临床医生的调查发现，一般人口学特征中呈现年龄和工作年限与工作满意度负相关、已婚医务人员工作满意度高于未婚、学历越低工作满意度越高等现象，以及工作满意度随工作时间的增长而降低、随工作技能的增强而提高、随工作自主性的增强而提高等趋势。④ 张瑞等对陕西关中基层医务人员调查研究发现性别、医院级别、执业岗位等不同，其工作满意度得分也相应不同。⑤

通过文献研究综述发现，国内外筛查医务人员工作满意度的影响因素多从医务人员一般人口学特征、医务人员的需求是否满足以及如何提高医院内部管理水平的角度出发，忽视了医务人员感知患者尊重/认可/信任的重要作用，以及当前国家社会医疗体制、政策、环境等对医务人员工作满意度的影响和作用机制的深度研究，⑥ 缺乏将医务人员满意度测评与政府及相关部门、医院管理者、社会公众以及公共媒体等多元利益相关主体的社会协同治理体系结合起来。同时存在内在维度与影响因素界定不清晰的情况，即某些因素在被界定为医务人员工作满意度的构成因素之后，又被当作影响因素看待进

---

① 陈洁、董建琴、丁静等：《不同级别医疗机构举办的社区卫生服务机构工作人员满意度分析》，《中国全科医学》2008 年第 7 期，第 631～634 页。

② 李永鑫、谭亚梅：《医护人员的情绪劳动与工作倦怠及工作满意度的关系》，《中华护理杂志》2009 年第 6 期，第 506～509 页。

③ 金永春、冯运：《临床医务人员工作满意度分析研究》，《中国医院》2010 年第 4 期，第 33～35 页。

④ 胡伟：《临床医生工作满意度影响因素的探讨》，《中国医院统计》2013 年第 1 期，第 7～9 页。

⑤ 张瑞、栾孟玉、王亚峰等：《关中地区基层卫生医务人员工作满意度及其影响因素研究》，《中国卫生质量管理》2014 年第 6 期，第 63～67 页。

⑥ 汪慧、钱宇、王小合等：《医务人员工作满意度测评量表的研制及验证研究》，《中国医院管理》2017 年第 3 期，第 14～17 页。

行重复论证，进而出现循环论证的混乱逻辑，致使结果出现偏倚。①

第三节　患者满意度研究现状与进展

一　患者满意度的概念及内涵

患者满意度的研究借鉴了满意度、工作满意度、顾客满意度等一系列研究的成果与经验，是"以患者为中心"理念的重要体现。最早系统性研究"满意"这一现象出现在心理学领域，认为"满意"是人的一种心理状态与情感反应。在管理学领域，满意度与员工工作绩效密切结合，其代表性研究为 Mayo 等学者著名的霍桑实验。随后 Cardozo 将"满意"与"顾客"概念相结合，创新性地将其运用到市场营销领域。② 随着消费者运动、患者权利运动、公共服务部门评估驱动、新公共管理运动及全面质量管理理念的兴起，医疗卫生领域开始运用市场运作机制，患者满意度的研究即在这样的背景下不断被重视。

国外学者对患者满意度概念的界定是在企业顾客满意度的基础上形成的，两者的概念与内涵有诸多相似之处。Risser 引用顾客满意度的概念，通过"理想状态服务"与"实际感受服务"的一致性程度来界定患者满意度。③ Donabedian 从医疗服务流程及构成要素的视角剖析，认为患者满意度是对医疗服务各方面评价的综合，尤其是人际关系的过程，④ 这一概念诠释医患人际交互是医疗服务的核心并起决定性作用。Linder-Pelz 借鉴霍桑实验、工作满意度及态度理论研究的结论，认为患者满意度是一种态度，受到患者自身的期望、感知及价值判断的影响。⑤ Ware 认为患者满意度是患者

① 吴建平、胡涛：《员工满意度：概念界定与影响因素分析——兼论当前员工满意度研究中的两个逻辑问题》，《中共福建省委党校学报》2011 年第 7 期，第 84~88 页。

② Cardozo, R. N., "An Experimental Study of Customer Effort, Expectation, and Satisfaction," *Journal of Marketing Research* 2 (1965): 244-249.

③ Risser, N. L., "Development of an Instrument to Measure Patient Satisfaction with Nurses and Nursing Care in Primary Care Settings," *Nursing Research* 24 (1975): 45-52.

④ Donabedian, A., *Explorations in Quality Assessment and Monitoring* (Health Administration Press, 1980), p. 89.

⑤ Linder-Pelz, S., "Social Psychological Determinants of Patient Satisfaction: A Test of Five Hypothesis," *Social Science & Medicine* 16 (1982): 583-589.

对医疗服务体验主观反应的函数，其由个人偏好和期望介导。[①] Hills 等认为患者满意度是满足患者对基本医疗保健服务需求或期望之后的知足及成就感。[②] Liz Gill 等基于文献研究，指出患者满意度是对医疗服务的感知，是难以掌握与预测的概念，仅使用患者满意度来衡量服务结果和服务质量存在缺陷。[③] Mpinga、Chastona 提出患者满意度是指满足患者对基本医疗保健服务需求或期望的程度，其随着社会、经济、技术发展变化而变化。[④] 国内学者纪颖将患者满意度界定为人们由于健康、疾病、生命质量等诸方面的要求而对医疗保健服务产生某种期望，基于该期望对经历的医疗保健服务情况进行评价。[⑤] 黄鹤冲等认为患者满意度是指在接受医疗服务过程中形成的"满意"与"不满意"的比较，是医疗服务感知与服务期望的差值。[⑥]

Pascoe 从需求满足的研究视角分析患者满意度的成因、过程及结果，认为患者是因为健康保健及疾病医治的需要，对医疗保健相关服务产生期望，并在实际体验后形成的价值判断。[⑦] Hills 和 Johansson 等认为患者满意度是认知和情绪反应相作用后的一种主观评价[⑧]。冯文将其定义为患者对医疗服务感受与体验之后形成的一种评判。[⑨]

通过文献综述发现，学界认为患者满意度是患者对医疗服务的认知、

① Ware, J. E. et al., "Defining and Measuring Patient Satisfaction with Medical Care," *Evaluation & Program Planning* 6 (1983): 247 – 263.

② Hills, R. et al., "Development of a Model of Patient Satisfaction with Physiotherapy," *Physiotherapy Theory & Practice* 23 (2007): 255 – 271.

③ Gill, L. et al., "A Critical Review of Patient Satisfaction," *Leadership in Health Services* 22 (2009): 8 – 19.

④ Erin DuPree M. D. et al., "Improving Quality in Healthcare: Start With the Patient," *Mount Sinai Journal of Medicine: A Journal of Translational & Personalized Medicine* 78 (2011): 813 – 819.

⑤ 纪颖：《患者满意度测评的困境分析》，《中华医院管理杂志》2008 年第 7 期，第 437 ~ 440 页。

⑥ 黄鹤冲、陈沛军、陈志明：《关于医院患者满意度的研究综述》，《现代医院》2015 年第 3 期，第 109 ~ 111 页。

⑦ Pascoe, G. C., "Patient Satisfaction in Primary Health Care: A Literature Review and Analysis," *Evaluation & Program Planning* 6 (1983): 185 – 210.

⑧ Hills, R. et al., "Development of a Model of Patient Satisfaction with Physiotherapy," *Physiotherapy Theory & Practice* 23 (2009): 255 – 271; Johansson, P. et al., "Patient Satisfaction with Nursing Care in the Context of Health Care: A Literature Study," *Scandinavian Journal of Caring Sciences* 16 (2002): 337 – 344.

⑨ 冯文：《试论患者满意度及其调查》，《中华医院管理杂志》1996 年第 6 期，第 357 ~ 358 页。

态度及情绪反应，其服务内容涉及医疗服务的结构、交互过程及结果等，其态度和情绪反应取决于患者对医疗服务的"期望"与"感知"这两个关键要素。① 基于上述文献梳理，学界研究均基于传统顾客满意度理论，将患者的直接体验和主观感受作为"理性经济人"进行满意度测评设计，患者满意度多作为加强医院内部管理及提升服务质量的一项评价指标，未考虑公立医院利益相关主体对其影响及治理作用的路径分析。本项目组认为，由于医疗保健服务不同于一般商品市场服务，且具有医疗信息严重不对称、高风险高期望、多部门监管治理等特征，当前其测评研究忽视了信息不对称条件下患者的认知、信息、心理及社会舆论环境等非理性因素及其对满意度结果的影响，测评结果的科学性、客观性及可靠性有待商讨。患者满意度测评及在医院治理体系中的作用机制尚需挖掘。

二　患者满意度指数模型的构建

1985 年，Parasuram、Zeithaml、Berry 创立的 SERVQUAL 模型已被广泛用于顾客满意度研究。瑞典最先于 1989 年建立起顾客满意度指数模型，之后，德国、加拿大、美国等 20 多个国家和地区先后建立了全国或地区性的顾客满意度指数模型。现以在 1989 年美国密歇根大学 Claes Fornell 提出的费耐尔逻辑模型基础上构建的美国顾客满意度指数模型（American Customer Satisfaction Index，ACSI）最为典型和有影响力。ACSI 后被诸多学者引入患者满意度测评领域，该模型认为顾客感知服务质量的高低取决于服务过程中顾客实际感觉与服务期望值间的差异程度。② Trevor 等基于 ACSI 从医疗服务中影响患者满意度的因素出发，构建了医疗服务患者满意度模型，提出了提高患者满意度的途径。Jie Lv 基于 ACSI 构建了包括患者期望、感知质量、医院形象、感知价值、患者满意、患者忠诚、患者抱怨等 7 项因变量 14 条因果关系的住院患者满意度模型。③

① 黄鹤冲、陈沛军、陈志明：《关于医院患者满意度的研究综述》，《现代医院》2015 年第 3 期，第 109 ~ 110 页。

② R. Chakraborty et al.，"Measuring Consumer Satisfaction in Health Care Sector：The Applicability of SERVQUAL，" *Journal of Arts，Science & Commerce* 4（2011）：149 – 160.

③ Lv，J.，Research of Hospitalization Patient Satisfaction Based on Path Analysis（paper represented at the International Conference on Information Management，IEEE，November 2011），pp. 460 – 463.

国内学者刘桂瑛和王韬基于国外顾客满意度模型的研究，建立了信息、顾客预期、感知质量、感知价值4个患者满意的起因变量，顾客信任、顾客忠诚2个患者满意的效果变量，加上顾客满意度共7个结构变量，是顾客满意理论在我国医疗服务行业中的应用尝试。[①] 顾海基于ACSI构建了结构变量包括约束条件、顾客期望、感知质量、感知价值、顾客满意，结果变量包括顾客忠诚和顾客抱怨的医疗服务患者满意度模型。[②] 刘莎基于ACSI构建了含有医院形象、质量期望、质量感知、价值感知、患者满意和患者忠诚6个潜变量的大型综合性医院患者满意度指数模型。[③]

通过文献梳理发现，国内外学者对患者满意度指数模型的研究均基于经典顾客满意度理论，多站在某种产品或服务质量及企业或组织内部经营管理的治理视角。本研究认为，在当前中国复杂的社会医疗现实环境下，患者满意度提升不仅仅是公立医院内部治理的问题，更已成为政府及相关部门和社会系统广泛聚焦新医改成败且具有重大社会影响的公共管理命题，患者满意度测评也需创新其理论模型的深入探究。

三　患者满意度测评指标体系及影响因素

患者满意度可追溯到顾客满意度，Cardozo最早提出"顾客满意度"（Customer Satisfaction，CS）的概念，并将顾客满意度定义为顾客比较购买前对产品和服务的期望与购买后的实际感知产生的情感态度。[④] 随着新公共管理理论的建立以及顾客满意度在医疗卫生领域的应用，患者满意度研究应运而生并日益受到重视。

（一）患者满意度测评量表及评价指标体系

国外较早地对患者满意度进行了实证研究，所使用的测评工具经检验拥有良好的信效度，具备参考价值。例如，Hulka等研制的从技术质量、

---

① 刘桂瑛、王韬：《医疗顾客满意度指数测评理论模型研究》，《中国卫生质量管理》2005年第4期，第30～33页。

② 顾海：《城镇居民医疗顾客满意度指数的实证研究》，《南京社会科学》2008年第3期，第102～107页。

③ 刘莎：《大型综合性医院患者满意度指数模型的构建与实证分析》，博士学位论文，吉林大学公共卫生学院，2013，第75～85页。

④ Cardozo, R. N., "An Experimental Study of Customer Effort, Expectation and Satisfaction," *Journal of Marketing Research* 2 (1965): 244–249.

人际关系、医患沟通、医疗费用、等待时间和服务可及性 6 个维度测评患者满意程度的 Scale for the Measurement of Satisfaction With Medical Care 量表[1]，Carey 等研制的从医护服务、医疗效果、医疗设施、等待时间、就诊流程等方面测量门诊患者满意度的服务质量监测量表（Quality of Care Monitors）[2]，以及 Grogan 等开发的包含护理服务、医患关系、感知时间 3 个部分的病人满意度测评量表[3]。此外，Anderson 借鉴 SERVQUAL 顾客感知质量评价模型开发了患者 SERVQUAL 量表[4]。Evaluation and Quality Improvement Program（EQuIP）项目组成员从医患互动及关系、医疗信息获取、医疗服务内容、医疗服务可及性、医疗服务机构 5 个方面设计欧洲满意度调查量表（European Task Force on Patient Evaluations of General Practice，EUROPEP）对患者的满意程度进行评估。[5]

国内具有代表性的研究如下。蔡湛宇和陈平雁研制了门诊患者满意度调查问卷，包含医疗服务、护理服务、候诊时间、医疗花费、就诊环境、治疗效果、知情权共 7 个维度。[6] 张澄宇等构建的我国首个门诊病人满意度指数（Outpatient Satisfaction Index，OSI）测评指标体系，包含医院环境、服务态度、医疗技术和医疗效果等 8 个方面的内容。[7] 谷波等构建了包含医院环境、医疗质量安全、健康教育、服务可及性、人文关怀 5 个维度的住院患者护理满意度量表。[8] 严慧萍等根据满意度相关因素的文献研

---

[1] Zyzanski, S. J. et al., "Scale for the Measurement of Satisfaction with Medical Care: Modificationsin Content, Format and Scoring," *Medical Care* 12 (1983): 611 – 620.

[2] Carey, R. G. et al., "A Patient Survey System to Measure Quality Improvement: Questionnaire Reliability and Validity," *Medical Care* 31 (1993): 834 – 845.

[3] Grogan, C. M., "Urban Economic Reform and Access to Health Care Coverage in the People's Republic of China," *Social Science & Medicine* 41 (1995): 1073 – 1084.

[4] Anderson, R. M., "Patient Empowerment and the Traditional Medical Model: A Case of Irreconcilable Differences?" *Diabetes Care* 18 (1995): 412 – 415.

[5] Grol, R. et al., "Patients' Priorities with Respect to General Care: An International Comparison European Task Force on Patient Evaluations of General Practice (EUROPEP)," *Family Practice* 16 (1999): 4 – 11.

[6] 蔡湛宇、陈平雁：《病人满意度概念及测量》，《中国医院统计》2002 年第 4 期，第 236 ~ 238 页。

[7] 张澄宇、郑忠民、姜蓉：《门诊病人满意度测评指标体系的研究》，《上海交通大学学报》（医学版）2003 年第 1 期，第 107 ~ 109 页。

[8] 谷波、张骏、成翼娟：《住院患者护理满意度量表信度效度测量》，《护理学杂志》2008 年第 5 期，第 45 ~ 47 页。

究，设计了包含 7 个指标 20 个条目的住院患者满意度测量指标体系，内容涵盖了目前医疗服务的主要方面，能准确评估医疗服务现状。[①] 黄森等在借鉴国内外满意度调查量表的基础上，开发了"中国医院住院患者体验和满意监测量表"（Chinese Hospital Patient Experience and Satisfaction Monitor Scale，CHPESMS），经验证具有良好的信度和效度，适合应用于我国住院患者满意度的测量。[②] 孙玉玲等通过对出院患者回访信息的分析，利用专家咨询法研制出针对曾在军队医院住院的患者满意度的测评量表，包括医院环境、医生态度、医疗技术、服务效率、医患沟通、生活服务、就医花费 7 个维度。[③] 综合上述研究，患者满意度测评量表维度主要集中在服务态度、服务质量、医疗费用、医患沟通、就医环境、就医流程等方面。归纳国内外患者满意度测评量表及其维度与内容，见表 2 - 2。

表 2 - 2　患者满意度测评量表维度及内容

量表或研究者	维度及内容
Hulka 等	技术质量、人际关系、医患沟通、医疗费用、等待时间和服务可及性
Carey 等	医护服务、医疗效果、医疗设施、等待时间、就诊流程
Grogan 等	护理服务、医患关系、感知时间
Anderson	可靠性、有形性、响应性、保证性和移情性
欧洲满意度调查量表	医患互动及关系、医疗信息获取、医疗服务内容、医疗服务可及性、医疗服务机构
蔡湛宇、陈平雁	门诊：医疗服务、护理服务、候诊时间、医疗花费、就诊环境、治疗效果、知情权
张澄宇等	门诊：医院环境、服务态度、服务内容、就诊流程、医疗技术、医疗效果、医疗费用、投诉反映
谷波等	住院：医院环境、医疗质量安全、服务可及性、健康教育、人文关怀
严慧萍等	住院：就医环境、医生态度、服务水平、服务效率、医患交流、诊疗费用和照料服务
孙玉玲等	住院：医院环境、医生态度、医疗技术、服务效率、医患沟通、生活服务、就医花费

[①] 严慧萍、苏小强、严祥等：《出院患者满意度测评工具的研制》，《中国医院管理》2011 年第 12 期，第 72～73 页。

[②] 黄森、王江蓉、张拓红等：《中国医院住院患者体验和满意监测量表的开发研究：量表的初步形成》，《中国医院管理》2011 年第 10 期，第 13～15 页。

[③] 孙玉玲、陆皓、汉瑞娟：《军队医院出院患者满意度测评量表的构建》，《解放军护理杂志》2014 年第 7 期，第 65～66 页。

（二）患者满意度影响因素

在新医改进程中，患者满意度承载着政府对公立医院综合改革成效以及患者、居民对医疗服务的期望和评价，已然成为各界关注的社会治理问题。Antil 认为患者满意度与某项服务的涉入程度有关，医患互动是提高患者满意度的好方法。[1] Rogut 等研究得出患者年龄、种族、收入水平、保险情况、自我感觉健康状况、是否拥有固定医生会影响患者满意度。[2] Naidu 发现服务可及性、护理质量、医疗费用、医生角色和行为、医疗物理设施等会影响患者满意度。[3] Ali 等调查发现医务人员的同情心、沟通质量以及医疗保险等因素决定着患者是否满意且会再次选择来医院就医。[4] Wensing 等发现患者满意度影响因素有服务水平、患者知情参与、护理时间、生活服务、医患沟通等。[5] Larsson 等发现护士的行为及态度与患者满意度有关。[6] 邱静梅、王健发现就诊便利、等待时间、医院环境、医生态度、医疗费用等是影响门诊患者满意度的因素。[7] 同样以门诊患者为研究对象，廖慧群等发现患者的文化程度、患者的收入水平、医疗服务费用、服务态度、候诊时间、就医环境等是影响其满意度的因素。[8] 熊小兰等发现医疗服务质量、门诊窗口服务质量、后勤服务质量、医德医风是影响患者满意

---

[1] Antil, J. H., "Conceptualization and Operationalization of Involvement," *Advances in Consumer Research* 11 (1984): 203 – 209.

[2] Rogut, L. et al., "Variability in Patient Experiences at 15 New York City Hospitals," *Bulletin of the New York Academy of Medicine* 73 (1996): 314 – 334.

[3] Naidu, A., "Factors Affecting Patient Satisfaction and Healthcare Quality," *International Journal of Health Care Quality Assurance* 22 (2009): 366 – 381.

[4] Ali, A. et al. "Patient Satisfaction and Loyalty to the Private Hospitals in Sana'a, Yemen," *International Journal for Quality in Health Care Journal of the International Society for Quality in Health Care* 22 (2010): 310 – 315.

[5] Jung, H. P. et al. "Which Aspects of General Practitioners' Behaviour Determine Patients' Evaluations of Care?," *Social Science & Medicine* 47 (1998): 1077 – 1087.

[6] Larsson, I. E. et al. "Patients' Perceptions of Nurses' Behaviour That Influence Patient Participation in Nursing Care: A Critical Incident Study," *Nursing Research & Practice* 4 (2011): 1 – 8.

[7] 邱静梅、王健：《山东某县综合性医院门诊患者满意度分析》，《中国社会医学杂志》2009年第5期，第317~319页。

[8] 廖慧群、曾新宇、任裕谦：《深圳市某区医院门诊病人满意度及影响因素分析》，《中国卫生统计》2010年第4期，第375~376页。

度的因素。① 陈树彤、冼利青的研究发现心理主观感受、舆论导向、服务态度及有效沟通会影响患者满意度。② 谭韦等选取门诊与住院患者为研究对象，发现医护人员认真倾听病情、患者对医护人员的信任、医疗费用评价是门诊患者满意度的影响因素，医护人员较好的解释问题态度、患者信任医护人员、医疗费用评价是住院患者满意度的影响因素。③ 黄鹤冲等将影响患者满意度的因素分为三类，即医院因素、患方因素和医疗服务主体因素。其中，医院因素包括医院等级、医院名声、医疗环境、医疗设施、科室设置；患方因素包括一般人口学特征、医疗花费、医疗效果感受；医疗服务主体因素包括医护人员的服务态度、诊疗技术水平等。④ 归纳国内外学者研究中患者满意度的影响因素，见表 2 - 3。

梳理国内外学者的研究，将患者满意度影响因素归为四类：①患者一般人口学特征，如性别、年龄、收入、健康状况等；②与医院相关的因素，如医疗环境、医疗设施、医院等级、医院名声等；③与医疗服务过程相关的因素，如医生态度、医生技术水平、看病花费、医患沟通交流、候诊时间等；④与社会相关的因素，如社会环境、舆论导向等。

表 2 - 3　患者满意度影响因素

代表性学者	影响因素
Antil	医患沟通与交流
Naidu	服务可及性、护理质量、医疗费用、医生角色和行为、医疗物理设施
Wensing 等	服务水平、患者知情参与、护理时间、生活服务、医患沟通等
Larsson	护士的行为及态度
邱静梅、王健	门诊：就诊便利、等待时间、医院环境、医生态度、医疗费用等
廖慧群等	门诊：患者的文化程度、患者的收入水平、服务态度、医疗服务费用、候诊时间、就医环境等

① 熊小兰、唐运章、蒋萍等：《门诊患者满意度研究进展》，《海南医学》2012 年第 22 期，第 128 ~ 130 页。
② 陈树彤、冼利青：《对影响病人满意度相关因素的医学伦理思考》，《医学与哲学》2012 年第 5 期，第 25 ~ 27 页。
③ 谭韦、张伟、李慧萍等：《湖南省 15 岁及以上患者门诊和住院满意度分析》，《中南大学学报》（医学版）2015 年第 10 期，第 1148 ~ 1155 页。
④ 黄鹤冲、陈沛军、陈志明：《关于医院患者满意度的研究综述》，《现代医院》2015 年第 3 期，第 109 ~ 110 页。

续表

代表性学者	影响因素
陈树彤、冼利青	心理主观感受、舆论导向、服务态度及有效沟通
熊小兰等	门诊：医疗服务质量、门诊窗口服务质量、后勤服务质量、医德医风
黄鹤冲等	医院因素：医院等级、医院名声、医疗环境、医疗设施、科室设置 患方因素：一般人口学特征、医疗花费、医疗效果感受 医疗服务主体因素：医护人员的服务态度、诊疗技术水平等
谭韦等	门诊：医护人员认真倾听病情、患者对医护人员的信任、医疗费用评价 住院：医护人员较好的解释问题态度、患者信任医护人员、医疗费用评价

第四节　医患满意度及和谐医患关系研究现状与进展

国外学者对医务人员满意度与患者满意度间的相关性研究，具有代表性的如下。Alison、Jana、Eric、Willians 等认为较低的满意度会使得医护人员的离职意愿升高，并影响其所提供的医疗保健服务的质量和安全。[①] John 研究表明满意度较高的医生能给患者提供更好的医疗服务，改善患者健康，提高患者满意度，这反过来又会调动医务人员的工作积极性，降低医疗成本，从而提升医院整体运营效率和市场竞争力。[②] Patrick 和 Beasley 等认为医务人员满意度的高低会影响其工作效率和态度，满意度较低时，医务人员提供医疗服务的综合质量下降，医疗成本上升，使得患者对医务人员及医疗服务的满意度低，进而导致医患矛盾增加，加剧医患紧张关系。[③] Grembowski 等通过研究发现当病人尊重门诊医生、信任门诊医生的所作所为时，医生的工作满意度会得到提升。[④] Roter 研究认为医患关系与医生满

---

① Murray, A. et al., "Doctor Discontent: A Comparison of Physician Satisfaction in Different Delivery System Settings, 1986 and 1997," *Journal of General Internal Medicine* 16 (2001): 452 – 459.

② John, O., "Smart Thinking for Challenged Health Systems," *Marketing Health Services* 22 (2002): 24 – 32.

③ Bovier, P. A. et al., "Predictors of Work Satisfaction Among Physicians," *European Journal of Public Health* 13 (2003): 299 – 305.

④ David, G. et al., "Managed Care, Physician Job Satisfaction, and the Quality of Primary Care," *Journal of General Internal Medicine* 3 (2005): 271 – 277.

意度以及患者满意度存在相关关系，当医生感到医患关系不好时，其满意度会降低，会影响诊断水平和医疗服务的质量，从而负面影响患者满意度，而患者满意度降低又会使得医患关系恶化，从而导致更低的医生满意度。[①]

国内学者桑秀丽构建了医患关系和谐度模型并进行定量描述，直观反映出医患满意度的相关性及和谐关系。[②] 王市敏发现医务人员工作满意度能直接作用于并影响到患者满意度。[③] 刘记霞认为影响医患关系的医院内部因素包括医疗技术局限性、服务管理不到位、医务人员职业操守丢失、医生与药方不规范的交往、医患之间缺乏交流，患方因素包括患者及家属的素质、对医学缺乏认识、患者维权意识增强，政府及媒体等其他方面影响因素有医疗保障制度不完善、医疗资源配置不合理以及政府投入不足、媒体的误导等。[④] 杨萍等的研究显示医务人员工作满意度会通过服务态度、服务质量及尊重患者隐私等因素影响患者满意度，同时患者满意度也会通过患者对医生的信任进而影响医务人员工作满意度。[⑤] 吴婧如指出公立医院暴露出的"红包回扣""以药养医"等问题，不断激化医患矛盾。[⑥]

第五节　国内外研究存在的问题及启示

一　国内外研究存在的问题

（一）患者满意度研究存在的问题

纵观国内外近年来患者满意度测评理论研究及实践，其测评的主体多

①　Roter, D., "The Enduring and Evolving Nature of the Patient-physician Relationship," *Patient Education & Counseling* 39（2000）：5－15.

②　桑秀丽：《医患关系和谐度模型构建及和谐度指数测评研究》，博士学位论文，昆明理工大学质量发展研究院，2013，第110~132页。

③　王市敏：《医务人员工作满意度对患者满意度的传导作用研究》，《医学与哲学》2013年第9期，第53~55页。

④　刘记霞：《基于医院视角下医患关系研究——以河北省某三级甲等医院为例》，硕士学位论文，河北经贸大学，2014，第57~65页。

⑤　杨萍、徐玉梅、于芳：《新医改视域下基层医务人员满意度和患者满意度关系的相关性分析》，《中国医学伦理学》2015年第6期，第931~933页。

⑥　吴婧如：《Z公立医院内部控制的案例研究》，硕士学位论文，中国财政科学研究院，2017，第67页。

为医疗机构自身，测评结果由于医疗机构特殊利益选择或政治性考核要求，难以客观反映患者实际感知并获得普遍认可，测评的作用仍停留在"患者满意度——医疗机构内部考核依据或内部管理改进"，尚未深入挖掘政府部门、社会专业组织、公共媒体、社会公众、患者及家属等诸多利益相关主体的潜在影响及治理作用，从而未能实现"患者满意度—医疗机构内部管理—政府治理—社会治理"的协同与落地。基于文献梳理，多数专家学者基本一致认为，患者满意度是人们由于健康、疾病、生命质量等需求而对医疗保健服务产生某种期望，基于该期望对经历的医疗保健服务进行评价的过程。但已有研究均基于传统顾客满意度理论，将患者的直接体验和主观感受作为"理性经济人"进行满意度测评设计。由于医疗保健服务不同于一般商品市场服务，且具有医疗信息严重不对称、高风险高期望、多部门监管治理等特征，当前其测评研究忽视了信息不对称条件下患者的认知、信息、心理及社会舆论环境等非理性因素及其对满意度结果的影响，测评结果的科学性、客观性、可靠性有待商讨。笔者认为，患者满意度是指在相对理性的认知水平和心理情境下，人们由于预防保健、疾病诊治与康复等健康服务需求产生某种期望，在接受服务过程中或之后事先的期望值与自己实际就医感受的吻合程度。这种理性评价结果能精准折射出当前医疗服务体制机制、医疗政策、医疗舆论、医患信任等一系列多元化的治理问题。

（二）医务人员工作满意度研究存在的问题

从国内外的文献研究来看，医务人员工作满意度的测评多出现在医院内部管理活动中，从医务人员需求的角度出发来进行测评工具的设计。探讨因素也多为医院内部管理因素，缺乏将"患者尊重/认可/信任"以及我国的社会医疗体制、医改政策等因素纳入对医务人员工作满意度影响作用机制的深入探查。[①] 同时当前医务人员工作满意度测评的设计一定程度上存在满意度概念的内在维度或构成因子与外部影响或治理因素边界混淆，[②]

---

① 钱宇、王小合、郑国管等：《医患满意度测评研究进展、问题及治理思考》，《中国医院管理》2017 年第 3 期，第 11 ~ 13 页。

② 吴建平、胡涛：《员工满意度：概念界定与影响因素分析——兼论当前员工满意度研究中的两个逻辑问题》，《中共福建省委党校学报》2011 年第 7 期，第 84 ~ 88 页。

也未见通过评测方法和技术设计，深度发掘医方背后利益相关主体对公立医院治理进行控制和引导的推动、监督作用，构建符合整体利益的医务人员工作满意度测评与利益相关主体协同治理体系[①]，尚待深入聚焦研究。针对上述文献发现，本研究基于治理理论及思想体系，侧重把医务人员工作满意度"测评"问题与"治理"工作相结合，系统分析医务人员工作满意度内在维度、外部治理要素及利益相关主体之间的逻辑关系和相互作用机理，探索并构建医务人员工作满意度概念、测评及治理模型，为推动公立医院治理体系及治理能力现代化提供学术争鸣与讨论。

（三）医患协同满意研究存在的问题

综合现有的文献发现，学者们多从"医"或"患"单一的视角研究医患满意度及其和谐关系，已有涉及医患双方满意的研究，也只是局限于探讨医护人员工作满意度与患者满意度之间的关系，未从整个社会的战略视角加以考量。医患满意度相辅相成，同增共减，但我国现行政府对公立医院投入不足，缺乏分级诊疗、医疗体制结构性矛盾、"以药养医"等体制机制弊端，导致公立医院及医务人员产生逐利行为、公益性淡化、基本医疗保健服务质量与可及性较差，加之医患信息不对称、患者及家属素质不高等带来的非理性认知、扭曲需求等，使得患者对医院及医生产生不信任，从而影响医患双方的满意度，造成医患关系紧张、医患冲突攀升，这也是医患不和谐的症结所在。此外，医患满意度涉及多元主体，除医患双方外，卫生健康部门、财政部门、教育部门、公共媒体、社会专业组织等都可能参与其中，如此多元的参与主体，应该如何协调、配合？应该以什么样的机制相互协作，共同致力于医患满意度的提升？现有的研究多数对主体及其定位不明确，都说有哪些因素会影响医患满意度，但未见系统地分析各相关主体对医患满意度的影响的研究，及如何设计使得这些因素形成合力，更符合实际的需要并能适应未来的社会形势。其次，作为具有宏观调控主导地位的政府在提升医患满意度方面起着举足轻重的作用，然而现有的文献表明对政府作用的研究还相对较少。此外，目前探究社会治理因素对满意度影响的研究缺乏，虽有学者试图考察社会治理因素对医患满

---

① Boquiren, V. M. et al. , "What Do Measures of Patient Satisfaction with the Doctor Tell Us?" *Patient Education & Counseling* 98 （2015）：1465 – 1473.

意度的影响，但也仅仅考虑了新闻媒体，而忽视了其他社会治理主体的作用，如社会公众和社会专业组织。在医患满意度影响因素论证过程中，还存在循环论证的混乱逻辑，例如医院环境、医患沟通等因素在被界定为满意度内在维度后，又被当作影响因素来看，相关研究并未将满意度的内在维度（构成因子）与外在影响因素清晰地区分开来。

二 国内外研究的思考与启示

（一）医务人员工作满意度测评及治理机制的思考

大量前沿研究表明，公立医院管理正逐渐向以政府为主导、以公立医院为主体、市场和社会等多元系统组合的治理体系及模式演变。特别在我国现阶段医患矛盾突出以及进入深水区的公立医院综合改革大环境中，医务人员工作满意度及其治理，必将涉及相关概念界定及背后隐含有医务人员对医疗制度、政策举措及社会医疗环境等方面的表达及诉求，深化医改和公立医院治理效果的反馈，医疗舆情、医患关系等综合或潜在作用的相关要素阐述。如仅从企业员工满意度或传统医务人员工作满意度的概念出发，不仅会有失科学解读，一定程度上也会导致其治理上的局限和瓶颈。基于前述研究背景，本书对医务人员工作满意度的概念界定是医务人员在所处公立医院内外环境及制度直接或间接影响和共同作用下，对比自身工作及其相关方面的直接体验和实际感知与期望，并对各种比较结果做出评定后所得到的满意感觉状态。这个界定不仅阐释了医务人员基于公立医院内部管理为主形成的直接体验和实际感知的工作满意度概念内涵，而且厘清了影响并作用于其工作满意度的公立医院管理以及外部治理体系的概念外延，也有助于把医务人员工作满意度测评与其治理机制联系起来予以综合研究考察。

构建医务人员工作满意度的科学治理机制，其所处的公立医院治理机制及改革动态的把握尤其重要。代涛等认为公立医院治理机制改革的重点是由多方利益相关者共同参与治理、建立清晰的治理结构链条并形成有效的多方权力、职能、责任制衡的机制。[①] 李卫平认为，公立医院治理机制

---

① 代涛、陈瑶、谢宇等：《公立医院治理机制改革的国际经验与启示》，《中国医院》2011年第7期，第12～15页。

的核心是政府、公立医院及医院内部管理者之间职能、权力、责任、医务的制度化安排。① 郑娟、王健认为基于政府与公立医院的委托代理关系的医务人员激励机制设计，是调动医务人员积极性的关键。② 李世果、石宏伟指出，公立医院治理体系由权力、决策、执行与监督四个层次以及出资、决策、经营三者之间合理配置职责，形成影响医务人员的决策、监督及激励的有机统一机制。③ 由此可见，医务人员满意度治理机制其实是一种多方协调互动的机制，通过公立医院内部以及外部利益相关主体的相关职能合理规划分配、责任担当以及利益共享等共同予以促进。

（二）患者满意度测评与治理路径思考

患者满意度是评判医疗系统综合改革及治理成效的重要指标。通过对我国当前社会医疗环境下患者满意度形成机理、利益相关主体、影响因素及作用机制的科学认识，即患者满意度不仅取决于医患双方的认知与行为，还受到众多利益相关主体的作用及影响，发现仅通过医方内部管理的手段是力不能及的，缺乏整合政府和社会力量的"公众参与"和"共同治理"是当下患者对医疗服务感到不满意的重要原因。因此患者满意度研究视角应从侧重"测评"与"医院内部管理改进"向"测评"与"多元主体协同参与共同治理"的思路转变。通过对患者满意度及利益相关主体角色定位和社会责任的分析，即每位利益相关主体的责任是实现患者满意度的基础，其责任缺失和缺位便成为阻碍患者满意度的外部治理因素。以患者满意乃至医患社会和谐满意为价值取向和治理目标，通过利益相关主体责任共担机制及网络化治理结构分析，即政府掌握管制、资金等方面的关键资源处在网络治理结构中的顶端位置，积极发挥领导、保障、监督、管理职能，使得医院能够提供良好的就诊环境和规制不合理的医疗服务行为及价格；医患互动是患者满意度的核心要素，处在治理网络的主体地位和中间地带，通过相互尊重、理解、认可、信任和协作增进医患关系；社会

---

① 李卫平：《我国公立医院体制改革政策分析》，《中国卫生经济》2004年第1期，第8~12页。
② 郑娟、王健：《基于委托代理关系的公立医院员工激励机制分析》，《中国卫生政策研究》2013年第2期，第44~47页。
③ 李世果、石宏伟：《改善治理结构是提升公立医院绩效的关键——香港公立医院治理结构及启示》，《中国医院》2010年第7期，第23~26页。

力量发挥舆论监管的作用处在治理网络的底端，引导患者对医疗服务形成理性的认知和态度，形成政府掌舵、医院内部协作、社会公民参与自上而下、自下而上的互动式协作治理体系和框架。

（三）医患共赢关系和谐治理路径的研究思考及展望

将治理、协同治理、和谐管理等前沿理论及其规制要素引入当前医患矛盾突出及全面深化公立医院综合改革情景，提出以构建医患满意度测评体系及医患双方协同治理关系模型为切入点，探究医患共赢关系及和谐治理与提升机制的科学命题，是目前国内医疗卫生体制机制改革以及公立医院治理体系和治理能力现代化过程中，亟待明确的理论和必须面对和解决的实际问题。从研究思路上拟侧重以理论逻辑研究为起点，注重考察和挖掘隐藏在医患双方背后的多元利益相关主体参与网络化社会治理、要素研判及开展实证分析，提炼并用于丰富和重修理论及逻辑构建，也有助于克服常见公共管理领域理论指导实践单向研究思路的缺陷。该研究命题的探究回答，不仅对深度挖掘和构建具有中国特色话语体系的"和谐治理"理论具有重要意义，而且会促进对现有国外常常难以思辨及诠释中国现象的前沿公共管理相关理论的有机结合以及进一步的丰富拓展和创新。

第三章

中国学术本土化和谐治理理论构想的提出

本章立足于不同的文化空间和地理空间以及心智空间对地方性知识生产的影响，旨在澄清中国医患共赢关系和谐治理之路的理论缘起和逻辑推理。第一节主要从西方理论适用范围的局限性、东西方哲学逻辑起点间的差异性、知识生产具有主体性、中国社会实践的特殊性以及世界舞台需要中国话语体系等五方面阐明了学术本土化的必要性。第二节着重提出了学术本土化的意涵、与全球化/西方化的关系、与理论普遍性的关系以及需要避免的问题。第三节主要爬梳了包括时代变迁、环境变迁、目标发生更迭、理论需要更新以及大时代下和谐管理应运而生的中国本土化管理理论诞生的逻辑。第四节重点阐述了社会实践从需要管理到需要治理的逻辑转变、治理的意涵以及和谐治理的兴起，并在最后申明了和谐治理的时代性。

第一节　学术本土化和必要性

一　西方理论适用范围的局限性

西方文明在近代世界史上创造了辉煌的人类文明，学习西方文明和理论体系，极大地促进了中国现代化进程，我们尊敬并认同西方文明的世界价值和功勋。然而，人类来到了新纪元，我们正在经历第四次工业革命，百年未有之大变局正在发生，现存的人类生存模式和运行规则正在发生变化，既往认知和理解体系已经不能很好地指引人类当下的实践。此外，即使先搁置对时代转向的探讨，在既往的学习过程中，我们也同样发现，西方理论也并不是一种"放之四海而皆准"的公理或准则。① 理论和知识体系的解释力需要跨情境效度和影响，引用西方理论来解释中国的社会实践和事实，存在理论应用情景偷换的不争事实。因此，导致了部分西方理论在中国情景下的解释失效。鸦片战争后，中国社会部分改革实践包括革命实践是在摸着石头过河中探索前行的，实践过程中，学者和实践者有意识和无意识地在西方理论体系下寻找答案。必须承认一些有益的西方理论滋养了中国既往的改革事实，但是，也广泛存在食洋不化的客观现象。单一地按照西方构建的知识体系和理解体系进行的社会实践和改革实践，不但没有解决中国社会问题，反而加大了社会冲突并带来不稳定因素。改革开放后的中国医改单一地走西方市场化改革路径，导致中国公立医院的公益性丧失，加大了医患冲突，甚至演化出至今都未解决的医疗暴力事件甚至杀医问题。江苏宿迁全盘市场化改革，卖掉了区域内的公立医院，最后实践证明这是一次失败的改革。单一的西方理论指导的社会改革不一定完全适合中国情景，最后，宿迁不得不以高成本又重建了公立医院。中国医改在实践过程中类似现象层出不穷，不加思考地让中国改革"削足适履"而全面服从西方理论，结果导致"生搬硬套"以及"食洋不化"的问题。由于中国既往的某些医改试点和实践缺少本土立场，简单地盲目模仿西方经验带来了沉重的试错成本。此处，我们不是否定西方理论和西方方案，我们谦虚学习是必要的，但是，他中有我，不舍弃中国本土立场，将中国政治、历史、文化与现实实践融入研究和实践方案才是更科学的选择。中国不应该沦为检验西方理论的第二现场，在西方理论不能解释独有的"中国现象"的时候，我们有必要、有责任，更应该有信心提出中国答案。甚至，即使西方理论可以解释和指导社会实践尤其是改革实践时，我们是否应该有勇气从中国本土视角尝试新的理论指导和知识体系，提出让中国人民更满意、更易接受、更可持续的新方案，这都是推进本土化研究的潜在动力。

二 东西方哲学逻辑起点间的差异性

西方逻辑体系建立在希腊文明和基督教义二者结合体上的逻辑起点，

---

① 周晓虹：《社会建设：西方理论与中国经验》，《学术月刊》2012 年第 9 期，第 7～16 页。

具体而言，西方哲学包括希腊文明中的理性和逻辑、基督教义内的自由和平等，许倬云教授认为西方哲学还包括雅利安人的勇敢和竞争意识。西方哲学侧重人格神，将世界本质视为"being"，认为"神性永存"或"绝对精神"是世界连续存在的内在动力。而中国以东方哲学为逻辑起点则有很大不同。中国哲学建立在系统观和整体论上而弱化个体，强调"变化"是世界本质，而不是静态的"being"，中国哲学认为"生生不息"才是世界连续存在的内在动力，因此，尊敬能够生产的一切主体，比如父母，中国将"孝"作为第一品德，就是对能够"生生"的主体的尊重，中国哲学重视从上至下，认为有天道，最后，才逐渐从上至下到自己，自己在这个体系中最轻，中国人强调自谦，重视他者的存在，强调天地人合一。因此，西方逻辑起点建立在个体独立、理性假设、向外倾向、契约精神等之上，相反，中国则侧重关注集体主义，强调秩序、利他思想、民本威权、内敛倾向、伦理本位。西方的海洋文明和中国的陆地文明也是导致差异的原因之一，西方侧重还原论，东方关注整体观。不同的文明基础以及历史演化，导致了理解体系和知识体系的逻辑起点的不同，因此，需要相互学习和相互尊重。中国在鸦片战争之后一直在向西方学习，如以契约精神为逻辑起点的法治社会建立、以产权为逻辑起点的个人财产保护、以向外倾向为逻辑起点的科学和探索精神培育等，然而，中国自身的哲学和文明的逻辑起点却被长期遮蔽和遗忘。既然承认东西方哲学逻辑起点存在差异，我们近百年一直在学习西方，那么，以东方哲学为逻辑起点的理论体系是否需要被重新寻回呢？答案显然是肯定的。那么，依靠西方学者来找以东方哲学为逻辑起点的知识和解释系统吗？其实，我们欢迎西方学者关注以东方哲学为逻辑起点的中国现象研究，但是，不能忘记我们中国学者的使命和独特优势，我们生在中国，更理解中国实践，基因层面具有东方哲学逻辑起点的思维模式，存在大量的学术群体，观察了大量的中国实践，因此，有义务侧重关注中国本土化理论体系和知识体系构建。如国内社会学家翟学伟教授所说的，戈夫曼的拟剧理论是参考了中国"面子"现象构建的社会科学理论，中国关系现象普遍，然而，格兰诺维特提出了"强关系"和"弱关系"理论，备受学界和实践界推崇。[1] 东方哲学逻辑起点可

---

① 翟学伟：《社会学本土化是个伪问题吗》，《探索与争鸣》2018年第9期，第51~59页。

以生出区别于西方的知识体系，但是，我们不能懒惰或指望西方学者帮着开垦，中国学者有责任和使命从东方哲学逻辑起点和中国社会实践提炼和提出本土化知识体系。长期不加思考挪用西方理论导致了"逻辑起点的不自觉性"，也导致了中国式思考的懒惰和话语体系被西方哲学殖民化的尴尬境界。西方逻辑起点具有解释力和有效性，因此，西方学者提出的社会科学理论看上去具有一定普适性，然而，西方理论其实只能解释部分世界图景，只是各个不同的理论面向，带有西方文化的根源性和逻辑性。所以，在学习和驾驭西方理论逻辑的基础上，我们亟须补课，重拾以东方哲学为逻辑起点的理论体系构建，即开展本土化理论构建，从东方甚至中国视角讲中国故事、叙说中国理解、给出中国答案。

三　知识生产具有主体性

按照社会分工侧重不同，国家为维护社会的良性运行会分化出多种责任主体，其中，知识生产主体和实践操作主体是必须有的。知识是否可以脱离主体保持中立性？答案是很难，知识生产是存在特定的主体的，实践和认知都具有特定主体性。中国社会实践主体肯定为中国人，知识生产主体也为中国人，然而，我们的知识生产主体在自身发展和能力上长期处于薄弱状态。因此，知识生产能力不足，实践操作主体得不到中国知识生产主体的逻辑指引，往往倾向于选择西方知识生产主体的见解和解释体系。就像历史学界倡导的那样，以本民族的语言概念来阐述自己的历史，这是典型的知识生产具有主体性的实例。

中国社会问题和社会实践需要系统认知和逻辑体系来解读，从而服务于实践者和实践内的主体理解和驾驭实践，进一步通过调和及治理以维护社会的良性运行。因此，系统性理解和知识体系对中国社会治理尤为重要，那么，生产知识对我们认识社会实在是必要的。中国学者面对中国社会的实践问题，他们有责任生产契合性十分高的知识和理解体系以服务于中国社会。知识生产的主体性就是一个关键问题，我们是否可以依靠西方学者基于西方社会实践生产的知识呢？答案显然是否定的，中国社会实践问题的知识和理解需要有中国本土化学者的本地性生产，也可以理解为中国学者在中国社会实践上的理解和知识生产的主体性是本土化研究的又一逻辑起点。中国社会科学界前辈费孝通曾呼吁过，中国是一个区别于西方世界的特殊社会，中国人需要在"文化自觉""理论自觉"的前提下，关注中国社会实践和问题，生产中国实践的解释体系。我们关注的医患关系也一样，虽然世界范围内的医患关系都有共同特点，受到了技术、媒介、人类本能的共性影响，但是医患关系的前因变量和存在的空间情景是有差异的，中国医患关系发生在中国社会情景之内，需要中国本土性主体去生产中国医患互动中的理解和解释体系，建立一些本土的概念、理论或地方知识是十分必要的，西方和国外学者没有充足的条件和觉醒或者动机来侧重关注中国医患关系，即使有，数量上和学者本体特质上也跟中国学者差异较大，中国学者有义务也有必要关注中国自己的医患关系实践，从而生产自己的中国知识。

四　中国社会实践的特殊性

中国在地理生态、集体认知、行为、决策、习俗、文化、惯例等方面跟西方存在巨大差异，导致中国和西方国家的社会实践存在很多差异，随着互联网的发展和人类交流日益密切，这些实践差异被关注和认清。商业贸易领域的跨文化研究就是基于这种实践差异而衍生出的文化差异分析，的确，中国实践具有自身的特殊性。新冠肺炎疫情期间，中国人普遍戴口罩，而西方人认为只有生病的人才应该戴口罩。中国实践中，大家鼓励给老人让座，而美国缺乏这个传统。中国医疗服务过程中普遍存在"关系就医"情况，侧重非正式关系；西方以契约和制度主义为思维模式的社会内很难看到，而更重视正式关系。然而，中国自古以来就呼吁医患关系具有"家人关系"导向而不是西方的"合同关系"导向，中国人关注伦理本位，亲属和朋友很难像西方一样按照合同和顾客导向进行互动。中国社会实践普遍关心弱者，媒体和舆论倾向于为弱者发声，因此，医患关系中患者获得了一个弱者身份的社会舆论优势，媒体介入后往往会倾向于批评拥有强势身份的医院和医生，甚至，患者摆灵堂、网上晒图片都是基于展示自己的弱者身份而呼唤社会关注，这与西方国家存在不同。从法院判案的实践来看，医患关系之中，除了事实之外，倾向于照顾弱者的"患方"是普遍存在的，甚至导致了媒体和医疗群体之间的对立。西方国家，尤其是美国，尊重强者，天然地认为弱者是自己懒惰和不进取导致的，不值得可怜。中国实践具有中国性和土地性，在不同学术领域已经被广泛关注和证明，中国与西方存在普遍的实践差异。中国社会实践需要引起学者的视角转移，激活中国学者的社会想象力，以中国大脑关注中国实践，提炼中国理念。

五 世界舞台需要中国话语体系

世界舞台上存在两种权力，以经济、军事、政治为主导的硬实力下的权力，还有以理解体系、价值体系和文化体系为主导的软实力下的权力。中国自从鸦片战争后，经历了百年耻辱，今天，中国用四十多年的改革开放重新在国际政治、经济和军事上建立了自己的硬实力。然而，文化和话语权上的软实力尚未匹配硬实力。中国提出的"道路自信、理论自信、制度自信、文化自信"就是要让中国的文化实力重新回到世界舞台。实践表明，完全顺从西方话语体系，中国实践和做法就很难得到合法性。中国传统习俗、民生工程、改革路线经常遭受西方的双标对待。其关键在于，国际文化和话语舞台被西方全面主导，中国缺少本体性知识体系和话语体系，中国提出的知识和话语尚未得到应有的国际影响力和合法性，在人类走向、社会治理以及社会发展模式等方面，中国声音非常薄弱。因此，我们有必要通过中国本土化理论和话语构建，打破西方文化霸权，这是中国当前的重要使命和历史责任。正如习近平总书记所指出的"落后就要挨打，贫穷就要挨饿，失语就要挨骂"，我们先后解决了"挨打"的问题和"挨饿"的问题，但现在还没有解决"挨骂"的问题。[①] 中国在借鉴西方实践和理论后，并没有完全刻板地模仿西方模式，而且，实践表明中国模式具有自己的优势，尤其在经济发展和新冠肺炎疫情防控上，但是，缺乏新的理论体系将中国本土化实践进行理论凝练而生成中国话语体系。人类正在历经第四次工业革命，处于新纪元的序幕阶段，中国过去经历了深刻的历史变革和社会变迁，当下，中国同世界各国又站在了同一个新时代内，必将经历全新的社会危机和实践应对，新时代需要生产新思想。如果还是循证西方话语系统和逻辑起点，错过新一轮时代更迭的大戏，中国学者将失去构建中国话语体系的历史机遇。"四个自信"的前提是文化自觉

---

① 冯仕政、魏钦恭：《中国社会学的想象力、本土化与话语权》，《江苏行政学院学报》2019年第 5 期，第 61~69 页。

和本土化思维构建，在坚持战略定力的实践观的指引下，我们必须拥有开放的心胸和气度来看待话语权问题，才能实现本土化理论创新、思想创新和话语体系创新。中国社会实践，尤其是政治实践和经济实践已经为中国人民创造了伟大的历史贡献，此刻，中国学者有责任和义务承接实践模式的理论凝练，世界舞台上需要中国声音，世界人民听一听中国答案背后的中国逻辑是有益处的，我们不输出任何模式，但是，我们有胸怀分享中国经验和中国思考。努力在世界综合国力格局发生重大变化之际重新调整观念世界的力量版图，为了获得世界对中国道路的尊重，为了分享中国经验的国际交流和合作，不再受西方逻辑殖民和干涉的影响，摆脱边陲意识，关注中国本土化研究和本土化理论具有时代紧迫性。

第二节　学术本土化理论的内涵

一　学术本土化理论的理解

第一，中国学术本土化是基于中国历史实践而提炼出的中国人的想象力。中国学术本土化带有中国实践的抽象理性和集体构建属性。中国学术本土化必须是以中国社会事实和中国现象为起点的研究和理论，所构建的学术体系必须以中国心智为核心，但是不排斥继续拓展成解释人类心智的努力和可能性。中国实践进展领先于中国知识生产，随着中国社会和经济发展，中国已经进入一个知识短缺的时代，有效知识供给不足，可见，中国学术本土化是中国学术界的补课行为。中国创造性实践历程不能被凝练成理论体系成为诟病中国学者的伦理压力，"改革开放之后的中国社会科学并没有'中国'，几乎完全是'拿来主义'的思想"的说法并非危言耸听。[①] 所以，中国学术本土化既有中国原创实践的引力，也有中国学者合法性召唤的推力。

第二，中国学术本土化所构建的知识体系必须以中国哲学为逻辑起点，必须是以中国本土文化、生态、历史、生活习惯为素材的自洽的逻辑体系，以彰显中国风格和中国气派。中国学术本土化提倡中国本土的理论

---

① 郭震旦：《音调难定的本土化——近年来若干相关问题述评》，《清华大学学报》（哲学社会科学版）2019年第1期，第1~18页。

创造，将从中国的学派自觉上升到理论自觉。西方理论以二元对立的逻辑起点建立了现代性知识体系，然而，中国文化传统则以二元互斥对彰的二元合一为根本的解释逻辑。

第三，中国学术本土化的知识体系有三种类型。综观知识理论领域，存在普遍理论观和反普遍理论观，因此，知识体系存在三种形态。第一，元认知的知识体系，即高度抽象的哲学解释体系；第二，普遍机制的知识体系，即知识体系极强的解释力并具有跨文化和跨学科的属性；第三，特殊机制，即知识体系只能在特定范围和特定条件下具有解释力。中国学术本土化的知识体系有三种类型，即哲学范式下的中国学术本土化的知识体系、普遍解释力的中国学术本土化的知识体系以及特殊机制的中国学术本土化的知识体系。三种类型是可以相互转换的，中国学术本土化的知识体系不是僵死的真理，而是处于自我更新和被挑战、被竞争、被修订的状态下的体系，中国学术本土化的知识体系等着各方逻辑来挑战，同时，通过自身构建和完善也不会放弃挑战其他主体所构建的理论体系。

第四，中国学术本土化是为了避免在西方知识牢笼内跳舞。中国学术本土化基于西方知识体系不能完美地解决中国现象和解读中国心智，是在中国社会进步下的一次"重思中国"的热潮；中国学术本土化是在文化自觉和理论自觉下的唤醒中国心智的一次独立运动。同时，中国学术本土化也是中国知识生产者的群体崛起和责任唤醒，是服务世界知识舞台的中国担当，为服务人类文明而试图贡献中国智慧。

第五，中国学术本土化是中国人民谋求世界舞台正当性的集体努力。福柯对知识的规训的阐释深刻表明了知识的政治性能力。西方构建的知识体系规训全球各国人民显然是具有政治性的。在福柯逻辑的指引下，中国学术本土化暗藏着一种"正当性赋予"力量，就是林毅夫陈说的那样，世界上没有一个发展中经济体采用西方模式后追赶上了发达国家，然而，几个发展较好的经济体采用的策略又完全违反西方经济假说，因此，实践和认知的冲突必须呼唤自我发展模式的正当性和国际话语权。中国社会和经济发展也在实践上证明实操的正确性，但是，中国模式的"正当性"一直未被认可，中国学术本土化本身具有追求世界范围内"正当性赋予"的诉求，我们不能放弃中国知识、中国心智以及中国模式的正当性，这是我们谋求自尊和自爱的基本诉求。

第六，新时代背景需要新时代思想。西方文明铸就了过往世界五百年的现代史，新冠肺炎疫情以及数字化时代转变，催生了社会变迁以及全新的社会图景，新时代需要新型解释体系。过往的现代性知识体系逐渐式微，东西方重新来到同一个起跑线上，我们不能妄自骄傲地断言中国学术本土化就是唯一的，恰恰相反，同一起跑线上我们愿意与西方以及世界各大文明一起迈向新时代，我们将在和谐思想以及人类命运共同体的原则下，积极贡献中国思考和中国答案。时代转向，既往人类认知体系逐渐失灵，中国也必须从"引进""复制""国际接轨"的阶段，迈向一个"知识转型"和"新知识生产"的新阶段。5G时代、云技术、人工智能、人机结合、新型传染病、共享经济、平台型组织、互联网医疗、智慧城市等兴起，社会转向进入全新时空格局，人类已经进入无人区，新的时代空间内一切都在待确定中。此时，每一种文明都是基于悠久的历史和独特生态空间构建的人类文明，中国作为一个负责任大国，有义务和有必要做出中国本土化思考。中国失去了过去五百年人类知识生产的机会，当下，全新的时代起点，中国必须有勇气和担当为人类知识库做出自己的独特贡献。

第七，社会改革绝佳案例的历史机遇。中国几十年来都在进行轰轰烈烈的社会改革，例如中国医改、新冠肺炎疫情防控、扶贫攻坚行动。综观整个世界，如此大范围的实践活动是极其罕见的，是宝贵的制度和行动试错，中国担负着巨大的成本和舆论挑战，然而，如此庞大的社会实践为人类社会治理和国家治理提供了广泛的认知机遇，中国学者具有天然的观察优势和思考便利性，如果错过如此珍贵的历史机遇将受到后人的批评，中国学者有条件并有义务观察中国社会变迁和改革，提炼中国方案背后的理解体系和逻辑模式，为世界其他无法承担巨大社会改革成本的国家，尤其是发展中国家提供"实验数据"和启发改革的思考脚本。

二 澄清本土化与全球化/西方化的关系

提出中国学术、理论以及研究的本土化，有必要澄清本土化与全球化/西方化的关系。倡导中国学术本土化并不是想推翻全球化和西方化理论，而是要避免知识论上对西方理论的绝对迷信和彻底自我殖民。本土化思路是要树立中国自尊下的对全球化和西方化知识的尊重，寻求求同存异下的多元共生的知识格局。学术本土化是中国学术涅槃的一次契机，我们试图尊重他者的"知识体系"，但也不放弃本我的"中国理念"。全球化/西方化的知识体系和中国本土化的知识体系既可以呈现竞争的关系，也可以存在于共生共在的多元面向内。以本土化思路构建的中国风格、中国气派、中国话语体系和理论体系试图尊重和在与他者竞争的环境内保持"中国心智"的主体性存在。

三 学术本土化与理论普遍性的关系

中国学术本土化首先从中国本土实践出发，以解释中国现象为使命，提炼中国理念为目的，解说中国心智为导向。但是，基于"特殊机制"为初心，不放弃推动上升为"普遍机制"的努力，甚至，我们不排斥更努力的学者将本土化知识最终凝练为底层哲学的元认知和元机制。因此，中国学术本土化与理论普遍性的关系是不同阶段、不同属性间的动态关系，即中国学术本土化可以作为很难具有普遍解释力的"特殊机制"，也可以作为普遍性理论存在。因此，中国学术本土化不是静态的死物，也不是单一场域的独立存在，它随着人类认知的变化而与理论普遍性处于互动和互构的关系之中。

四 学术本土化需要避免的问题

中国学术本土化正在以一种思潮和运动形式处于激荡前进之中，不意味着已经成熟，也没有固定的范式，更应该注意和避免一些问题。

第一，防止过度本土化。中国实践并不代表着全是成功的案例，中国学术本土化既观察成功的也关注失败的中国实践。宽广的视野和胸怀是知识生产的必然前提，不能搞狭隘的自夸式学术，夜郎自大不是中国学术本土化。盲目的本土化、自我陶醉的本土化、狭隘的本土化以及低劣的本土化都是对中国学派造成伤害的做法。

第二，中国实践效果佳并不意味着就一定出现本土化理论。我们必须承认普遍性理论的存在，我们的部分实践是在普遍性理论指引下的活动，不能将所有的中国成功案例归功于中国学术本土化，要避免极"左"的民族主义思潮，以开放和广博的胸怀正视人类集体认知贡献。

第三，中国学术本土化是在试错和纠错下动态构建出的。谋求中国学术本土化就是在多元开放的知识观下展开话语诉求。中国学术本土化是鼓励和容忍知识生产试错的，既要有耐心也要有恒心，还要有信心。关注释放"野性的思维"，不拘于西方思想的捆绑和框架，破除"唯我独革""唯我独尊"的"一言堂"定式。没有包容的环境不能生产出创新的理论，同样，在与西方对话的时候，我们也以包容性诉求希望得到西方知识生产主体对中国学术本土化的包容。没有试错的勇气就没有创新的前提，知识构建本来就是在不断试错、纠错、再修订和被挑战的循环张力之中动态生成的。

第四，去功利性导向。中国实践迫切需要理论指导，然而，过度功利性会扼杀中国学术本土化，学者和实践者在评价考核体系下急于求成，很难踏实构建本土性知识，移植西方理论或者检验西方理论则成为功利大棒下的最佳选择。SSCI 和 SCI 等西方知识载体和平台更成为制约中国学术本土化生产的关键所在。功利性导向魔咒下，中国学者没有动力和没有安全感进行文化自觉和理论自觉。

第五，中国学术本土化不仅仅是学术界的义务。中国学术本土化必须转化西方分工思想，中国实践在知行合一的传统文化模式下进行，中国学术本土化生产需要学术界和实操界以合作的方式进行知识生产。分工化严重制约了中国学术本土化的进程，促进二者融合相互合作进行中国答案生产是中国学术本土化的行动路径之一。

第六，关切认知体系的包容性。中国学术本土化不排斥纳入其他主体的知识和要素，海乃百川，包容各个知识和要素。基于中国实践思考、回应中国问题、以中国逻辑和价值判断展开活动、关心中国文化内核在解释体系中的位置是中国学术本土化的要点。中国学术本土化不是文化沙皇主义，是中国和谐思想内的多边主义和独立自主下的平衡。我们不是为了否定他者，而是想找到自我，即中国学术本土化突出"本土意识""本土立场""本土问题""本土眼光"，"让学术说汉语"。①

第三节　呼唤中国本土化的管理理论

一　管理活动所处的时代变迁

我们既往认知体系内，关于管理领域积攒的知识始于工业化大生产，

---

① 葛兆光、张瑞龙：《新思想史研究、历史教科书编纂及其他——葛兆光教授访谈录》，《历史教学月刊》2005 年第 2 期，第 5～10 页。

并在整个工业时代对管理现象和规律不断提炼出理解和理论体系，工业时代的管理知识构建被称作"福特主义"。当下，机械技术为主导的工业时代已经戛然而止，信息式工业化成为新时代的主流。在数据信息极速增长的新时代，巨大的社会变迁正在发生。全新的数字时代正在颠覆工业时代，高度复杂和不确定的外部环境、难以预测的知识工作者行为、管理者暴露的有限理性和复杂的组织运作模式，使得传统工业的管理模式面临严峻的挑战。[①] 因此，人类进入了"后福特主义时代"。

企业和公共组织的生产经营活动如组织、计划、指挥、监督和调节等一系列职能随着时代变迁发生了变化。组织架构从深井式逐渐向扁平方向发展；计划和目标管理变成了"敏捷 + 愿景"模式，战略节奏和即兴组织逐渐取代计划管理；领导指挥下级和监督员工"控制"管理，逐渐被授权和赋能个体所替代。传统的工业时代的管理模式对数字时代的管理模式缺乏精准、敏捷、主动、系统的应对之道。"互联网 +"的飞速发展，加速了数字时代的进程，也使得数字时代已经不遵从传统工业运行规则，譬如边际成本为零、非货币经济兴起、大众营销没落、用户话语权持续上升、传统行业分类已经被打碎。过去十年里，数字经济已经开始与实体经济相结合，管理实践中普遍呈现"互联网 +"趋势，社会各个领域已经不能在互联网缺失情景下从事任何社会生活和管理活动了，这对传统工业造成了极大冲击，工业时代的管理理念、运行模式和方案等已经无法追赶数字时代的进程。在时代变迁中，现代企业和公共组织需要加深对数字社会的理解，深刻认识到现代的企业管理活动所处的动态变化的时代特征。在工业时代向数字化时代过渡过程中，技术工具、管理对象、组织结构都需要刷新，现代企业间的市场竞争除了品牌、产品和服务的竞争外，还包括基于互联网技术的组织管理水平的竞争，信息技术运用需要贯穿在管理活动的计划、组织、领导、控制以及创新的各个阶段。

二 管理活动所处的环境变迁

在 20 世纪 90 年代，美国提出了 VUCA 的概念，来描述冷战结束后越发不稳定的、不确定的、复杂的、模棱两可的和多边的世界。目前，VUCA

---

① 闫爱明：《互联网 +：数字化颠覆工业时代》，经济管理出版社，2016，第 56 页。

概念被战略性商业领袖用来描述"新常态"的、混乱的和快速变化的经营环境。此概念也与商业管理界提出的在不确定性、模糊性、快变性与复杂性（UACC）的组织内外部环境相吻合，其观点都强调了企业运营以及组织管理从低复杂和低不确定性逐渐进入高度复杂和不确定的商业环境。①VUCA 时代的变化经常呈现跳跃性和震荡性的特征，因而产生很多破坏性的涌现现象，比如信息爆炸、突发事件频繁、资源紧缺、员工投入度低等，给组织带来更多的管控风险，组织决策者不能及时调整方向，没有及时适应新的 UACC 环境，会因为错误的假设而迷失，也会因为错误的航标而消失。在此背景下，组织管理面临整体性割裂、因果性模糊和要求快速应变三大管理挑战。② 21 世纪，全球化趋势明显、产业结构不断升级、科技进步带来的挑战、环境变动的剧烈、产业周期的缩短、技术创新步伐的加快、多种因素的高度不确定等，也导致其显著的复杂性与多变性。但是，英国脱欧，美国单边主义再度侵蚀全球化进展。新冠肺炎疫情的全球暴发也暴露出各国社会治理上的不足。既往管理学的研究范式无法摆脱动态因素、管理现象以及问题的复杂性。环境的复杂多变性预示了消减不确定性及主动适应将成为战略分析的一个关键线索。工业时代与相对稳定的环境相适应的传统确定的、制度与规范、理性的战略制定思路已经无法满足环境对乌卡时代的高度动态性与灵活性的要求。动荡的经营环境需要为组织勾画出乌卡时代的新战略观，战略管理理论面临着新的挑战。

三　管理任务的目标发生更迭

管理是个体、组织和环境互动协调而成的整体演化的动态过程。由于人类认知的有限理性，目前尚无法完全理解真正复杂的管理过程。传统工业时代管理学被认为是为适应现代社会化大生产的需要产生的，其目的是在现有的条件下，通过合理地组织和配置人、财、物等因素，提高生产力的水平。传统工业时代里，管理的价值在于确保"有效"实现组织目标、提高系统效率、控制风险、使组织建立持续的竞争力和竞争优势，包含

---

① 席酉民、张晓军：《挑战与出路：东西方管理智慧整合的方法论探索》，《管理学报》2012年第 1 期，第 5～11 页。

② 梁朝高、韩巍、刘鹏等：《规定性与能动性、确定性与不确定性的双重耦合理论研究》，《管理学报》2020 年第 1 期，第 40～49 页。

"效率"和"效果"二重含义。侧重强调产品生产和生产效率，传统工业时代企业和组织重点关注"我擅长生产什么"，并致力于将适合顾客的某一方面产品展现给顾客，从而引导顾客，尤其是第三次工业革命的到来，管理重点逐渐转向"营销中心"，让顾客产生购买的欲望。当数字时代来临，消费者处于信息超载和爆炸以及不断的信息裂变环境中，而且，全球化大生产，商品生产能力极大增强，各类商品种类繁多，组织生存则是以产品适销对路为轴心的整体市场营销活动，首先考虑的是"顾客需要什么"，顾客需求则占据管理的核心地位。组织依存于其顾客，组织应理解顾客当前的和未来的需求，满足顾客要求并争取超越顾客期望，管理任务已经转向满足多元复杂、不确定、易变的顾客需求，企业的生产观念、产品观念以及营销观念都发生巨大转变，已从注重"市场营销"过渡到"工业信用"。因此，管理目标由关注商品生产效率到关注生产质量，再到关注商品的综合服务，现在到以顾客为中心的柔性生产和全周期服务。

四 指导管理活动的理论需要更新

（一）VUCA 环境催生新管理理论生成

管理活动正面临着由新技术、新形势与 UACC 环境所带来的巨大挑战，这些挑战主要表现在管理者无法准确把握管理要素之间的非线性复杂关系。在如此复杂多变的组织管理环境下，指导工业化大生产的管理学理论已经无法很好地通过支撑管理者的决策过程来指引组织进行健康和可持续发展，也不能满足复杂环境下不确定的顾客需求。传统工业生产管理倾向于战略分析与核心竞争力提升，其独特方法与视角使我们对企业管理有较为深入的理解，面对环境的复杂多变性，核心竞争力固然重要，但只信奉纯粹的核心竞争力可能具有一定的危险性，核心竞争力的刚性与路径依赖特点往往会导致组织产生持续的竞争劣势。大数据时代给企业传统的管理模式带来巨大冲击，再纳入商业环境的复杂多变性特征，传统管理理论难以给出一个较为完整的分析框架。现代企业发展理论一直以"核心能力—竞争优势—组织绩效"为核心理论范式，它强调在竞争的环境中企业通过战略定位和核心能力来获取竞争优势。

（二）管理实践与管理理论建立动态平衡

管理实践需要基于管理理论知识，但是管理实践永远在突破和超越现有的管理理论。管理伴随着管理环境、管理要素以及管理人员多样性所呈现的多变性、不确定性以及复杂性科学认识论的确立，传统管理理论的稳定范式与管理实践的多样性、谱系化多元形式极具冲突。[①] 在管理过程中，管理活动可利用前人的经验和规律提高管理有效性，但好的企业和组织决策制定者往往跳出旧的理论框架。[②] 不墨守成规地套用既往事件规律或管理模式，而是基于环境动态发展，在实践中不断挖掘适用于时代特征的管理理论，形成自身创新性的发展空间，在反复实践运动中不断进步。这也是管理学中常见的管理实践和管理学问之间的悖论。也可以认为管理一直处于"有实践的理论，有理论的实践"之间的动态平衡。

（三）新兴科技发展挑战传统的管理理论

人工智能、大数据、物联网、区块链等新兴科技给人类社会带来深刻变革，增强人类能力的同时也对人类适应这个数字时代提出更高的能力要求，促使管理方式变得复杂，这也增加了管理学突破旧范式的可能性。近年来，管理领域不断涌现数字化、网络化、平台化、生态化趋势和理念，推翻了曾经的创新者所拥有的人才、技术、流程与机制等支撑现有业务的管理理论。在人工智能、大数据、物联网、区块链等带来变化以及智能经济发展的社会，促使"多且不同"的智能共同参与、创建兼具包容性和自反性的创新治理与管理理论机制，也证实了传统的管理理念显得越发低效甚至阻碍进步。

（四）西方理论对中国管理实践解释局限性

西方管理理论已经不能解释中国百年来的管理实践，西方经典的"早期系统管理""一般管理理论""科学管理""生产管理""新古典组织理论"被金融危机、突发事件、病毒侵犯等剧烈震荡事件打破，面对"管理丛林"混乱特征，跨越巨大的文化鸿沟以及中国文化思维习惯，以西方国家管理实践为研究对象的"一般性"的理论已经无法准确预测、解释和理解东方管理实践。在变化的管理环境中，管理需要"新思维"来应对复杂

---

① 席西民、韩巍、尚玉钒：《面向复杂性：和谐管理理论的概念、原则及框架》，《管理科学学报》2003 年第 4 期，第 1～8 页。

② 席西民、刘鹏：《管理学在中国突破的可能性和途径——和谐管理的研究探索与担当》，《管理科学学报》2019 年第 9 期，第 1～11 页。

的动态。中国面对复杂世界特征时，会呈现更多的勤奋、灵活性和变通性。中国人不守"规则"，其越轨创新创造了不一样的社会价值，中国人对于环境的不确定性和模糊性是极具韧性和忍耐力的。中国人的和合之道、集体主义倾向和整体性的感觉是西方经典的管理学理论无法解释的，甚至与西方管理理论极具冲突。中国管理学正从中国智慧和东方文化、中国管理实践中构建管理理论，并体现在组织、领导、行为、文化等多元的管理本土化实践中。

五　和谐管理应运而生

（一）和谐管理理论在中国文化和实践中孕育而出

"和谐、和为贵、阴阳和合"的中国文化情境一直深刻影响中国人的思想观念和思维方式。"和谐共生，和谐共处"是中国人与自然和社会共处奉行的基本法则。席酉民团队围绕和谐这极具包容内涵的中国文化精神核心，并吸收现代管理理论精华，构建一套由中国传统文化底蕴支撑，同时具备规范性和可操作性特征的中国实践现代管理理论体系。[①] 这一理论体系既整合东西方管理智慧，又与管理情境紧密结合，并能创造性地为解决复杂问题提供新型思路。和谐管理理论除了通过整合中西方管理智慧以突破管理学研究的理论创新之外，还通过采用扎根理论的思维方式进行理论创新，对具有中国特色的管理现象在对应情境中的含义进行提炼和理论化。经过三十余年的发展，已经在不断实践和反思的迭代过程中形成了一套以"和谐主题"、"和则"、"谐则"、"和谐耦合"、"和谐心智"、"和谐领导力"以及"和谐扩展"等概念为主要内容的理论体系。[②] "和则"代表为解决具有高度不确定性的管理问题而采取的"能动致变"的措施，通常表现为员工激励机制和构建特定的企业文化等，其核心是利用由"人"的因素所带来的不确定性来应对管理活动中的不确定性。"谐则"代表通过理性设计来提升组织架构的有效性、优化工作流程与制度，对具有相对

---

① 席酉民、熊畅、刘鹏：《和谐管理理论及其应用述评》，《管理世界》2020 年第 2 期，第 195～212 页。

② 梁朝高、韩巍、刘鹏等：《规定性与能动性、确定性与不确定性的双重耦合理论研究》，《管理学报》2020 年第 1 期，第 40～49 页。

确定性的管理问题进行整体优化来应对由"物"的要素所引致的不确定性。"和谐耦合"指的是在实现和谐主题的过程中,"和则"与"谐则"之间动态调整以及适配来共同应对复杂管理问题的过程。① 回应现代企业和组织是否始终保持开放性、要素间的非线性相互作用与协同耦合如何促进组织发展以及论证组织如不和谐状态是危机与转机关系等实践问题。

(二)和谐管理理论解锁 VUCA 带来的管理困境

管理被认为是在组织中通过人及人群有效完成任务的学问,或者被称为"完成的艺术",也就意味着管理环境依赖于组织的外部环境和内部环境。内部环境包括员工因素、组织的职能及群体、组织因素等。外部环境包括顾客、供应商、竞争者、社会政治、技术等因素。内外部管理环境整体呈现复杂、快速多变和难以预测的趋势,管理者也因而感知高水平不确定性和难预测性。针对高度复杂性和不确定性环境实现应变管理,围绕组织目标解决问题或完成任务这一目的,和谐管理应运而生。和谐管理理论将自身定位于 VUCA 环境下的复杂管理问题解决学,领导在对管理环境、组织及其变化进行感知理解的基础上辨识阶段性的和谐主题并建立一定的问题或任务总可以通过"优化设计"和"人的能动作用"双规则的互动耦合有效解决思路,以实现组织系统阶段性的和谐状态与绩效。② 目的是解决现有管理理论中因追求一般性而无法提出更具针对性、更快速反应和更具操作性的不确定性应对策略,回应既往理论面对不确定性难以做出的综合判断、管理实践技巧总结,管理实践者有了新的工具和思维方式来应对商业环境中由各类不确定因素所带来的挑战。例如,领导者是和谐管理理论所提出的复杂问题解决过程的重要践行者,认为组织的使命愿景的确定、和谐主题的确定都是领导者的管理才能与知识不断耦合的过程。③ 和谐管理理论在管理实践过程中体现了"动态"与"迭代"特征。④ 和谐管

---

① 席酉民、张晓军:《挑战与出路:东西方管理智慧整合的方法论探索》,《管理学报》2012年第1期,第5~11页。

② 席酉民、张晓军:《挑战与出路:东西方管理智慧整合的方法论探索》,《管理学报》2012年第1期,第5~11页。

③ 梁朝高、韩巍、刘鹏等:《规定性与能动性、确定性与不确定性的双重耦合理论研究》,《管理学报》2020年第1期,第40~49页。

④ 席酉民、张晓军:《挑战与出路:东西方管理智慧整合的方法论探索》,《管理学报》2012年第1期,第5~11页。

理理论的"动态"特征主要表现在发现问题和解决问题两个维度上。和谐管理理论应用操作模式的"迭代"特征主要表现在利用理论对复杂管理现象进行透视的过程当中，也反映在此过程中研究者进行深度参与的重要性。和谐管理理论将西方严谨的科学哲学思维与东方的传统管理智慧进行了有机结合，为乌卡时代商业环境的管理挑战提供了新的应对策略。

第四节　和谐治理

一　管理到治理的逻辑转变

纵观人类社会发展进程，从人类集体行动形式的角度，人类社会的分工－协作体系，即组织化形式，历经了三个典型阶段，即从"统治"到"管理"再到"治理"的嬗变。农业社会王朝治理体系下，社会共同体形态是君王以"统治"为手段，自上而下，单向构筑而成的统治型组织。进入工业社会后，出于社会化大生产的实际需要，"管理"这一组织化方式率先从企业工厂诞生，进而推广到社会生活的各个领域，马克斯·韦伯将由"管理"依托的组织命名为官僚制组织。管理理念和官僚制组织形态促进了人类大生产，促进了社会繁荣并将人类带到前所未有的商品时代，也有人称之为消费社会。随着社会发展以及人类贸易和交往不断增加，人类公共服务需求显著增多，单一主体很难应对多元化公共服务需求，此外，社会的复杂不确定性也在不断加剧，后工业化时代号角在 20 世纪 80 年代吹起，至此，学界和实践领域开始呼吁新的集体行路——"治理"，合作制组织也随之应运而生。

人类认识从"管理"到"治理"的逻辑转变，首先要从时代背景出发。20 世纪 70～80 年代电子信息技术广泛发展，丹尼尔·贝尔提出人类社会自此从工业时代进入后工业化时代。后工业化时代中，经济结构由工业时代的商品生产型经济转变为服务型经济；理论知识助推经济增长，成为后工业化时代的轴心。在此背景下，为了适应时代要求，组织化形式由管理走向治理。在不同时代背景下，组织生存的社会控制模式存在本质上的区别，可从以下八个方面对比管理和治理的差别。①整合力量的来源：管理的合法性来自法律，而治理则是在法律的基础上着重强调信任和道德的重要性。②主体：管理是政府对社会主客二分式的管理，政府是唯一主体，而治理则强调包括政府、社会组织等各类行动者在内的多元治理主体共同参与社会治理，政府扮演引导者角色。③组织形态：管理是以控制为导向的、封闭的官僚制组织形态，呈现深井式结构，而治理所依托的则是非控制的、开放的、蜂巢状平等的合作制组织形态。④思维方式：在管理逻辑下，思维方式以竞争为主，治理则要求合作思维。⑤行动方式：在管理逻辑下，行动方式以命令–服从式的线性行动方式为主；在治理逻辑下，行动方式多变，呈现多渠道、多连接、多源头的网状结构。⑥人和物的关系：管理对人关注的目的在于提高生产效率，从属于物质生产的需要；治理则强调"以人为本"的首要性，注重人和物的匹配与和谐。⑦目的：管理致力于提高效率和组织竞争力，治理则关注减少来自多主体或组织内外部的冲突，从而减少内耗、增加韧性、抵御风险。⑧哲学底蕴：管理从属于强调事物间外部关系的"形而上学"的哲学观，即认为事物本身是静止的，一方为主体而另一方则必须为客体，二元对立，且存在客观绝对的边界；治理则秉持着辩证的哲学观，即强调世界是由持续动态的过程以及过程内部、过程和过程之间存在的各种关系组成，承认同时可以存在多主体且主体间可以保持和谐一致性，事物的边界仅仅在于认识事物时的暂时性边界，动态、变化以及关系是辩证哲学观下治理所强调的重点。

二　治理的意涵

治理，即"governance"，追溯其英文词源于希腊词语"κυβερνάω"，柏拉图考证其隐喻为"引导""掌舵"。但早期在英语中一般用作执政安排之义，直至 20 世纪末，经济学家和政治学家挖掘"治理"的词源含义并加以重塑，使之成为现代意义上的专业术语，并通过联合国、国际货币基金组织和世界银行等组织广泛传播。此后，"治理"被广泛运用于政府管理研究中，并成为经济学、政治学、社会学及法学等社会科学领域内广泛运用的、有广泛影响的理论视角。

治理是一个广泛的概念，贝维尔·马克提出"一切治理的过程是由政府、市场或网络执行的，并经由法律、规范、权力或语言实现，其作用的对象是家庭、部落、正式组织、非正式组织或区域，关注的焦点更多在于社会实践和活动"①。治理理论的主要创始人之一詹姆斯·N. 罗西瑙将治理定义为："多主体出于共同目标而进行一系列活动的规则体系。"② 罗西瑙的定义强调两点，首先是治理主体的多样性，其次是共同目标不一定是强制性的，也可以是自发的。库伊曼提出，治理是公共部门和私人部门共同参与的互动整体，其目的在于解决公共问题或创造社会机遇。③ 林恩·劳伦斯的定义是，治理是个人或组织为了实现共同利益而采取的自主的或半自主的指导、控制和调整手段。④ 1995 年，全球治理委员会在《天涯若比邻》的报告中提出，治理是个人或组织，公共部门或私人部门处理日常事务方式的总和。在治理过程中，冲突和利益分歧可以被容纳并采取合作行动的持续过程。治理既包括制度化的、强制实行的正式安排，也包括经过个人或组织同意并认可的非正式安排。从治理的多元概念中可以总结出治理的三点特征：第一，治理的主体多元化，无论是作为政府的公共部门还是各类营利、非营利组织，甚至是个人都能成为多元治理主体的一部分；第二，治理主体多元化模糊了治理过程中的界限和责任，因此，治理场域中行动者需要凭借主动性形成自主网络；第三，治理弱化了治理过程中对制度、规则的强依赖性，其运转过程更强调基于各主体协调和合作的良性动态自调整。

治理概念的广泛性意味着其划分类型的多样性。从应用主体来看，按照治理组织类型可划分为全球治理、公共治理、私人部门治理、非营利性组织治理、公司治理以及项目治理等。从治理作用的领域来看，治理又可划分为环境治理、网络治理、土地治理、医患关系治理等。从理论模型的角度来看，治理可划分为监管治理、参与性治理、整体性治理、协同治理、多层次治理、元治理以及合作治理等。从治理理念层面来看，治理又可划分为公平治理、良善治理以及和谐治理等。但最常见的分类方式是以经济活动组织形式或资源配置方式为标准划分的科层治理、市场治理以及

---

① Bevir, M., *Governance: A Very Short Introduction* (Oxford: OUP Oxford, 2012), pp. 156 – 163.

② Rosenau, J. N. et al., *Governance Without Government: Order and Change in World Politics* (Cambridge: Cambridge University Press, 1992), pp. 335 – 365.

③ Kooiman, J., *Governing as Governance* (Sage Publications Ltd, 2003), pp. 278 – 289.

④ Lynn Jr L. E. et al., "Studying Governance and Public Management: Challenges and Prospects," *Journal of Public Administration Research and Theory* 10 (2000): 233 – 262.

社群治理。①

　　科层治理、市场治理以及社群治理分别于二战后、20 世纪 70 年代、20 世纪 90 年代兴起。时代背景的差异也决定了三种治理模式的本质差异。第一，三者治理权威的来源不同。科层治理的权威来源于结构赋予的权力，市场治理的权威来自法律，而社群治理的权威则来自合作与信任。第二，治理的主体不同。科层治理的主体是单一的政府，市场治理的主体主要是私人组织，社群治理强调跨部门、跨领域的协作，因此其主体是包括公、私部门的多元主体。第三，行动者主体的内部关系不同。在科层治理下，各行动者主体自由度低，处于命令－服从的从属的链条关系；市场治理中，各行动者主体之间相互独立，自由度高，行动者主体之间竞争度大；社群治理各行动者主体之间关系密切，基于合作的相互依赖性高。第四，运作方式不同。在科层治理中，解决冲突的方式以及沟通的方式主要通过强制的行政命令，市场治理主要通过谈判以及法律裁决，社群治理则呈现互惠协商的特点。

三　和谐治理的兴起

　　2004 年，中共十六届四中全会提出构建社会主义和谐社会，需要实现从微观的个人、中观的社会各子系统到宏观的国与国之间的全方位和谐。为了实现构建和谐社会的目标，"和谐治理"作为实现途径走进了治理界的视域。"和谐"来自儒家的和谐治理观，儒家的和谐治理观致力于构建天下为公的大同社会，秉持以和为贵、求同存异的价值观，倡导和谐、仁爱和德善。在管理学领域，最早在 20 世纪 80 年代由席酉民教授基于其对西方科学哲学与中国人"整体论"思维优势的结合，提出了和谐管理理论，实现了本土化的和谐管理理论的构建。和谐管理理论是在复杂不确定环境下解决管理问题的理论方法，"它以'和谐主题'作为管理分析的基本出发点，以人与物的互动以及人与系统的自治性和能动性为前提，围绕'和谐主题'，以'和则'与'谐则'的耦合互动来应对管理问题，提高组织绩效"②。经过 30 多年的发展，和谐管理理论已经拥有了成熟的理论

---

① Powell, W. W. et al., *Network Forms of Organization* (London: Sage Publications, 1991), p. 96.

② 席酉民、尚玉钒、井辉等：《和谐管理理论及其应用思考》，《管理学报》2009 年第 1 期，第 12~18 页。

框架，并在众多领域广泛使用。在勠力同心构建和谐社会的今天，其作为成熟的理论体系为"和谐治理"提供了丰厚的理论土壤。和谐治理是治理主体、治理过程以及治理结果全方位的和谐，和谐贯穿了治理行动的始终。和谐治理的多元主体间相互协作，合作共通，采取互惠互通、沟通协商的行动方式，从而达到主体、行动和环境的全面和谐局面。

和谐治理之所以能够兴起，主要有以下几方面原因。首先，和谐治理力图促进多主体之间的协作。单一治理主体难以解决社会治理难题，因此需要多元主体通力合作和协作，而"和谐"恰恰是多主体间合作不可或缺的环境基础。后工业化的时代发展新变化，催生了不同行动者主体之间的跨部门、跨领域合作，甚至，行动者还可能包括"物"这不具有生命形态的新型行动者，例如，大数据系统、人工智能、机器人等。其实，和谐理论本身就不局限于人与人间的和谐，也包括人和自然等非人类属性的"物"的和谐，即所谓"万物和谐"。在多元主体共同治理的条件下，如何有效协同行动者各方的利益？如何均衡匹配各方责任？如何高效赋予各方权力，从而达到多主体间内部良性的均衡状态，保证多主体间的协同互助？和谐治理对上述问题给出了明确思路，即秉承和谐价值观，以和谐理念协调各方权责利的分配。

其次，社会系统的形态已经从中心－边缘结构转化为生态网络结构，命令－服从式的管理方式无法在生态网络中奏效。和谐治理中多主体主动治理，能够在网状结构中发挥引导、共振的作用，从而牵动整个网络正向发展。在中心－边缘结构的社会系统中，命令－服从式的链条式管理方式是社会系统信息传递的有效方式。链条式信息传递在纵向上，信息传递效率慢而容易被不同层级主体进行信息过滤或者转译，从而导致信息在传递过程中变异而失去信息价值；链条式信息传递在横向上，条块间信息存在传递屏障，降低信息横向交流的概率。在21世纪社会系统的生态网络结构中，传统的命令－服从式的管理方式已然式微，点对点的直线链条式交流方式无法使信息在生态网络结构中有效传递。和谐治理倡导的多元治理主体共同治理，以及强调行动者参与的主动性是主动适应生态网络结构中信息多源头、多渠道、多方向传递特征。

最后，复杂不确定的后工业化时代导致风险社会并危机四伏，和谐治理所秉承的共生思维将取代竞争思维成为抵御风险的最佳思维方式。后工业化时代最为突出的特征就是社会的复杂性和不确定性，危机因素在复杂和不确定中反复激荡，不断蓄力，势能加强，肆意流动，成为威胁人类生存发展的潜伏危机。在面对威胁着全体人类的危机时，竞争思维会带来力量在不同主体间的分散，从而导致人类在危机面前的失败，而共生思维却能积聚力量，在人类命运共同体的共向行动下共同抵御风险。

四 和谐治理的时代性

社会治理是一个复杂的命题，在良善治理、公平治理等多种治理理论不断涌现，并试图解决社会治理问题的前提下，为什么选择和谐治理呢？这是因为和谐治理具有鲜明的时代性。和谐治理的时代性，首先，体现在理论的自身价值上。基于对东西方哲学逻辑起点的差异以及中国社会实践的特殊性的认识，和谐理论深深植根于中国几千年以来积淀的儒家和谐治理思想以及道家的平衡思想，在扬弃古老时代印记的基础上，以理论再生产的模式，博采众长，再吸纳西方那些成功的治理思想。"中西协同、承古融今"的和谐治理理论不仅能回应时代问题，更能回应时代中的中国问题，也必将为新时代全球治理贡献中国智慧。

其次，和谐治理的时代性体现在其解决问题时的实用性。当代中国，社会经济发展迅速，社会大发展、大变化的同时，社会变迁导致各种新问题不断涌现。在医疗卫生领域，随着科技的发展以及认知转变，居民就医行为发生重大变化，各类矛盾和张力不断挑战治理体系和治理能力，例如，健康需求剧增，对效率要求的增高，技术和成本间的张力，以患者为中心和服务供给能力间的张力，公益性与服务可持续性间的张力，等等。因此，医患关系问题不断展现出新特点、新变化以及新矛盾。什么样的治理方式才能更好地包容这些新变化？什么样的治理方式才能更好地解决新矛盾？纵观历史，单一化的市场治理已经被采纳过，但是，适得其反，当下，科层治理，例如强制降费也似乎导致多元主体的利益很难维持，社群治理仅仅停留在理论倡议方面，很难落地应用。至此，我们将视野转向和谐治理，似乎本土化理论蕴藏破解新时代中国医患关系难题的潜在答案。和谐治理尤其强调沟通、协商的重要性，柔性的解决方式才能更好地维护医患双方利益，促进医患关系健康发展。

最后，和谐治理在未来的发展空间广阔。当今世界正处于后工业化时代的转型期，时间的尺度被压缩，复杂性和不确定性成为社会发展的鲜明特征，各种矛盾和风险丛生，无论是个人还是组织，甚至于全人类都面临着层层挑战。和谐治理凭借其深厚的哲学底蕴，不仅能突破范围界限，还能突破主体界限，给予各种组织、各类领域以清晰的指导。

第四章

医患共赢关系与和谐治理研究方案设计

本章摘要：基于国内外医患满意度及医患关系的相关理论与实践研究综述分析，本章提出了本书的研究基本思路。概要阐述了和谐治理本土化理论的提出与阐释、和谐治理视域下医患满意度理论、医务人员工作满意度测评与治理路径、患者满意度测评与治理路径、医患和谐满意度测评及多元主体治理机制、医患共赢满意关系的和谐治理机制与策略等主要研究内容。具体介绍了医患共赢关系与治理研究方案设计及实施过程中所运用的文献资料法、专题小组讨论法、问卷调查法、数理统计法、综合评价法等方法、应用工具以及技术路线。

第一节　研究的基本思路

围绕建设社会主义现代化强国"和谐"要义以及推进实施健康中国战略背景下，构建和谐医患关系的公共治理问题，立足特有国情和中国式管理文化，深入挖掘、丰富和拓展我国传统文化精髓的和谐思想及和谐管理理论，结合系统论、社会治理、协同治理、有限理性等国际学术前沿，采用定性、定量研究相结合方法，以医患双方满意度测评及契合治理为切入点，以构建医患共赢和谐关系的治理机制与制度路径为目标，通过厘清和界定我国特有社会多元治理背景下医务人员工作满意度和患者满意度的概念及其内涵和外延，深入挖掘医患背后的多元利益相关主体及构建网络化治理结构与关系逻辑，从宏观—中观—微观三个层面剖析社会医疗体制机制、社会医疗政策、社会医疗舆情、公共医疗组织与服务管理、社会专业组织、公共媒体、公众参与以及医患个体心理特征等要素，对医患双方满意以及协同治理关系的作用机理；探索建立医患满意度测评及和谐关系模型，揭示我国医患满意度体系形成及互动协同的和谐治理机制与制度逻辑；定量检验医患满意系统间的相关、因果关系以及和谐治理机制及其演化—控制—转化；科学构建和谐医患满意关系及中国特色"和谐治理"路径设计与方略，激活各方力量，为推进卫生健康治理体系和治理能力现代化以及医患关系和谐治理寻找"中国式解法"。

第二节　研究的主要内容

一　和谐治理本土化理论的提出与阐释

系统综述医患满意度的理论前沿，剖析期望感知理论、利益相关者理论、治理理论、和谐管理理论等在医患满意度测评运用中的优势及局限性。在新时代环境的高度不确定性与现有理论的局限背景下，分析和谐治理理论提出的必要性、基本思想、理论假定、控制与演化机理，为后续指导医患共赢关系和谐治理机制设计、路径与策略选择提供理论基础。

二　和谐治理视域下的医患满意度理论研究

系统分析国内外医患满意度研究进展和前沿动态，在医患满意度形成机理、医患双方背后的多元参与主体网络化社会治理结构以及发挥各组成要素对公立医院治理体系和治理能力作用分析基础上，结合和谐治理理论框架，科学界定医患和谐满意度的概念及内涵。深入剖析各利益相关主体对医患满意度的作用机制，探究政府治理、医院管理、社会医疗环境、医患关系等因素对医患满意度的影响。

剖析我国不同时期公立医院"社会政策—治理路径—治理效果—医患满意"的变迁规律，总结我国公立医院综合改革及治理的经验教训，探讨并揭示以医患双方满意及互动关系为核心要素的公立医院社会政策及其变迁规律。基于利益相关者、社会治理及协同治理理论，从狭义到广义两个层面梳理界定医方与患方的概念及内涵，在医患双方对公立医院多元利益相关主体的期望或诉求分析基础上，重点研究隐藏在医患双方背后的多元参与主体网络化社会治理结构以及相应职责，阐述医患双方互动协同作用关系逻辑，构建医患双方社会化治理关系初始网络模型，为科学设计医患满意度测评方案与协同治理框架提供基础。

三 医务人员工作满意度测评与治理路径研究

（1）厘清医务人员工作满意度的概念及内涵，构建医务人员工作满意度测评量表维度及评价指标体系。系统分析国内外医务人员工作满意度研究及测评，在综述国内外医务人员工作满意度概念、评价指标体系的基础之上，确定医务人员工作满意测评度量表维度及评价指标体系。

（2）深度剖析参与公立医院治理的关键利益相关主体，归纳总结厘清医务人员工作满意度的治理因素及作用机制，构建医务人员工作满意度多元主体网络化治理初始模型。综合运用利益相关者理论及治理理论，根据国家推进公立医院综合改革的政策文件梳理参与公立医院治理的主要利益相关主体，根据各主要利益相关主体的职能、权力、责任分解梳理治理因素，在此基础上根据各利益相关主体间网络化的联系，构建医务人员工作满意度多元主体网络化治理初始模型。

（3）医务人员工作满意度测评量表的验证及影响因素的探索。采用信度、内容效度、结构效度分析的方法来验证医务人员工作满意度测评量表是否有效适用，运用单因素、多因素相结合的方法，探寻医务人员工作满意度偏低的关键影响因素。

（4）医务人员工作满意度多元主体网络化治理模型的实证分析及治理机制模型的建立。采用AMOS建模对前述构建的理论模型进行验证，根据各利益相关主体、治理因素对医务人员工作满意度的作用及影响，提出对策建议，同时提出建立医务人员工作满意度多元主体协同治理机制。

四 患者满意度测评与治理路径研究

（1）厘清患者满意度的概念及内涵，构建患者满意度测评模型。在系统分析国内外患者满意度研究进展及前沿动态，综述患者满意度形成机理、测评模型、评价指标体系的基础上，科学界定患者满意度的概念及内涵，构建患者满意度测评模型及指标体系。

（2）深入剖析患者满意度背后的利益相关主体及其治理结构。系统分析利益相关主体的"职、权、责"及其相互作用逻辑关系，寻找患者满意度的外部治理因素，追溯治理因素对应的利益相关主体。进一步明确患者满意度构成维度—治理要素—责任剖析—治理主体的双向作用逻辑关系，结合利益相关者"影响—参与—协同治理"的框架，构建基于患者感知的"患者满意度多元主体治理路径初始模型"。

（3）患者满意度测评量表的信效度检验及影响因素分析。运用Cronbach's α、分半信度系数、探索性与验证性因子分析法分析患者满意度测评量表，评价测评工具的有效性和准确性；运用单因素和多因素分析方法，寻找患者满意度影响因素。

（4）患者满意度多元主体治理路径模型的验证及确立。运用结构方程模型验证前期构建的患者满意度多元主体治理路径初始模型，探究各利益相关主体对患者满意度的潜在作用及综合影响，并提出相关对策及建议。

五　医患和谐满意度测评及多元主体治理机制研究

（1）构建医患满意和谐机制理论模型。基于和谐治理理论框架，结合各利益相关主体对医患满意度的影响及作用机制分析，从"演化机制"、"控制机制"以及"耦合机制"三个方面构建医患满意和谐机制理论模型。

（2）医务人员工作满意度与患者满意度测评量表的信效度检验及影响因素分析。采用Cronbach's α系数、验证性因子分析法对医务人员工作满意度与患者满意度测评量表的信效度进行检验；通过多重线性回归对医务人员工作满意度与患者满意度的影响因素进行探究。

（3）医患和谐满意度测评。借鉴左其亭等学者提出的多指标综合评价方法及参考戴会超对和谐度的测评研究，对医患和谐满意度进行测评。

（4）医患满意和谐机制理论模型验证及治理机制确立。采用结构方程模型、哈肯模型及耦合协调度模型对建立的医患满意和谐机制理论模型进行验证。根据实证分析结果及和谐治理的策略思考，提出医患和谐满意度多元主体治理机制：对行为可察、可控的部分，通过利益相关主体的协同治理，如通过政府职能、医院组织及服务管理等优化完善建立"控制机制"；对不可察、不可控的部分，通过能够影响和引导医患双方的理性行为、认知及情感的信任关系、环境、氛围等因素，建立"演化机制"；最后通过系统考量，使这两种机制互动耦合，形成一套完备的循环管理体系，激发多元主体协同共赢提升医患满意度。

六 医患共赢满意关系的和谐治理机制与策略研究

根据医患满意度测评结果与协同共赢提升医患满意度的关键因素及内在因果关系研究，运用和谐管理理论解决社会复杂问题的基本思路和机制逻辑，研究设计医患满意度社会多元协同治理及提升机制与路径策略，即重点回答实现医患协同共赢满意及提升医患和谐关系需要面对的困难和解决的问题是什么，并依据能否控制对之进行分类；对行为可察、可控的因素，通过利益相关主体的协同治理，从社会医疗体制机制、社会医疗政策、医疗组织及服务管理、工作流程、社会医疗舆情等医患双方外部环境的优化完善切入，建立并优化提高满意度的"控制机制"，科学设计和控制具体利益相关主体行为路径，以协同提升医患满意度；对不可察、不可控的因素，构建能够影响和引导医患双方的理性行为、认知及情感的信任关系、环境、文化等因素，通过文化、人际思维、行为诱导机理建立"能动致变的演化机制"。通过系统思维使上述两种机制围绕医患和谐关系主题，研究形成互动耦合、协同提升医患共赢满意度的治理与提升机制。

第三节 研究方法与技术路线

一 主要应用理论

（一）期望感知理论

期望是对目标或行为的希望和判断，是一种复杂的心理活动过程。期望受个人的背景、受教育程度、价值观和经历的影响，其特点是动态性、个性化和多样化。服务期望源于对服务的需求，是对服务的一种"预期"和"判断"。"患者期望"是指患者在利用医疗服务前对医疗产品和服务效用寄予的一种期待和希望，而这种期望源于对医疗服务保健和疾病治愈的需求，由于患者的信息不对称性及个人偏好，其期望往往高于实际需求。

感知是一种主观反映，即通过视、听、嗅、味、触等感觉器官形成感觉，并结合自身的知识经验，经人脑加工形成知觉，感知是"生理"和"心理"相结合的过程。服务感知就是对所体验和感知的服务和产品，形成感觉信号，结合以往的服务或类似服务的经验，经大脑逻辑分析和判断后，形成的服务感知。"患者感知"是指患者在体验服务和产品后，形成的对实际效用和受益的感知，这个感知的价值判断以期望为基准。① 期望、感知等变量的概念辨析，见表 4-1。

期望理论是 Victor H. Vroom 于 1964 年在《工作与激励》著作中提出的激励理论。该理论也被称为"效价-手段-期望理论"，即人的积极性的大小由其期望值与效价的乘积支配。② 中国学者袁勇志和奚国泉指出，期望理论对企业建立员工激励机制、确定发展目标、施加员工培训及做出企业决策有重要的指引意义，应在我国企业管理中加以重视和运用。③ 现今，期望理论在企业管理及顾客满意度领域的应用已日渐广泛，何红渠和肖瑛认为在纳税决策中期望理论已被普遍应用，并在研究中将纳税决策范畴中引入期望理论进行分析，并得出相应结论。④ 在医疗卫生领域，医务人员工作满意度的研究起源于员工满意度，期望理论也作为一项重要的理论基础被研究者们所重视。期望理论来自社会心理学和组织行为学的研究发现，期望理论认为满意是一个二阶段形成的过程，由购买前的期望和购买后的感知两者相比较而成，由此形成差距或"不一致"，在此基础上，根据不一致的不同情况做出"满意"和"不满意"的判断，患者满意度就是由患者期望和患者感知差值而形成。学者们进一步研究发现，每一位患者的满意度都有其内在的特点，因为其期望和感知是各不相同的，当患者对医疗服务流程、社会医疗舆情的认知以及自身的情绪状态不同时，会对相同质量的医疗服务产生不同评价。这种复杂的心理反应及作用机制，使得患者满意度易受到自身认知和态度的影响，有些学者建议，为了准确地测量患者满意度，必须剔除非医疗服务因素，如情绪、社会认知、信息掌握程度对患者满意度的影响。

①　康进：《医疗服务顾客满意度测评体系研究》，硕士学位论文，浙江大学管理学院，2004，第 8~32 页。

②　Vroom, V. H., "Work and Motivation," *Industrial Organization Theory & Practice* 2 (1964): 2-33.

③　袁勇志、奚国泉：《期望理论述评》，《南京理工大学学报》（社会科学版）2000 年第 3 期，第 45~49 页。

④　何红渠、肖瑛：《基于期望理论的纳税遵从行为研究》，《财经研究》2005 年第 3 期，第 100~108 页。

表 4 - 1　期望、感知、满意度等相关概念的辨析

概念	内涵	形成机理	外延
满意度	期望和感知的差值	期望 - 感知 = 满意度	患者满意度
期望	是对自己或他人的一种判断，希望自己或他人达到某种目标或满足某种行为预测	预期 + 判断	服务期望
感知	在感觉信息的基础上，通过知识经验的作用，经过人脑的初步加工，对客观事物做出直接解释的认知过程	感觉→知识经验和人脑加工（信息的选择、组织、解释、互动）→知觉，是"生理" + "心理"反应过程	天冷了，要多穿衣服
感觉	人脑对直接作用于感觉器官的客观事物的个别属性的反映	客观事物的刺激→感受器→传入神经→神经中枢，很大程度是生理反应过程	冷
认知	是形成概念、知觉、判断或想象等心理活动来获取知识的过程，即个体思维进行信息处理的心理功能	感觉→存储→诠释→调用记忆库；是感觉、知觉、记忆、想象、思维等认知活动按照一定的关系组成的一定的功能系统；是多种心理活动综合作用的过程	认出桌面上的苹果
态度	是在自身道德观和价值观基础上对事物的评价和行为倾向	态度是认知、情感、意向三种成分构成的一个整体	欣赏

（二）利益相关者理论

公司所有权"股东优先论"和"利益相关者论"的分歧和争论，是利益相关者（stakeholder）理论产生的现实根源。利益相关者理论视个体和组织为一个相互依存的整体，没有个人的支持，组织不可能存活，没有组织的依靠，利益相关者的目标就无法实现。1984 年，弗里曼（Freeman）在《战略管理：利益相关者管理的分析方法》著作中提及利益相关者理论，该理论是指企业管理经营者为使各利益相关者利益达到平衡而开展的管理活动，跟传统的单一利益者相比，该理论认为各个利益相关者的共同投入参与是企业发展的前提。[①] 故从该意义来看，企业追求的不应是单一某些主体的利益，而应该是各个利益相关者的整体利益。至今，诸多国内外学者对在实践中运用利益相关者理论进行了分析探讨，并于理论上证明可行。

国内公共治理领域的利益相关者研究，实质上是国内学者顺应中国社

---

① 弗里曼：《利益相关者理论》，知识产权出版社，2013，第 25~30 页。

会转型和全面改革形势发展的需要，在公共治理研究领域对西方利益相关者理论的借鉴和运用。考虑到新中国成立以来长期形成的整体性利益格局及其意识形态的强大影响，"利益相关者"概念的引介与运用以及由此导致的人们观念上的革新，当属近年来中国公共治理领域利益相关者研究的首要贡献。公共事务的管理不再是简单的政府管理，而是升级为多元主体合作共治，共同实现互利共赢。[①] 互利共赢的基础是相互之间具备事务的利益关系。引入利益相关者理论则有助于对此种复杂的利益关系进行梳理、排序及评价，形成更加科学的治理框架。近年来国内公共治理领域利益相关者研究学术论文、学位论文、研究著作和国家课题等各项数据的持续快速攀升，官方话语体系和民间话语体系中利益相关者概念的日益频繁使用，以及公共治理活动中利益相关者参与日趋一致的话语共识，都说明人们对于公共治理参与主体角色的定位正在发生前所未有的变化。所有这些，必将从根本上重塑人们对公共治理领域各方参与主体角色认知的思想观念和行动逻辑。

从管理学意义上说，利益相关者是所有与组织行动决策有相互影响关系的主体。[②] 公立医院作为我国基本医疗服务的重要平台，是具备公益性、由政府举办并纳入政府财政预算管理中的医院，直接关系到广大患者的生命健康利益，也理应接受社会公众的监督。当前多元主体协同治理公立医院背景下，根据公立医院特质，可发现主要包含政府部门、社会公众、社会媒体、社会专业组织、公立医院、医务人员、患者等主要利益相关者。[③] 将利益相关者理论引入医务人员工作满意度多元主体协同治理研究，一方面，有助于研究者根据利益相关性的大小梳理主要利益相关主体；另一方面，构建网络化利益相关主体治理结构有助于评价的客观性及评价的全面性，有助于追溯真正问题要素的利益相关主体，并施加治理措施，减少偏倚。对复杂社会经济系统问题的研究，利益相关者理论具有较强的适用性，为解决社会学、政治学、经济学、公共管理等领域的诸多议题提供了新的研究架构。随着我国医疗体制改革的不断深化，公立医院逐步演变为

---

① 吴建平、胡涛：《员工满意度：概念界定与影响因素分析——兼论当前员工满意度研究中的两个逻辑问题》，《中共福建省委党校学报》2011年第7期，第84~88页。

② 康进：《医疗服务顾客满意度测评体系研究》，硕士学位论文，浙江大学管理学院，2004，第87~88页。

③ 弗里曼：《利益相关者理论》，知识产权出版社，2013，第25~30页。

各个利益相关主体契约缔结的联结体。[①] 公立医院社会职责的实现，需要明确"关键的利益相关者""利益相关者的社会职责""利益相关行动的动力和阻力"，[②] 通过激励相容的政策安排，建立公立医院、医务人员、政府、社会专业组织、公共媒体、社会公众、患者及家属共同参与、监督、治理的结构和新格局，从而实现集体和各自的"利益均衡"。

（三）治理理论

自从世界银行 1989 年在讨论非洲发展时首次提出"治理危机"以来，"治理"这个概念在学术界很快就流行开来。治理理论兴起有两个方面原因，一是由于西方福利国家出现管理危机。第二次世界大战后，在民族国家内部，政府被视为"超级保姆"，职能扩张、机构臃肿、服务低劣、效率低下，财政危机遍布各国，社会分裂和文化分裂同时出现。在国际市场上，随着全球化、区域一体化的逐步深入，联合国的安全机制和国际社会的和平力量也无法拯救世界一些地区大规模的无政府状态，尤其是毒品、跨国犯罪、核武器扩散、科技风险、环境保护等问题已对国际社会的管理提出了严重的挑战。在这样的背景下，治理理论作为既重视发挥政府的功能，又重视社会组织群体势力相互合作、共同管理的方式和理念登上了历史舞台。二是与市场和等级制的调节机制发生危机有关。市场机制在发展和提高资源配置效率方面显示出巨大的优越性，但市场机制也会造成分配不公、外部化、失业、市场垄断等失灵现象。等级制的调节机制会造成政府过度增长，机构效率低下，行政信息受阻与失真等弊端。[③]

西方的政治学家和管理学家之所以提出治理概念，主张用治理替代统治或管理，是因为他们在社会资源的配置中既看到了市场的失效，又看到了国家的失效。那么治理与统治、管理又有什么区别呢？三大部门，即政府组织、市场组织、社会组织是现代社会三种基本制度安排，也是现代社会基本的结构架构。从统治、管理和治理与三大部门不同的关系

---

① 冯占春、熊占路：《公立医院治理结构变革引入利益相关者理论的必要性分析》，《中国医院管理》2007 年第 3 期，第 11~12 页。
② 王清波、胡佳、代涛：《建立分级诊疗制度的动力与阻力分析——基于利益相关者理论》，《中国卫生政策研究》2016 年第 4 期，第 9~15 页。
③ 胡祥：《近年来治理理论研究综述》，《毛泽东邓小平理论研究》2005 年第 3 期，第 27~32 页。

（见表4-2）及其不同的对待和处理，就能清楚地看到这三者之间相对的区别。就权力来源来看，在统治类型中，权威、合法权力只能来自政府，政府是唯一的权力来源，市场、社会是政府权力的附属品；在管理类型中，权威、合法权力主要来自政府，但并不否认也可以来自市场与社会；而在治理类型中，权威、合法权力则有多样的来源，三大部门均可以成为权威来源。就运作过程而言，在统治类型中，由于政府凌驾于市场和社会之上，运作过程一般是单向的，即自上而下的命令，要求市场和社会服从；在管理类型中，运作过程以自上而下为主，自下而上为辅，具有主辅性；而在治理类型中，运作过程具有自上而下、自下而上结合的特点，强调上下互动，具有双向性。就民主参与来说，在统治类型中，政府凌驾在两大部门之上，对民主参与是排斥的；在管理类型中，主观上也要民主参与，但是由于政府主导一切的惯性，民主往往是为民做主，民主参与程度有待提高，所以被称为"半民主性"；在治理类型中，三大部门通过合作、协调以及对共同目标的确定等手段达致对公共事务的治理，民主参与程度有了很大提高。就权力行使来说，在统治类型中，依靠政府的权力发号施令，具有明显的号令性；在管理类型中，由于政府主导一切的惯性，习惯于对市场、社会进行管控，具有明显的管控性；在治理类型中，三大部门作用不同，地位平等，平等协商是主要方法，具有明显平等性。上述理想类型显示出，治理较之于统治、管理更符合现代社会的需要，具有更多的比较优势。这些比较优势，简要地说，就是社会治理更能发挥三大部门或三大主体各自优势，更有利于彼此的良性互动，也更有利于避免各自的弱点，从而避免和减少各自的越位、错位、缺位、虚位。

表4-2 统治、管理和治理与三大部门不同关系

	统治	管理	治理
权力来源	唯一性：权威、合法权力只能来自政府	为主性：权威、合法权力主要来自政府	多样性：权威、合法权力来自三大部门
运作过程	单向性：自上而下的命令，要求其他两大部门服从	主辅性：自上而下为主，自下而上为辅	双向性：自上而下、自下而上双向结合，强调上下互动

续表

	统治	管理	治理
民主参与	凌驾性：排斥民主参与，政府凌驾在两大部门之上	半民主性：主观上要民主参与，但由于政府主导的习惯，民主往往是为民做主	民主性：通过合作、协调及对共同目标的确定等手段达致对公共事务的治理
权力行使	号令性：依靠政府的权力，发号施令	管控性：由于政府主导的习惯，习惯于对市场、社会进行管控	平等性：三大部门作用不同，地位平等。平等协商是主要方法

郑杭生、殷昭举：《多元利益诉求时代的包容共享与社会公正》，中国人民大学出版社，2014，第2页。

20世纪90年代以来，在西方学术界特别是政治学、行政学、管理学领域，治理理论成为探讨的热点，以治理为研究对象的著述大量涌现。学术界对治理做出了许多新的界定和解释。治理理论的主要创始人之一詹姆斯·N.罗西瑙在其代表作《没有政府的治理》和《21世纪的治理》等文章中明确指出：治理与政府统治不是同义语，它们之间有重大区别。他将治理定义为一系列活动领域里的管理机制，它们虽未得到正式授权，却能有效发挥作用。与统治不同，治理指的是一种由共同的目标支持的活动，这些管理活动的主体未必是政府，也无须依靠国家的强制力量来实现。换句话说，与政府统治相比，治理的内涵更加丰富。它既包括政府机制，同时也包括非正式的、非政府的机制。罗伯特·罗茨列举了六种关于治理的不同定义。①作为国家最小的管理活动的治理，它指的是国家削减公共开支，以最小的成本取得最大的效益。②作为公司管理的治理，它指的是指导、控制和监督企业运行的组织体制。③作为新公共管理的治理，它指的是将市场的激励机制和私人部门的管理手段列入政府的公共服务。④作为善治的治理，它指的是强调效率、法治、责任的公共服务体系。⑤作为社会—控制体系的治理，它指的是政府与民间、公共部门与私人部门之间的合作互动。⑥作为自组织网络的治理，它指的是建立在信任与互利基础上的社会协调网络。研究治理理论的另一位权威格里·斯托克对目前流行的各种治理概念做了一番梳理后指出，到目前为止，各国学者们对作为一种理论的治理已经提出了五种主要的观点。这五种观点分别是：①治理意味着一系列来自政府但又不限于政府的社会公共机构和行为者；②治理意味着在为社会和经济问题寻求解决方案的过程中存在界限和责任方面的模糊性；③治理明确肯定了在涉及集体行为的各个社会公共机构之间存在权力依赖；④治理意味着参与者最终将形成一个自主的网络；⑤治理意味着办好事情的能力并不仅限于政府的权力，不限于政府的发号施令或运用权威。全球治理委员会对治理做出了如下界定：治理是各种公共的或私人的个人和机构管理其共同事务的诸多方式的总和。它是使相互冲突的或不同的利益得以调和并且采取联合行动的持续过程。这既包括有权迫使人们服从的正式制度和规则，也包括各种人们同意或以为符合其利益的非正式的制度安排。它有四个特征：治理不是一整套规则，也不是一种活动，而是一个过程；治理过程的基础不是控制，而是协调；治理既涉及公共部门，也包括私人部门；治理不是一种正式的制度，而是持续的互动。

国内学者俞可平教授认为，"治理"一词的基本含义是指官方的或民间的公共管理组织在一个既定的范围内运用公共权威维持秩序，满足公众的需要。治理的目的是在各种不同的制度关系中运用权力去引导、控制和规范公民的各种活动，以最大限度地增进公共利益。[①] 所以，治理是一种公共管理活动和公共管理过程，它包括必要的公共权威、管理规则、治理机制和治理方式。综述国内外治理研究来看，治理理论的主要内容如下。①治理的主体。除了包括政府以外，还包括其他各种公共组织、民间组织、非营利组织、私人组织、行业协会、科研学术团体和社会个人等。②治理的对象或客体。凡是现实生产生活中所涉及的事务和活动，无不是治理的对象。③治理的手段方式。除了国家的常规手段和方法外，更多的是强调各种机构、团体之间的自愿、平等合作。④治理的目标。在各种不同的制度关系中运用权力去引导、控制和规范公民的各种活动，以最大限度地增进公共利益。治理理论的基本特征如下。①治理主体的多元化。治理的主体包括政府，但又不限于政府。只要各种公共部门和私营部门行使的权力得到公众的认可，这些部门就可能成为不同层面上的权力中心，即可成为社会治理的主体。②主体间责任界限的模糊性。治理主体间的责任界限存在一定的模糊性，问题的关键在于国家把原先由它独立承担的责任转移给私营部门和第三部门的同时，没有将相应的权力等量移交。③主体间权力的互相依赖性和互动性。所谓权力依赖，是指参与公共活动的各个组织，

---

① 魏涛：《公共治理理论研究综述》，《资料通讯》2006 年第 7 期，第 56～61 页。

无论其为公营还是私营，都不拥有充足的能力和资源来独自解决一切问题。由于存在权力依赖关系，治理过程便成为一个互动的过程，于是政府与其他社会组织在这种过程中便建立了各种各样的合作伙伴关系。④自主自治的网络体系的建立。多元化的治理主体之间的权力依赖与合作伙伴关系，表现在运行机制上，最终必然形成一种自主自治的网络。这一网络要求各种治理主体都要放弃自己的部分权力，依靠各自的优势和资源，通过对话来增进理解，最终建立一种公共事务的管理联合体。⑤政府作用范围及方式的重新界定。目前公共行政的性质已经不适应时代发展的要求，必须改革政府，实现某种程度上的治理，重新界定政府的作用范围和作用方式。

从 20 世纪末开始，国外围绕公立医院的治理研究逐步活跃和深入，主要集中在医院治理特征、利益相关者参与治理及多样化发展演进等方面。我国关于公立医院治理研究起步较晚，总体上随着深化医疗卫生体制改革和公立医院改革的推进而不断深入，其研究主题多见涉及公立医院产权制度和法人治理结构改革及治理模式研究。我国公立医院的监管正逐渐从强调政府管理，向政府为主导、市场和社会等多元系统组合参与的社会网络治理研究及模式演变。本研究引入治理理论，为从社会治理的角度梳理医务人员背后的职权责关系，围绕利益相关主体—职能分解—指标提炼—问题梳理双向逻辑思路，构建医务人员工作满意度测评及治理理论结构模型和设计测评量表等提供了理论基础。

（四）和谐管理理论

自改革开放以来，国内管理学研究积极与国际接轨，引进西方"科学管理""协同治理"等理论，并取得了卓有成效的研究成果。然而，中国的组织文化和人的思维特性与西方是有差异的，使得西方许多常规理论与分析逻辑在中国出现失灵。因而中国的管理学研究不能沉湎于西方的基本研究框架与思维习惯，要深入挖掘中国的传统智慧与文化理念来应对中国复杂多变的管理问题，这对于增强中国话语体系、理论自信具有重要意义。和谐管理理论就是在中国传统文化及和谐理念影响下建构的，其主张从系统的角度对问题做出综合性考量，以人为本、以柔济刚，注重整体及局部各个方面的和谐。

1. 和谐管理理论的基本思想

我国著名学者席酉民教授于 1987 年在《和谐理论与战略研究》一文

中首次提出了和谐管理理论，和谐管理理论运用系统观，围绕组织演进前后和谐态的对照比较，分析导致组织出现无序及不协调的负效应的构成成分，并针对其提出和谐控制机制，进行和谐性诊断。① 此后，席酉民教授与其团队经过长期研究，先后于 1989 年出版《和谐理论与战略》、2002 年出版《和谐管理理论》、2004 年出版《和谐理论》、2006 年出版《和谐管理理论研究》与《和谐管理理论的案例及应用》等专著，同时从 1989 年至今发表了一系列科研论文，在此基础上形成与发展而来一种现代管理理论——和谐管理理论，在国内外产生了广泛且积极的影响。该理论的思想主旨为：组织为了实现其战略目标，在变化的内外环境下，围绕组织不同发展过程中"和谐主题"的分辨，以"优化设计"和"不确定性消减"为手段，提出解决问题方案。"优化设计"和"不确定性消减"是和谐管理理论所倡导的两种秩序形成方式和问题解决机制，即"和"的机制和"谐"的机制，两者共同构成和谐管理理论的"双规则"机制②，双规则即理性设计与自主演化的结合，以"和"作为应对组织不确定性的解决之道，强调和谐耦合，体现设计干预下的演化机理。在实际管理问题的解决中，"和"与"谐"常常是共同作用的，且并不代表和谐状态必然出现。组织的和谐运行是和则机制、谐则机制与组织运行过程中不断浮现的和谐主题互动耦合的结果，同时又与外部环境相互依赖，共同演化，实现组织适应能力的增强和组织协调发展与和谐运行，从而使组织获得竞争优势和好绩效。

（1）和谐主题

和谐主题是指"在组织特定的时期和情境下所出现的为实现组织的愿景、使命与战略意图等"，进一步寻求确定性及优化必要的核心问题或亟待解决的核心任务，是组织发展的要害，是组织在某个时期内的工作重心或中心工作议题，有主观及客观之分，前者是领导者通过对组织内外环境进行分析而主观提炼出来的和谐主题，后者是由于环境、组织状态及领导者特性发生突变而客观涌现出来的和谐主题，和谐主题决定了组织所采用

---

① 席酉民、熊畅、刘鹏：《和谐管理理论及其应用述评》，《管理世界》2020 年第 2 期，第 195~209 页。

② 李子叶、席酉民、尚玉钒、杨乐：《和谐管理理论与员工满意度》，《中国电力企业管理》2009 年第 7 期，第 72~74 页。

的和则与谐则管理机制。①

和谐主题具有以下几个特征。② ①和谐主题的全局性。它表明了组织的整体行动意向，对组织发展有全局性影响，任何局部问题的解决都应围绕和谐主题进行。②和谐主题的目的性。它提供了组织特定阶段工作重心与议题，使组织始终处于一定程度的问题导向的动态运转状态之下，有效减少组织决策与活动的盲目性。③和谐主题的涌现性。③ 现代组织内外环境变化速度加快，领导事先明确和谐主题的可能越来越小，要更多依赖于组织在人为干预下的自主演化。④和谐主题的情景依赖性。主题的显现依赖于内外部环境，④ 环境要素的变化可能导致原有主题不再适应组织发展，新的和谐主题将会显现。⑤ 和谐主题与相关概念区别见表4－3。

表4－3　和谐主题与相关概念比较

相关概念	使命	愿景	价值观	目标	战略	和谐主题
基本含义	阐述了组织存在和发展的根本原因、基本性质等	组织试图实现的未来状态的某种描述或设想	组织及其成员对其行为意义的认知体系	组织在一定时期所完成的主要任务、可衡量的具体结果	贯穿于组织在一定时期内决策或活动中的指导思想或重大谋划	领导基于组织和环境分析所确定的中心工作议题
子概念	宗旨信念原则组织形象	无	组织精神经营方针组织信条行为准则座右铭	长期目标短期目标目标体系目标设定目标考核	战略实施战略控制战略决策战略评价	子主题主题体系肢体辩识主题飘移

---

① 张晓军、席酉民：《基于和谐管理理论的组织演化研究》，《科学学与科学技术管理》2009年第2期，第129～136页。

② 席酉民、尚玉钒、井辉、韩巍：《和谐管理理论及其应用思考》，《管理学报》2009年第1期，第12～18页。

③ 唐方成、马骏、席酉民：《和谐管理的耦合机制及其复杂性的涌现》，《系统工程理论与实践》2004年第11期，第68～75页。

④ 王亚刚、席酉民、尚玉钒、刘鹏：《复杂快变环境下的整体性应变工具：和谐主题》，《管理学报》2011年第1期，第19～27页。

⑤ 王琦、席酉民、尚玉钒：《和谐管理理论核心：和谐主题的诠释》，《管理评论》2003年第9期，第24～30页。

续表

相关概念	使命	愿景	价值观	目标	战略	和谐主题
时间跨度	存在于组织整个生命周期	在相当长时间内不会改变，可能与使命经历相同时期	随着组织的发展不断被充实和同化	着眼于特定时点组织应当达到的标准和结果	存在于组织特定的发展阶段，会随环境变化而调整或转换	存在于组织特定的发展阶段，会随着环境、组织或领导的变化而"飘移"
作用	体现组织的根本目的和意向	潜在的导向能力和激励能力	决定组织成员的行为取向和判断标准	使组织成员明确任务，是一种业绩衡量标准	知道组织如何面对复杂和不确定的环境，如何决策和行动	组织达到整体和谐时所有活动所参照和围绕中心

（2）"谐则"：设计优化的控制机制

在多数情况下，"谐"是指事物之间的一种协调配合的程度，或者说是事物之间的一种组合搭配状态，如谐和、谐当、谐律等。席西民教授把"谐"定义为"配合得当"，同"协调"有相近的含义。"谐则"是有关"设计优化的控制机制"的机理、规律或者主张。当管理任务能够被事先充分认识并通过设计优化处理时，可主要运用谐则实现和谐主题。谐则是用来指导优化改进组织要素投入组合关系的基本原则；谐则机制是指依据该原则构建的问题解决机制，其面对的对象可以是人也可以是物，其根本目的是优化改革组织要素的投入组合关系，提升组织绩效。[①]

谐则机制的作用途径在于围绕和谐主题，通过对组织中理性安排的因素的设计调整及各种管理优化工具与方法的整合使用，影响组织要素的投入组合关系。具体而言，在实践中，谐则机制即包括在工艺流程方面各种合理的规划与调整等。凡是可理性设计与安排的组织管理系统构成，它们都是通过对组织要素运行路线的规定来提升组织运行效率的。

第一，谐则是组织在解决其面临的管理问题过程中所遵循的一种规则，或制定的一种问题处理机制，是组织秩序形成的一种方式，组织中"物的要素"及其投入组合关系分析是谐则体系研究的出发点。第二，系统分析影响组织"物的要素"投入组合关系的因素也是谐则体系研究关注

---

① 王大刚、席西民：《和谐管理理论研究评述》，《生产力研究》2007 年第 6 期，第 141 ~ 145 页。

之一，这有利于实现谐则机制的根本目的。第三，通常情况下，要素投入组合的影响因素是不可直接观测或设计控制的，必须考察其支持系统要素，如组织结构、运行流程等，通过对这些因素的设计、优化和控制，实现"物的要素"的合理投入。第四，经过设计、优化组织支持系统要素综合在一起构成了组织管理系统的一部分，有利于促进组织高效运行。

（3）"和则"：能动致变的演化机制

"和则"为有关"能动致变的演化机制"的机理、规律或者主张。和则体系的构成是以"能动致变的演化机制"机理为核心。和则是用于指导环境诱导下组织深化的基本规则，是对人的行为及人际关系进行诱导改进的管理机制，其面对的对象只能是人，主要的目的是激发和影响人的自主行为，增强其积极工作意愿和提高其问题解决能力，实现"人与人群的观念、行为在组织中的合意嵌入"，提升人员工作绩效。

在任何有人参与的组织中都存在某种和则体系，包括非正式关系和非正式规范等。在复杂和不确定的环境下，组织往往由于"有限理性"而无法设计有效应对方案，即使在理性的范围内，虽然可以利用科学设计的方法加以解决，但考虑了经济代价、资源限制等约束因素。此时经过传统积累和环境诱导下的行为形成的和则体系在很大程度上能够影响整个系统的稳定秩序，对应对不确定性具有根本性作用。现代社会里，突发或突变的管理问题日益增多，事先难以考虑清楚其因果关系或内在规律，无法有效事先预测控制及解决，和则的作用就在于围绕和谐主题[1]，利用心理、行为措施，如人性因素、价值观、文化、气质、性格等，激发和影响其尽可能地表现出组织期望的行为，实现组织及个人的更好绩效。和则解决问题的基本思路就是充分发挥人的主观能动性和积极性，建立能够影响组织成员认知、情感、行为的文化、管理机制和模式等来消减组织成员的不确定性，诱导其表现出组织预期的行为。

（4）"和谐"互动耦合：理性构建与自主演化的结合

"和谐"互动耦合是指和则与谐则围绕和谐主题互相协调、互相作用和互相转化的过程。通常情况下，组织通过相关政策和制度来促使员工表

---

[1] 席西民、肖宏文、王洪涛：《和谐管理理论的提出及其原理的新发展》，《管理学报》2005年第1期，第23~32页。

现出秩序性，① 然而，由于人的有限理性和不确定性，遇到设计无法处理的问题时，就需要通过人的主观能动性解决，体现为谐则向和则的转化；当和则的自主演化进行到一定程度时，会形成外在显性化的知识和经验，成为新的可设计的规则，体现为谐则向和则的转化。和谐管理理论的基本思想（见图4-1）即在复杂多变的环境中，组织为了实现其和谐目标，在特定时期，在综合运用"设计优化的控制机制"和"能动致变的演化机制"基础上，促进两者互动耦合以寻找解决问题的最优方案，从而达到整体和谐。② 和谐耦合表现的显著特征如下。第一，动态性。和谐主题随着环境、组织、领导的变化而变化，相应和则、谐则应根据主题的不断变化做出调整。第二，主动适应性。管理者根据组织和谐主题的特征、限制条件等，有目的、主动地调整和则、谐则构成关系与状况，更好地实现和谐主题，同时，通过和则、谐则之间的某种对话，主动减少冲突、低效的关系。第三，整体的一致性。和谐耦合不是将和则、谐则在应对和谐主题时分

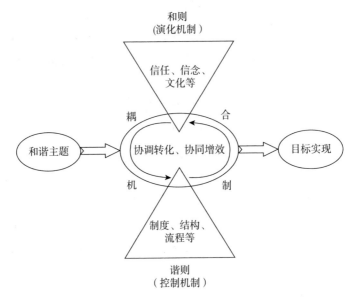

图4-1 和谐管理理论的基本思想

① 唐方成、马骏、席酉民：《和谐管理的耦合机制及其复杂性的涌现》，《系统工程理论与实践》2004年第11期，第68～75页。
② 席酉民、韩巍、尚玉钒：《面向复杂性：和谐管理理论的概念、原则及框架》，《管理科学学报》2003年第4期，第1～8页。

开，而是设法使二者有机地结合起来，互相作用，实现整体一致性和更高的绩效。

2. 和谐管理理论实践应用的启示

自和谐管理理论提出以来，学者们纷纷利用和谐管理理论解决问题的思路进行理论与实践研究，不断丰富和谐管理理论的内涵。席酉民提出制度与流程等的设计是谐则机制的表现形式，文化、工作氛围的营造是和则机制的表现形式。[①] 贾小玫等在研究中认为各种非正式关系如信任、价值观念、文化风俗等是和则的主要内容，而谐则的主要内容为国家法律法规、公司规章条例、理性安排、程序设计等正式制度。[②] 李子叶等从控制机制、演化机制和耦合机制三个方面构建了提升企业员工工作满意度的管理系统。其中，控制机制是对"物的要素"的合理投入和优化完善，如组织结构、流程规划、规章制度和绩效考核体系等；演化机制依赖于营造良好的组织环境氛围如建立员工之间的信任关系等来影响员工的认知情感，从而诱导员工表现出组织预期的行为；耦合机制则是对控制机制与演化机制进行有机整合，使得两种机制围绕和谐主题关联互动，产生协同效应。通过建立三种机制促进企业员工的满意度得到不断提升。[③] 史志明认为企业的物理环境如光线、整体布局构造、物品设施等会对员工的认知感受产生直接的影响，并将物理环境归到控制机制的建立中；把塑造企业文化、树立核心价值观、营造共同愿景归到演化机制的建立中。[④] 夏宁在研究和谐社会秩序形成机制中，将政府管理职能的优化与完善归为谐则，包括法律法令和制度条例的制定完善及保障落实两方面；将环境归为和则，包括科学与可持续发展的环境、激励与约束的环境、道德与法治的环境、合作与竞争的环境。[⑤] 概括梳理相关学者对谐则与和则的研究成果，见表4-4。

---

① 席酉民：《和谐管理理论基础：和谐的诠释》，《管理工程学报》2001年第3期，第69~72页。

② 贾小玫、李峰、王平平：《基于和谐管理理论的流动人口和谐理论初探》，《商业文化月刊》2007年第10期，第231~232页。

③ 李子叶、席酉民、尚玉钒等：《提员工工作满意度机制的系统分析：和谐管理理论的启示与价值》，《南开管理评论》2008年第4期，第70~77页。

④ 史志明：《提高知识型员工工作满意度——基于和谐管理理论的视角》，《中国农业银行武汉培训学院学报》2010年第3期，第69~71页。

⑤ 夏宁：《基于和谐管理理论的企业内部控制框架研究》，《理论学刊》2013年第7期，第56~59页。

表 4 – 4　和谐管理理论"谐则"与"和则"要素

谐则 （设计优化的控制机制）	和则 （能动致变的演化机制）
结构和流程： 组织机构设置、工作流程设计、分工与协作等	信任关系
物理环境	组织环境和氛围： 道德与公平环境、激励与竞争环境（晋升）、监督与法治环境等
政府职能： 法律法令、制度条例、领导、监督、保障职能等	组织文化： 以人为本（教育与培训、科学合理的用人机制和考评体系、鼓励员工主动参与组织管理）营造共同愿景等
规章制度： 薪酬制度、绩效管理等	

二　资料收集的方法

（一）文献资料法

以"和谐管理"、"协同治理"、"医务人员工作满意度"、"患者满意度"、"和谐度"、"治理机制"、"Collaborative Governance"、"Medical Staff Job Satisfaction"、"Patient Satisfaction"和"Promotion Mechanism"等为主要关键词，在中国知网、万方医学网、维普知识资源数据库、Web of Science、Pubmed 等检索国内外文献，学习医患满意度、医患关系、和谐度的测评及相关理论研究进展。①学习社会治理、社会评价理论的发展、内涵及意义。②综述国内外公立医院评审或评价研究及实践经验，分析当前公立医院评价存在的问题，根据国内外教育、环境等公共管理领域的社会评价前沿理论或实践，提出研究思考与启示。通过文献综述发现，学者们多侧重从"医"或"患"单个视角研究医患满意度，探究医患和谐关系也仅局限于研究医务人员工作满意度与患者满意度之间的逻辑关系，未见将医患满意度同多元主体相关治理要素联系起来一并研究考量与设计。

（二）专题小组讨论法

在文献综述及分析各利益相关主体对医务人员工作满意度与患者满意度作用机制的基础上，选取浙江省（东部）、湖北省（中部）、陕西省

（西部）以及按照经济发展强、一般、相对弱区域的城市和县级公立医院作为研究现场，对医患和谐满意度的测评指标进行专题小组讨论，确定医患和谐满意度测评的关键指标，并设计医务人员工作满意度与患者满意度调查问卷。每个样本省市焦点群体访谈调查对象组成见表4-5。

表4-5 本研究焦点群体访谈调查对象

群体类型	人数	群体背景	访谈现场
患者及家属	20	住院病人及部分陪同家属	样本省市某公立医院
社会公众代表	10	人大代表或政协委员	样本省市人大政协
社会媒体代表	10	电视电台报社记者及相关负责人员	样本省市电视电台报社
医务人员	10	医师、护士、医疗辅助人员	样本省市某公立医院
医院管理者	10	医院中层以上干部	样本省市某公立医院
社会专业组织人员	10	医学会、医院及医师协会工作人员	样本省市医学会、医师协会
卫生行政部门	5	省市卫健委领导及处室工作人员	样本省市卫健委
医保部门	5	省市医保局及经办机构工作人员	样本省市医保部门
物价部门	5	省市发改及物价部门工作人员	样本省市发改和物价部门

（三）问卷调查法

（1）根据自行研制的医务人员工作满意度问卷，抽取样本省市区域公立医院的医务人员进行调查。问卷共包含三个部分：第一，医务人员一般人口学特征；第二，医务人员工作满意度测评量表；第三，医务人员工作满意度影响因素，包括医务人员对医院管理水平的评价、对政府治理的评价、对社会系统中相关主体治理措施的评价、对社会医疗环境以及自身职业的认知态度因素（见表4-6）。调查样本量的确定采用Kandell样本量估计法，依照自变量条目总数的10~20倍进行确定。验证医务人员工作满意度测评量表样本量：20条目×15倍＝300份；医务人员工作满意度影响因素分析样本量：48条目×15倍＝720份；结构方程模型验证样本量：48个变量×15倍＝720份。样本量合计＝1740份。抽样方法：采用定额抽样的方法，在样本省市按照经济发展强、一般、相对弱的区域抽取具有代表性的共19家城市和县（市）级公立医院，每家100份，共计1900份。

表4-6 医务人员工作满意度问卷测量方面及条目

测量方面	条目设计
医务人员工作满意度（20条目）	工作兴趣、工作意义、工作任务、工作压力、办公空间符合工作需要、技术设备能满足患者诊疗需要、科室的人员配备合理、科室的文化氛围良好、科室领导的关系融洽、科室同事的关系融洽、与来就诊的患者关系融洽、与医院行政后勤管理人员关系融洽、工资及福利待遇感到满意、参加业务培训的机会较多、付出能够得到患者尊重/认可/信任、能通过自身努力得到职务晋升的机会、医院对日常事务的管理高效规范、医院对医疗纠纷的处理及其奖惩合理、医院对职称晋升机会的给予公平公正、我所在的医院有很好的发展前景
医院管理水平（6条目）	战略目标规划、院务信息公开、职工代表大会、机构间分工协作、日常管理制度、内部收入分配
政府治理职责履行（22条目）	公益性的维护效果、工作积极性的调动效果、政府对患者的引导效果、三医联动的协调效果、政策等宣传解读的落实效果、医院建设及设备的保障情况、规范化培训方案对能力的提升效果、临床重点专科建设的保障情况、临床用药的保障情况、医务人员人身安全的保障情况、患者医疗费用补偿支付的保障情况、编制总量的核定、双向转诊标准和范围的划分、医师多点执业办理程序、技术劳务价格、人力资源管理制度、医务人员基本工资标准、医院腐败行为的打击力度、用人不规范行为的监管力度、重点制度落实情况的检查力度、医德医风建设的监督力度、医保支付方式来规范医疗服务行为合理性
社会治理职责履行（8条目）	高质量的业务培训或指导、医疗事故鉴定的公平公正程度、公共媒体报道的真实性/可靠性、公共媒体的及时性、公共媒体搭建医患平台的社会责任意识、社会公众反映医患双方意见诉求的主动性、社会公众评价的客观性、社会公众评价医疗相关事件的公正程度
社会医疗环境（12条目）	对自身医疗技术的信心程度、对政策等的了解程度、对当前医患关系的看法、对医生群体所处社会医疗行业环境的看法、对患者就医环境的看法、对所在医院形象的评价、大多数医务人员对患者的耐心程度、能感受到尊重/认可/信任的患者比例、周围的人对医生群体的总体评价、周围的人对多数公立医院的总体评价、新媒体对医生群体的总体评价、新媒体对公立医院的总体评价

（2）患者满意度调查问卷内容包括患者人口学特征、患者满意度测评量表（服务环境、服务效率、服务态度、服务技术、服务费用5个维度，20个条目）、患者满意度治理因素调查问卷，即患者对各主体治理效果的评价，包括医院管理水平评价（6个条目）、政府治理职责履行效果评价（20个条目）、社会治理职责履行效果评价（6个条目）、社会医疗环境评价（7个条目），见表4-7。以上治理因素维度与条目设计以2015年以来国务院关于县级和城市公立医院综合改革及建立现代医院管理制度等政策文件

的改革要求和重点任务为参考基础，并结合多次专题小组讨论、患者访谈、预调查形成。患者满意度测评量表与患者满意度治理因素调查问卷的题项均采用 Likert 五级评分法，依次为"很不满意/很差""较不满意/较差""一般""较满意/较好""很满意/很好"，分别对应 1、2、3、4、5 分。

调查样本量采用 Kandell 样本估计方法，按照自变量条目数 10~20 倍确定。患者满意度测评量表样本量为 20 条目 ×15 倍 =300 份；患者满意度影响因素回归分析样本量为 39 条目 ×15 倍 =585 份，结构方程模型验证分析样本量为 59 条目 ×15 倍 =885 份，样本量理论估计 =1770 份。

在样本省市按照经济发展强、一般、相对弱的区域抽取具有代表性的共 15 家城市和县（市）级公立医院为调查地点，采用定额抽样的方法每家抽取 100 名住院患者和 50 名门诊患者，拟计 2250 名患者为调查对象。问卷由统一培训的卫生管理专业研究生和本科生在各医院负责人的带领下实施调查。问卷回收后，经调查人员仔细核查，剔除选项错填、漏填和逻辑明显错误的问卷后，有效问卷为 2020 份，总体有效率为 89.78%，其中住院患者 1382 份，有效率为 92.13%，门诊患者 638 份，有效率为 85.07%。

表 4 - 7　患者满意度问卷测量方面及条目

测量方面	条目设计
患者满意度（20 条目）	医院楼层标志清晰、卫生间整洁无异味、医院病房安静舒适、床上用品干净整洁、等候住/出院的时间、得到治疗的及时性、等候检查的时间、住院流程的便捷性、医生耐心地倾听、医生征求患者的意见、医护态度亲切和蔼、护士介绍注意事项、医生诊断识别的准确性、医生治疗措施的针对性、医护人员操作的熟练度、患者病情的改善情况、住院诊疗费用的合理性、检查费用的合理性、药品费用的合理性、各项费用公开透明性
医院管理水平（6 条目）	导医服务态度、投诉便利性、投诉响应性、医德医风、纠纷处理公正性、转诊便利性
政府治理职责履行（20 条目）	患者就医获得感、患者就医公平感、机构规划合理性、分级诊疗效果、医保政策宣传力度、医保报销便利性、医保报销比例、医保缴费补助力度、检查费用占比变化、药品费用占比变化、手术费用占比变化、费用总体控制、大处方监管、药品回扣监管、药品流通腐败监管、投诉便利性、医疗价格公开、辖区医疗安全事件公开、政府财政投入公开、医疗价格调整公示
社会治理职责履行（6 条目）	社会专业组织医疗事故鉴定的公正性、医疗行业行为自律与内部监督的作用、公共媒体医患互动平台搭建的意识、舆论监督职责的履行、社会公众反映医患意见诉求的主动性、评价监督职责的履行

续表

测量方面	条目设计
社会医疗环境 （7 条目）	对当前医患关系的看法、对当前患者就医环境的看法、觉得多数患者对医生群体的尊重情况、对医生群体的总体认可情况、对医生群体的总体信任情况、周围的人对医生群体的总体评价、周围的人对多数公立医院的总体评价

（3）由于本研究涉及医务人员工作满意度与患者满意度协同治理机制的探究，所以研究过程须将问卷进行匹配设计，综合考虑匹配设计的要求及调查的可行性，按医院科室抽取医务人员与患者进行问卷调查，如选取一名骨科医生，则随机选取两名在骨科就诊的患者与之进行匹配。在已经回收的 1855 份医务人员和 1382 份住院患者调查数据中，按科室以医务人员:住院患者为 1:2 的比例进行匹配，最终得到医务人员 391 份和住院患者 782 份相互匹配数据。

三 资料分析的方法

（一）数理统计法

使用 Epidata 3.1 软件将收集的数据统一录入建库；运用 SPSS 20.0 软件对数据进行统计分析；通过 Cronbach's α 系数、验证性因子分析法对医务人员工作满意度与患者满意度测评量表进行信效度检验；运用均数、标准差、构成比指标及满意度赋权法描述统计医患满意度与满意率情况；通过 t 检验、方差分析检验医务人员工作满意度与患者满意度在不同人口学特征上的差异；通过多重线性回归分析医务人员工作满意度与患者满意度的影响因素；运用左其亭提出的多指标综合评价方法及戴会超构建的和谐度测评模型测算医患和谐满意度；采用结构方程模型、哈肯模型及耦合协调度模型对医患满意和谐机制理论模型进行验证（见表 4 - 8）。

表 4 - 8　数理统计方法及其分析的内容

方法	分析内容
频数、构成比	描述利益相关主体对公立医院社会评价认知、态度及意愿情况
χ^2 检验/秩和检验	不同利益相关主体对公立医院社会评价认知、态度及意愿差异分析

续表

方法	分析内容
均数、标准差、变异系数	公立医院社会评价指标筛选
回归分析	利益相关主体对公立医院社会评价的认知水平的影响因素分析；公众参与公立医院社会评价的意愿影响因素分析
朗巴哈系数、分半信度系数	患者医疗服务满意度测评问卷的信度分析
探索性因子分析、验证性因子分析	患者医疗服务满意度测评问卷的效度分析

（二）缺失数据处理

1. 缺失数据产生的原因、模式和机制

（1）缺失数据产生的原因

问卷调查中缺失数据的现象比较普遍，而数据缺失将对统计分析造成较大的影响，在统计分析之前应加以处理。产生数据缺失的原因主要有两个方面：调查中的无回答和调查中的不可使用信息。调查中的无回答分为单位无回答和项目无回答两种情况，单位无回答是指调查中没有从样本单位获得任何调查问卷中所需要的信息，如调查人员没有找到被调查者、被调查者拒绝接受或无法接受调查等；项目无回答是指调查虽然进行，但被调查者只提供了调查问卷中的一部分信息，而没有提供调查问卷中的另一些信息。调查中的不可使用信息主要指在数据录入过程中出现错误或者调查过程中的记录错误等造成的明显的错误信息，常表现为异常数据，这些错误在数据的逻辑审核中被发现后直接剔除，造成数据缺失。多数情况下，调查中的不可使用信息通过单位或项目剔除后可以转化为调查中的无回答。

（2）缺失数据模式

缺失数据模式描述了在整个数据集中哪些数据被观测到了，而哪些数据缺失了。它有助于我们认识数据集中不同变量之间的相互关系，为寻找更好的解决方法提供有价值的线索。缺失数据模式主要有单变量缺失模式、多变量缺失模式、单调缺失模式和一般缺失模式四种。本研究的调查中出现的项目无回答属于一般缺失模式。

（3）缺失数据机制

缺失数据机制描述了缺失数据与数据集中变量值之间的关系，从本质上说明数据是如何缺失的。不同学者对缺失数据机制有不同的划分：金勇进将缺失数据机制划分为 6 种类型，分别是完全随机缺失（Missing Completely at Random，MCAR）、随机缺失（Missing at Random，MAR）、取决于协变量缺失（Covariate-Dependent Missing，CDM）、非随机缺失（Not Missing at Random，NMAR）、取决于随机影响的缺失（Random-Effect-Dependent Missing，REDM）和取决于前期数据的缺失（Early-Data-Dependent-Missing，EDDM）。[①]

2. 异常数据的辨别与处理

在缺失数据处理之前，应进行异常数据的辨别与处理，本研究主要采用 Bollen 方法进行异常数据辨别。Bollen 方法是一个不依赖于模型的异常值辨别方法，具体过程为：设 X 是一个 $n \times k$ 的数据表，其中，n 为观测值个数，k 为显变量个数。令 a^{ii} 为矩阵 A 主对角线上的元素，其中 $A = X (X'X)^{-1} X'$。a^{ii} 的取值范围为 0～1，反映了第 i 个观测值偏离所有变量均值的"距离"，$\Sigma a^{ii} = k$，则平均距离为 k/n。如果某个观测值的 a^{ii} 取值靠近 1，说明该观测值是个典型的观测值；如果 a^{ii} 取值靠近 1，则说明该观测值很可能是个异常值。对异常数据采用直接剔除的方法，然后按缺失数据进行统一处理。[②]

3. 缺失数据的处理方法

缺失数据的处理方法主要有加权调整法、插补法和参数似然法以及纵向或层次数据的处理方法等。常用的加权调整法有 Politz-Simmons 调整法、加权组调整法、再抽样调整法、事后分层调整法、迭代分层法、校准法和双重稳健加权法等；传统的插补法有均值插补、演绎插补、比率插补、回归插补、最近距离插补、热卡插补、冷卡插补、随机插补等；多重插补法主要有预测均数匹配法（PMM）、趋势得分法、马尔柯夫链蒙特卡罗法（MCMC）、判别分析和 Logistic 回归法、MI 算法等；参数似然法主要有 EM 算法。

本研究无论在预测试阶段还是实证研究阶段，调查中都出现了一定程度的数据缺失，对缺失数据处理采用的主要方法有序贯热卡插补法、分层均值插补法。

①序贯热卡插补法：首先对数据分层，确定插补的类型，然后在每层

① 金勇进：《满意度评估系统应用研究》，中国统计出版社，2007，第 34～38 页。

② 茅群霞：《缺失值处理统计方法的模拟比较研究及应用》，硕士学位论文，四川大学，2005，第 29～30 页。

中按照某种顺序对单元排序。对于有数据缺失的单元，用同一层中最后一个被计算机读取的数值插补。

②分层均值插补法：在进行插补之前，利用辅助信息对总体进行分层，使各层中的各单元尽可能相似，然后在每一层中，用该单元有回答的均值插补该层无回答的缺失值。

（三）正态性检验

正态分布是非常重要的分布，它能描述许多随机现象，总体服从正态分布是许多统计方法应用的基础，因此进行数据的正态性检验是大部分统计分析的第一步。[①]

1. 正态分布图形检验

正态分布图形检验主要有频数分布图、P-P 概率图和 Q-Q 概率图三种形式。频数分布图可以用来直观地描绘样本数据的分布特征；P-P 概率图即百分位数图（Percent Percentplot，简称 P-P 图），是根据变量的累积比例对所指定的理论分布累积比例绘制的图形；Q-Q 概率图即分位数图（Quantile Quan-tileplot，简称 Q-Q 图），是根据变量分布的分位数对所指定的理论分布分位数绘制的图形。Q-Q 图和 P-P 图都可以直观地探查样本数据是否与某个概率分布的统计图形相一致，如果被检验的数据符合所指定的分布，则代表样本数据的点簇在一条直线上。当描绘的分布其尾部有偏离时，Q-Q 图的拟合效果要优于 P-P 图。图形检验虽然不是严格的检验方法，但是它能够提供直观的信息，对于任何一种正态分布的检验都是一种必要的补充。

2. 正态假设检验

正态假设检验根据备择假设的不同可分为两种。当备择假设中指定对正态分布偏离的形式时，检验称为有方向检验；当备择假设中未指定对正态分布偏离的形式时，检验称为无方向检验。如果关于偏离正态分布的形式的假设已有设定，例如与正态分布具有不同的偏度和峰度，则应该使用有方向检验，有方向检验基本上都是单侧的；当不存在关于正态分布偏离形式的实质性信息时，推荐使用无方向检验。

有方向检验主要有偏度检验、峰度检验以及偏度峰度联合检验。其中，偏

---

① 梁小筠：《我国正在制订"正态性检验"的新标准》，《应用概率统计》2002 年第 3 期，第 269～276 页。

度是用于衡量分布的不对称程度或偏斜程度的指标；峰度是用于衡量分布的集中程度或分布曲线的尖峭程度的指标。无方向检验主要有 Kolmogorov-Smirno（KS）检验、Shapiro-Wilk 检验、Anderson-Darling（A-D）检验、Cramer-von-Mises 检验和 Pearsons chi-square 检验等。有研究认为，对于总体参数未知时的样本数据，KS 检验方法的准确性不高，不建议采用；样本量小于等于 30 时，A-D 检验很有效，但大样本时可能被拒绝正态性。本研究对调查所得数据进行正态性检验，主要采用图形检验和假设检验相结合的办法，其中假设检验主要使用基于峰度和偏度的 Jarque-Bera 检验以及 Shapiro-Wilk 检验。

（四）医患和谐满意度评价法

参考左其亭提出的多指标综合评价方法，来综合评估和谐程度。[①] 该方法将和谐度评价体系分为目标层、准则层和指标层三个层次（见图 4 - 2），具体计算步骤如下。

1. 计算指标层的和谐度

单个指标的和谐度（SHD）采用分段线性隶属函数的方法计算。假设某指标的最差值、较差值、及格值、较优值和最优值分别为 a、b、c、d、e，相对应的和谐程度为 0、0.3、0.6、0.8、1，之后，由式（4 - 1）计算出各个指标的和谐。通过分段隶属度函数可以将各个指标的和谐度 SHD 映射到 [0，1] 的区间内。需要说明的是，式（4 - 1）的公式只适用于正向指标，即随着 x 的增大，指标和谐度增大。

$$SHD_i \begin{cases} 0 & x_i \leq a_i \\ 0.3\left(\dfrac{x_i - a_i}{a_i - b_i}\right) & a_i < x_i \leq b_i \\ 0.3 + 0.3\left(\dfrac{x_i - b_i}{b_i - c_i}\right) & b_i < x_i \leq c_i \\ 0.6 + 0.2\left(\dfrac{x_i - c_i}{c_i - d_i}\right) & c_i < x_i \leq d_i \\ 0.8 + 0.2\left(\dfrac{x_i - d_i}{d_i - e_i}\right) & d_i < x_i \leq e_i \\ 1 & e_i < x_i \end{cases} \qquad 式（4 - 1）$$

---

① 左其亭：《和谐论：理论·方法·应用》，北京：科学出版社，2012，第 65～68 页。

2. 计算准则层的和谐度

准则层和谐度（RHD）计算公式为：

$$RHD = \sum_{i=1}^{n} w_i \times SHD_i \qquad 式（4-2）$$

式中，w_i 为第 i 个指标的权重。

3. 计算目标层的和谐度

目标层和谐度（HD）计算公式为：

$$HD = \prod_{j=1}^{k} RHD_{k^\mu} \qquad 式（4-3）$$

式中，βk 为第 k 个因素的权重。

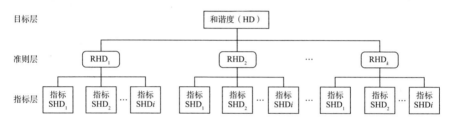

图 4-2　多指标和谐度计算框图

4. 和谐等级划分

根据和谐度 HD 值，可以将和谐程度分为 7 个等级：当 HD = 0，完全不和谐；当 $0 < HD < 0.2$，较不和谐；当 $0.2 \leqslant HD < 0.4$，基本不和谐；当 $0.4 \leqslant HD < 0.6$，接近不和谐；当 $0.6 \leqslant HD < 0.8$，基本和谐；当 $0.8 \leqslant HD < 1$，较和谐；当 HD = 1，完全和谐。

（五）结构方程模型

结构方程模型（SEM）是从微观个体出发探讨宏观规律的统计方法，简而言之，是利用联立方程组求解，能处理测量误差，又可分析潜变量之间的结构关系。与传统的统计分析方法相比，结构方程模型没有严格的假定限制条件，同时允许自变量和因变量存在测量误差，并且不需要所得数据之外的任何先验信息；可以将一些无法直接观测而又欲研究探讨的问题作为潜变量，通过一些可以直接观测的变量反映这些潜变量，从而建立起潜变量间的关系，也就是结构。结构方程模型是反映潜变量之间关系的因果模型

（结构模型）与反映指标潜变量之间关系的因子模型（也叫测量模型）的组合。这种方法功能相对强大，能同时处理多个因变量，或者既是因变量又是自变量的潜变量。但注意因果模型不是用于探索变量间的因果结构关系，而是需要事先假设变量间的结构关系，利用数据验证这种假设。

结构方程模型包括测量模型（Measurement Model）和结构模型（Structural Model）。测量模型是分析指标和潜变量之间的关系，结构模型是分析潜变量之间的关系。内生变量是指那些在模型或假设中，受其他变量包含外生和内生变量影响的变量，即在路径图中，有箭头指向它的变量；它们也可以影响其他变量。外生变量指在模型或假设中，只假设解释作用的变量，只影响其他变量，不受其他变量的影响；在路径图中，只有指向其他变量的箭头，没有箭头指向它。结构方程模型应用流程及分析框架如图 4 – 3 所示，其评价参考如表 4 – 9 所示。

①测量模型。测量方程描述了内生、外生潜变量与观测变量之间的关系。

$$Y = \Lambda y \eta + \varepsilon \qquad \text{式（4 - 4）}$$

$$X = \Lambda x \xi + \delta \qquad \text{式（4 - 5）}$$

式（4 – 4）中，$Y = (y_1, y_2, \cdots, y_p)$ 是内生显变量构成的向量，是 η 的观测指标；式（4 – 5）中 $X = (x_1, x_2, \cdots, x_q)$ 是外生显变量构成的

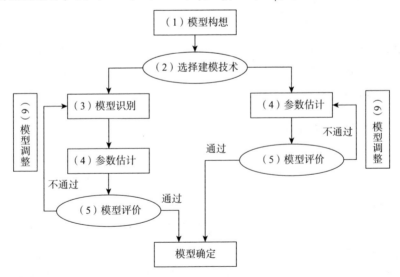

图 4 – 3　结构方程模型应用流程

向量，是 ξ 的观测指标；$\Lambda y(p \times m)$ 和 $\Lambda x(q \times m)$ 是载荷矩阵；ε $(p \times 1)$ 和 δ $(q \times 1)$ 是残差向量。

②结构模型。结构方程描述了外生潜变量和内生潜变量的关系。

$$\eta = B\eta + \Gamma\xi + \zeta \qquad\qquad 式（4-6）$$

式（4-6）中，$\eta = (\eta_1, \eta_2, \cdots, \eta_n)$ 是内生潜变量构成的向量；$\xi = (\xi_1, \xi_2, \cdots, \xi_n)$ 是外生潜变量构成的向量；B $(m \times m)$ 是内生潜变量的路径系数矩阵，描述的是在潜变量之间彼此影响；Γ $(m \times n)$ 是外生潜变量的路径系数矩阵，描述外生潜变量对内生潜变量的影响；ζ $(m \times 1)$ 是残差项构成的向量，反映了 η 在方程中不能解释的部分。

表4-9 结构方程模型评价参考表

拟合优度指标	拟合优度标准
绝对拟合指数	
χ^2 自由度比值（NC）	$1 < NC < 3$（模型有简约适配度）；$NC > 5$（模型需要修正）
渐进残差均方根（RMSEA）	< 0.05（适配良好）；< 0.08（适配合理）
拟合优度指标（GFI）	> 0.85 可以接受；> 0.90 良好
调整拟合优度指标（AGFI）	> 0.85 可以接受；> 0.90 良好
相对拟合指数	
规范拟合指标（NFI）	> 0.85 可以接受；> 0.90 良好
相对拟合指数（RFI）	> 0.85 可以接受；> 0.90 良好
比较拟合指标（CFI）	> 0.85 可以接受；> 0.90 良好
增值适配指数（IFI）	> 0.85 可以接受；> 0.90 良好
Tucker-Lewis 指数（TLI）	> 0.85 可以接受；> 0.90 良好

（六）哈肯模型

哈肯模型是系统内部不同变量通过线性和非线性作用使得系统朝着某一确定的方向有序演化的外在数学描述模型，[1] 能有效分析工业、经济等系统的演化特征。[2] 其运算基本步骤为：①提出模型假设，假设某个变量

---

[1] 郑玉雯、薛伟贤：《丝绸之路经济带沿线国家协同发展的驱动因素——基于哈肯模型的分阶段研究》，《中国软科学》2019 年第 2 期，第 78~92 页。

[2] 郭莉、苏敬勤、徐大伟：《基于哈肯模型的产业生态系统演化机制研究》，《中国软科学》2005 年第 11 期，第 156~160 页；刘湘云、吴文洋：《科技金融与高新技术产业协同演化机制及实证检验——源于广东实践》，《广东财经大学学报》2018 年第 3 期，第 20~32 页。

为系统序参量；②构建演化方程，判断方程是否成立；③求解方程参数，判断是否满足绝热近似条件；④判断模型假设是否成立，确定系统序参量。哈肯模型如下：

$$\dot{q}_1 = -\lambda_1 q_1 - aq_1 q_2 \qquad\qquad 式（4-7）$$

$$\dot{q}_2 = -\lambda_2 q_2 - bq_1{}^2 \qquad\qquad 式（4-8）$$

方程中，q_1、q_2 为状态变量，λ_1、λ_2 为阻尼系数，当 $|\lambda_2| > |\lambda_1|$ 且 $\lambda_2 > 0$ 时，表明状态变量 q_2 为快变量，可采取绝热消去法，令 $\dot{q}_2 = 0$，得到：

$$q_2 = \frac{b}{\lambda_2} q_1{}^2 \qquad\qquad 式（4-9）$$

将式（4-9）代入式（4-7），可得：$\dot{q}_1 = -\lambda_1 q_1 - \frac{ab}{\lambda_2} q_1{}^3$。

系统参数 λ_1、λ_2、a、b 的含义为：

Ⅰ. 当 $\lambda_1 < 0$ 时，说明 q_1 状态变量已建立起使得系统有序演化的正反馈机制，其绝对值越大，系统有序性越大；当 $\lambda_1 > 0$ 时，说明 q_1 状态变量已建立起使得系统有序演化的负反馈机制，其绝对值越大，系统有序性越小。

Ⅱ. 当 $\lambda_2 < 0$ 时，说明 q_2 状态变量已建立起使得系统有序演化的正反馈机制，其绝对值越大，系统有序性越大；当 $\lambda_2 > 0$ 时，说明 q_2 状态变量已建立起使得系统有序演化的负反馈机制，其绝对值越大，系统有序性越小。

Ⅲ. a 反映了 q_2 对 q_1 的协同影响，其绝对值越大，影响越大。当 $a > 0$ 时，q_2 对 q_1 起到抑制作用；当 $a < 0$ 时，q_2 对 q_1 起到促进作用。

Ⅳ. b 反映了 q_1 对 q_2 的协同影响，其绝对值越大，影响越大。当 $b > 0$ 时，q_1 对 q_2 起到促进作用；当 $b < 0$ 时，q_1 对 q_2 起到抑制作用。

（七）耦合协调度模型

耦合，是一个物理学概念，指子系统间通过各种内在机制相互作用、相互影响的现象，容量耦合模型则是对耦合程度进行量化的方法。国内学者杨士弘首次将容量耦合模型应用于自然和社会经济关系的研究中，并计算了城市环境与经济的协调度。[①] 廖重斌在此基础上进一步发展，运用耦

---

① 杨士弘：《广州城市环境与经济协调发展预测及调控研究》，《地理科学》1994 年第 2 期，第 136~143 页。

合度及耦合协调度对区域旅游—经济—生态三个子系统之间的关系进行了研究。[①] 随后其他学者开始广泛利用耦合度及耦合协调度模型研究两种及两种以上事物之间的关系。如董沛武和张雪舟通过建立耦合度模型，分析了森林生态系统与林业产业的相关性及耦合关系。[②] 张一文等借助耦合度以及耦合协调度模型，发现非常规突发事件的社会影响力与引发非常规突发事件的外在因素具有正相关关系。[③] 丁浩和焦祥嘉构建了蓝黄九市经济 – 生态 – 社会协调发展模型，并根据耦合协调度测算结果为九市的可持续发展提出相应的对策建议等。[④] 耦合协调度模型的数学表达式如下：

$$C = \frac{n \times \sqrt[n]{U_1 \times U_2 \times \cdots \times U_n}}{U_1 + U_2 + \cdots + U_n} \qquad \text{式 (4 - 10)}$$

$$U_n = \sum_{i=1}^{m} w_i \times x_i \qquad \text{式 (4 - 11)}$$

在式（4 – 10）中，C 代表耦合度。在式（4 – 11）中，U_n 为各个子系统的综合评价函数，x_i 为第 n 个子系统/要素各项指标的无量纲值，w_i 为第 n 个子系统/要素各项指标的权重。C 的取值为 0 ~ 1，当接近于 0 时，说明系统内各要素间或子系统间相关性很弱，系统有序性低，容易失调。C 的取值越大，说明各要素或子系统间的关联性越高，系统有序发展。但此模型存在一定的缺陷，当各子系统的协调水平均处于较小或较大状态时，得到的耦合度都会较大，即耦合度只能反映子系统间作用的强弱而无法体现系统整体的协调发展水平。因此，需要对耦合度模型进行适当修正，得到耦合协调度模型：

$$D = \sqrt{C \times T} \qquad \text{式 (4 - 12)}$$

$$T = \alpha \times U_1 + \beta \times U_2 + \cdots x\gamma \times U_n \qquad \text{式 (4 - 13)}$$

---

① 廖重斌：《环境与经济协调发展的定量评判及其分类体系——以珠江三角洲城市群为例》，《热带地理》1999 年第 2 期，第 171 ~ 177 页。

② 董沛武、张雪舟：《林业产业与森林生态系统耦合度测度研究》，《中国软科学》2013 年第 11 期，第 178 ~ 184 页。

③ 张一文、齐佳音、方滨兴等：《非常规突发事件及其社会影响分析——基于引致因素耦合协调度模型》，《运筹与管理》2012 年第 2 期，第 202 ~ 211 期。

④ 丁浩、焦祥嘉：《蓝黄九市经济 – 生态 – 社会的协调发展》，《中国石油大学学报》（社会科学版）2017 年第 1 期，第 24 ~ 31 页。

在式（4-12）中，D 代表耦合协调度。在式（4-13）中，T 为综合协调指数，α、β、γ 为各子系统/要素的权重。

四　研究技术路线

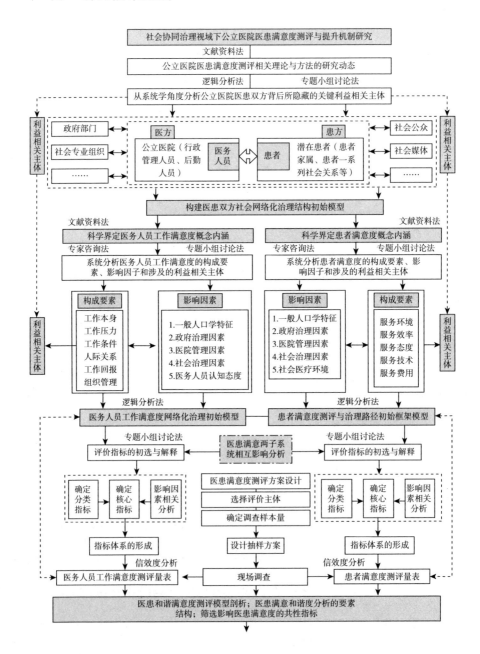

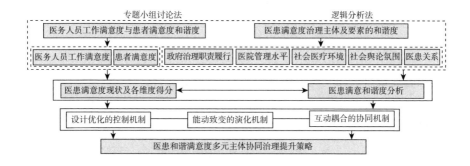

第四节 质量控制

一 研究设计阶段

在查阅大量患者满意度、工作满意度、社会治理、协同治理以及社会、管理、教育、医疗卫生领域满意测评出版论著以及文献资料基础上，梳理医患满意度测评研究的不足，初步形成研究基本思路，构建初始理论模型，邀请医院管理、社会领域专家对初步研究思路或理论模型进行论证并提出修改完善的意见或建议。遴选住院患者、医务工作人员、政府部门有关人员、专家学者、社会公众代表、社会媒体部分代表共同组成专题小组，初步讨论及论证了影响医患满意及协同关系的初始关键变量或因素，形成了"患者满意度""医务人员工作满意度"初步调查问卷及调查方案。

二 数据收集阶段

调查研究中的质量控制方法，主要采取项目组织保证、调查员统一培训、预调查及有关的问卷信度效度检验等方法与技术。本项目研究选取的调查现场及实证研究，除项目申请人全程参与外，各样本市均有一位项目组高级职称人员亲自负责进行现场跟踪及质控，每家公立医院设立一位调查联络员，负责现场调查的组织协调工作。现场调查员经项目组统一培训、一对一模拟演练、由项目组主要成员带队、组织 40 余名本专业硕博士研究生及当地抽调部分工作人员开展调查，统一调查方法和资料收集口径。正式调查前进行预调查，调查人员可以熟练操作并完善调查方案后再进行正式调查。调查资料采取项目现场小组负责人和项目负责人当日两级审核，发现问题及时更正。

三 资料分析阶段

调查完成后，问卷统一编号后采用 Epidata 3.1 软件以双人双录的方式录入数据，并进行实时校对，发现两次不符时，及时核查更正。数据输入完毕后对变量间进行逻辑纠错发现离群值，对问卷项目超过 20% 未填写的予以剔除。在项目负责人指导下数据分析由全程参与项目研究的 3~5 名本专业博士及硕士研究生来完成。同时邀请管理信息技术公司的数据分析师，对本研究医患和谐满意度测评以及系统仿真资料进行分析比对，确保研究结果的科学与真实性。

|第五章|

医务人员工作满意度测评与治理路径实证研究

本章摘要： 在前期医务人员工作满意度理论研究的基础上，研制医务人员工作满意度测评量表，抽取样本省市不同经济发展区域 6 个市县共 19 家城市和县级公立医院 1900 名医务人员进行问卷调查，掌握分析医务人员工作满意度情况，探寻影响医务人员工作满意度的主要外部治理因素，验证医务人员工作满意度网络化治理结构模型及路径关系。主要研究发现如下。①自行研制的医务人员工作满意度测评量表信效度较好，可以用于医务人员工作满意度的测量。②医务人员工作满意度及满意率总体均处于"及格"线的偏低水平，其中工作任务、工作压力、工资及福利待遇的满意情况分别倒数排前三位。③医务人员工作满意度受到医院管理水平、政府治理、社会治理及医务人员认知态度等多个因素共同作用的影响；政府治理和医院管理水平是提升医务人员工作满意度的关键治理因素。④医务人员对社会治理职责履行的感知较弱，社会治理职责履行通过政府治理职责履行、医院管理水平以及医务人员认知态度的中介作用对医务人员工作满意度产生间接影响，显示社会力量参与社会治理及其作用有待深入挖掘。⑤医务人员工作满意度治理具有多元利益相关主体的协同路径与作用机制。

第一节 医务人员工作满意度理论研究

一 医务人员工作满意度的概念内涵与外延关系

医务人员工作满意度的概念是从一般企业管理的员工满意度研究发展引申而来。Mayo 等在著名的霍桑实验中首次提及员工满意度，并认为只有满意的员工才是具有生产力的员工。随后 Hoppock 在 *Job Satisfaction* 著作中，强调了工作满意度的主观性，认为工作满意度的产生源自员工对工作环境以及情境的主观反应，从而产生一种心理满足状态。① Oliver Ommen 等认为医务人员工作满意度是医务人员对其工作的综合态度，是对诸如工作条件、同事和工作时间消极或积极的感觉，是工作中的任务、角色、职责、激励等多种因素复杂关系相互作用后的产物。② Danielle Scheurer 等指出医务人员工作满意度不是某个医生或医疗组的静态属性，反映的是他们的期望和环境之间的动态相互作用的结果。③ 国内学者张宜民等研究认为医务人员工作满意度是指来自个人对其工作或经历评价后所感受到的一种愉悦的或积极的情感状态。④ 王文星等将医务人员工作满意度定义为医务人员对医疗事业、工作环境及其他因素认知的评价，比较自己的投入产出及他人的回报，以及实际获得价值与期望价值差距之后产生的对工作的总体态度和情感体验。⑤ 从一个完整科学的概念体系必须强调的内涵及外延来看，上述从企业员工工作满意度引申而来的医务人员工作满意度的代表性概念及演变，会导致其概念的应用及其可操作化设计的局限性。众所周知，公立医院特有的治理结构和机制明显不同于民营医院或混合所有制医疗机构，公立医院情境下医务人员工作满意度的概念内涵及其外延和相互关系逻辑必有其自身的特殊属性。

众所周知，由于公立医院特有的管理体制、补偿机制、价格机制、人事编制、收入分配、医疗监管等方面的治理结构和治理机制，明显不同于以完全市场为导向的具有独立法人、独立经营、独立核算、自负盈亏为主要特征的企业管理，其医务人员工作满意度概念及其内涵和外延的解释不同于企业员工满意度。国内外大量研究表明，以提高医务人员工作满意度

① Spector, P. E., "Introduction: The Dispositional Approach to Job Satisfaction," *Journal of Organizational Behavior* 26 (2005): 57 – 58.

② Ommen, O. et al., "The Relationship Between Social Capital in Hospitals and Physician Job Satisfaction," *BMC Health Services Research* 9 (2009): 1 – 9.

③ Scheurer, D. et al., "Physician Satisfaction: A Systematic Review," *Journal of Hospital Medicine* 4 (2009): 560 – 568.

④ 张宜民、尹文强、孙葵等：《公立医院医生工作满意度实证分析》，《中华医院管理杂志》2008 年第 7 期，第 459 ~ 462 页。

⑤ 王文星、马利、徐雅：《医务人员工作满意度调查研究综述》，《医学与哲学》2014 年第 4 期，第 34 ~ 35 页。

及其积极性为核心的公立医院管理，正逐渐向以政府为主导、公立医院为主体、市场和社会以及公民参与等多元系统组合的社会化网络治理体系研究及模式演变。特别在当前我国特有医患矛盾以及进入深水区的公立医院综合改革大环境中，医务人员工作满意度概念内涵及其背后必隐含有医务人员对当前医疗制度、政策举措及社会医疗环境等方面的表达及诉求，当前深化医疗体制机制改革成效和公立医院治理效果的反馈，以及医疗舆情、医患关系等综合或潜在作用的相关要素。如仅从企业员工满意度或传统医务人员工作满意度的概念出发，不仅会有失科学解读，一定程度上也会导致其治理上的局限和瓶颈。基于多元共治的视角，本研究对医务人员工作满意度的概念界定是指医务人员在所处公立医院内外环境及制度直接或间接影响和共同作用下，对比自身工作及其相关方面的直接体验和实际感知与期望，并对各种比较结果做出评定后所得到的满意感觉状态。这个界定不仅阐释了医务人员基于公立医院内部管理为主形成的直接体验和实际感知的工作满意度概念内涵，而且厘清了影响并作用于其工作满意度的公立医院管理以及外部治理体系的概念外延，也有助于把医务人员工作满意度测评与其治理机制联系起来予以综合研究考察。

二　医务人员工作满意度维度及评价指标体系建立

前述文献综述中具有代表性的医务人员工作满意度测评工具及维度由于研究者的目的、视角及文化等的不同，其测评维度及内容重点虽各有侧重，但存在将其内涵维度或构成因子与外在影响及治理因素混淆或混合的情况，如将我国医务人员当前面临的执业环境、社会地位及其公平性、离职意愿或倾向、社会支持等侧重反映满意度的外在影响或治理要素的变量混淆在医务人员工作满意度的测量中，使医务人员工作满意度测评与影响因素研究出现循环论证的情况。对大量国内外文献综述进行归纳梳理后发现，医务人员工作满意度的测评多集中在工作本身、人际关系、工作环境、工作报酬等方面。

工作满意度测量维度的分类有单维、多维及内源性、外源性两种认知。单维是以一个总体维度考察工作满意度情况，多维则是根据工作本身及相关方面进行维度划分并考察。Herzberg认为人们对工作任务本身性质的主观感受，如成就感、工作本身、领导认可或个人发展等即内源性工作满意度。[1] 人们对组织政策、行政措施、督导方式、人际关系、工作条件、经济报酬、地位、安全感等外部情景的感受即外源性工作满意度。[2] 本研究基于上述对公立医院医务人员工作满意度的概念的综述，采用内源性和外源性两种认知相结合的方式，在重点厘清医务人员工作满意度概念内在维度与外在治理影响因素边界的基础上，梳理构建了包含工作本身、工作压力、工作条件、人际关系、工作回报、组织管理六个维度以综合反映医务人员工作满意度概念内涵的评价指标体系，见表 5 - 1。测评时可将医务人员工作满意度进行因式分解，测量医务人员对每个内在维度的满意程度，从而构成总体工作满意度。

表 5 - 1　医务人员工作满意度内在维度及指标体系

工作本身	工作压力	工作条件	人际关系	工作回报	组织管理
工作兴趣	工作任务	办公空间	与领导关系	工资福利	事务管理效率
工作意义	工作压力	技术设备	与同事关系	培训机会	奖惩的合理性
		人员配备	与患者关系	患者信任	晋升的公平性
		文化氛围	与管理人员关系	晋升机会	医院发展前景

三　医务人员工作满意度治理因素梳理及作用机制分析

在医务人员工作满意度测评中，需要关注的不仅是能够反映现状的测评结果，导致结果出现的原因更是探究的重点。只有通过探寻医务人员工作满意度的成因，考察影响满意度的外部治理因素以及隐含在背后的若干利益相关主体的多元协同治理作用，才能找到对其进行有效提升的逻辑路径。综述现行关于探讨医务人员工作满意度影响因素的文献，多探讨医院内部工作环境、工作条件、工作报酬等要素对医务人员工作满意度的影响，这种逻辑不仅存在把影响满意度的因素与满意度概念本身的内在维度混淆的问题，同时也存在循环论证以及混乱因果逻辑关系的问题，即某些因素在被界定为医务人员工作满意度内部构成因子之后，又往往被当作其

---

[1] 胡冬梅：《知觉到的控制与工作满意度、职业倦怠的关系研究》，《教学与管理》2007 年第 30 期，第 5~6 页。

[2] 沈卫英、肖佩华、陈伟红等：《护士职业幸福感量表的编制及信度和效度分析》，《中国实用护理杂志》2015 年第 31 期，第 2392~2395 页。

外部影响因素来观测。本研究将除医务人员工作中可直接体验和实际相对理性感知的有关满意度概念内涵"工作本身、工作压力、工作条件、人际关系、工作回报、组织管理"六维度要素之外，医务人员一般人口学特征、医疗医保医药改革政策信息掌握程度以及公立医院内部管理、政府及相关部门职责履行、公共医疗政策与制度、医疗执业环境与舆情、医患关系、社会治理参与等直接、间接或潜在作用于工作满意度的有关要素统称为其外在影响或治理因素。这些因素可直接反映或渗透性考察基于公共医疗社会职责角色关系分析基础上的"政府部门←→公立医院←→医务人员←→患者←→社会专业组织←→社会公众←→公共媒体"等若干利益相关主体网络治理的作用，见图5－1。

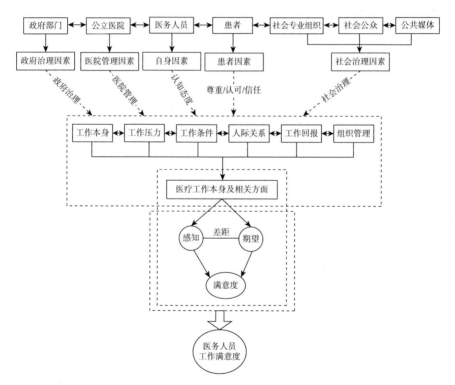

图5－1 医务人员工作满意度外部治理作用机理

在厘清上述作用机理的基础上，本研究通过对新医改以来《中共中央国务院关于深化医药卫生体制改革的意见》（中发〔2009〕6号）以及《国务院办公厅关于全面推开县级公立医院综合改革的实施意见》（国办发

〔2015〕33 号）、《国务院办公厅关于城市公立医院综合改革试点的指导意见》（国办发〔2015〕38 号）、《国务院办公厅关于建立现代医院管理制度的指导意见》（国办发〔2017〕67 号）等国家文件政策的研读解析，从政府系统、公立医院系统、社会系统三个层面梳理明确各主要利益相关主体分别直接、间接或潜在作用于公立医院及其医务人员的角色定位以及所对应的职能、权利和社会责任关系，主要涉及人事编制、财政、物价、医保、卫生等行政主管部门，其治理因素侧重体现代表政府履行举办公立医院并维护公益性社会职能的有关领导、保障、管理、监督和形成决策、执行、监督相互协调、相互制衡、相互促进治理机制的职权责角色；公立医院系统则侧重健全规范化、精细化、科学化管理制度以及议事规则、办事程序、民主管理、科学决策、文化建设并吸纳医务人员意见建议回应其关切问题等内部管理的职权责角色；社会系统参与治理因素侧重反映公民基本医疗权利和义务、社会评价及监督、参与医疗服务治理、社会道德和医疗行业自律、社会医疗舆情及导向等职权责角色。

公立医院系统中的诸因素以及政府系统中的有关人事政策、薪酬制度、职称评定、医保监管、绩效考核等因素由于涉及医务人员切身利益而直接发挥治理作用，还存在政府系统中的财政投入保障及补偿机制、价格及收费政策、医保支付政策、医疗规划及准入管理等以及社会系统因素一起通过影响公立医院经营管理和患者尊医文化行为从而间接发挥治理的功效，通过系统分析，根据利益相关主体职权责梳理关键治理因素指标，并将治理因素进行归类，除一般人口学特征外，主要归纳为"政府领导、保障、管理、监督治理职责履行因素"（政府治理因素）、"医院管理水平因素"、"社会治理因素"、"医务人员对自身、社会医疗环境以及患者尊重/认可/信任等的认知态度因素"（医务人员认知态度因素）这四大类，见表 5-2。同时，根据上述医务人员工作满意度的作用机理，将外部治理因素变量进行测量的可操作化设计，通过作用机理发现，外部治理因素影响的是医务人员"工作本身、工作压力、工作条件、人际关系、工作回报、组织管理"等方面内容的设置及质量的改进，即"外部治理因素"→影响"医疗工作等方面内容的设置"。而满意度是一种情绪感受，是医务人员对比工作本身及相关方面的感知与期望的差距所得的一种态度评价。所以将上述变量可操作化设计为"医务人员对政府领导、保障、管理、监督治理职责履行的态度评价"→影响"医务人员工作满意度评价";"医务人员对医院管理水平的态度评价"→影响"医务人员工作满意度评价";"医务人员对社会治理职责履行的态度评价"→影响"医务人员工作满意度评价";"医务人员对自身社会医疗环境以及患者尊重/认可/信任等的认知态度评价"→影响"医务人员工作满意度评价",形成医务人员工作满意度外部治理影响因素作用机制,见图5-2。

表5-2 医务人员工作满意度相关主体的职权责分析及治理因素梳理

主要利益相关主体		社会医疗职能、权力(利)、责任	关键治理因素	归类
政府系统	人事编制部门	合理核定公立医院编制总量;建立以聘用和岗位管理制度为主的职称评定及灵活用人机制;建立符合医疗行业特点、体现医务人员技术劳务价值的人事薪酬制度等	人事政策薪酬制度职称评定等	政府的领导、保障、管理、监督治理职责履行因素(政府治理因素)
	财政部门	保障公立医院基本建设和设备购置、重点学科发展、人才培养、符合国家规定的离退休人员费用和政策性亏损补贴等投入	投入保障补偿机制人才培养等	
	价格主管部门	建立以科学核算医疗服务成本、体现医务人员技术劳务价值为基础的医疗服务价格形成机制和动态调整机制等	价格政策等	
	医保部门	开展医疗保险筹资、支付及其监管;建立医疗保险经办机构和定点医疗机构、医务人员之间公开、平等的谈判协商机制、风险分担和参与决策机制,发挥医保控费与监督制约作用	筹资监管等	
	卫生健康部门	统筹优化医疗资源布局,强化对医院经济运行和财务活动的会计审计监督。建立定期以公益性为导向的公立医院绩效考核、院长责任考核制度及激励约束机制;建立医院财务状况、绩效考核、质量安全、价格和费用等信息定期公示制度等	规划准入考核监管制度支持等	
公立医院系统	公立医院	公立医院系统在供给医疗服务以及管理经营公立医院时应遵循国家法制与规定;建立健全科学合理的内部管理机构,人事、考核、分配、晋升等管理制度,议事规则、办事程序等;推进院务信息公开,强化民主管理、民主决策和民主监督,维护医务人员合法权益;规范内部治理结构和权力运行规则,提高医院运行及管理效率;战略目标明确	战略目标信息公开民主管理分工协作机制日常管理制度收入分配等	医院管理水平因素

续表

主要利益相关主体		社会医疗职能、权力（利）、责任	关键治理因素	归类
公立医院系统	医务人员	依法依规开展诊疗服务并及时如实填写医学文书及相关材料；遵守职业道德，尊重患者，保护患者隐私，尽职尽责执业为患者选择并采用合理的医疗保健方案，提供高效、廉洁、优化的医疗服务；及时更新知识，不断提高专业技术水平；对所在医院、卫生行政部门以及深化医改工作提出合理化意见和建议，参与民主管理等	对医疗职业及技术等认知态度 对公共医疗政策认知态度 对社会医疗环境认知态度	医务人员对自身、社会医疗环境以及患者尊重/认可/信任等的认知态度因素（医务人员认知态度因素）
	患者	遵守医疗各项规章制度，接受医院相应管理；尊重医务人员的人格及工作；积极配合医疗服务，如实陈述病情，严格遵照医嘱；主动接受传染性疾病等强制治疗；支付医疗费用等；理性看待医疗服务的风险性和不确定性；对医疗服务及医院管理评价并提出合理化意见和建议等	理性对待医疗风险确定性 对医务人员的尊重/认可/信任等	
社会系统	社会公众	遵守并维护公共医疗秩序，树立正确的生命观和医学观，引导促动群众树立科学、理性就医的理念、行为和习惯，支持和推动社会舆论，营造全社会尊医重卫的良好风气；关注并参与公共医疗问题及公共医疗政策制定、执行和监督过程中的理性讨论，为医疗改革与政策决策提出合理化建议等	社会评价 社会监督 参与治理等	社会治理能力和水平因素
	社会专业组织	积极开展医学交流与合作、继续医学教育与毕业后教育、医学科普、健康教育、业务咨询服务等活动，促进医学科技进步和发展；各级医学会受卫生部门或司法部门委托开展有关医疗事故鉴定和医疗过错司法鉴定工作；积极向政府提出公共医疗管理或治理的建设性意见或建议等	高质量业务培训指导 医疗事故鉴定公正性 参与治理等	
	公共媒体	遵守有关法律法规，恪守职业道德；坚持公平正义的价值判断，向群众宣讲新医改政策主张；本着科学和理性精神，真实、全面、客观、公正报道医疗纠纷等不良事件，发挥媒体舆论监督作用；搭建医患沟通平台，用主流价值观引导医疗舆情走向，动员参与公共医疗治理的群众力量，营造良好舆论环境，倡导文明、和谐、互信的医患关系，促进社会和谐发展等	政策宣传 舆论引导 社会监督 参与治理等	

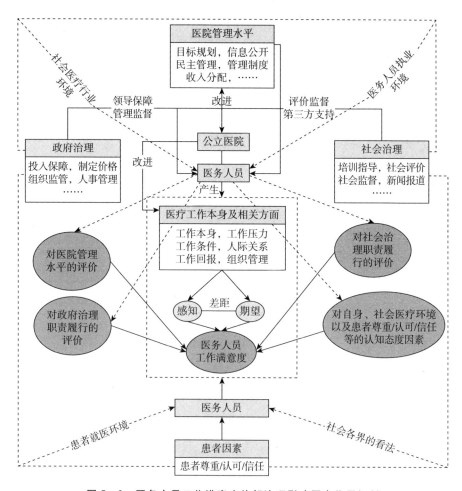

图 5 - 2　医务人员工作满意度外部治理影响因素作用机制

四　医务人员工作满意度多元主体治理理论模型及研究假设提出

医务人员工作满意度是受多元主体网络化结构协同治理的综合影响，显而易见，传统意义上或当前研究文献多站在医院组织内部管理的单独视角审视和研究改善治理医务人员工作满意度的理论体系，已不能满足我国当前全面深化公共医疗卫生体制机制改革的实践需要，这也是进一步诠释及有效治理医务人员工作满意度以调动其工作积极性遇到瓶颈的重要理论性缺失。为此，本研究聚焦于把医务人员工作满意度测评及其结果与多元主体协同落地治理有机结合进行系统整合设计，并通过深度挖掘医务人员工作及职业背后的深层次动因以探寻构建其网络化协同治理模型。

满意度是一种情绪感受，是医务人员对比工作本身及相关方面的感知与期望的差距所得的一种态度评价。其治理模型的构建首先应存在四个直接的研究假设，即 H1：医务人员对公立医院政府治理职责履行的评价影响其工作满意度；H2：医务人员对医院管理水平的评价影响其工作满意度；H3：医务人员对社会治理职责履行的评价影响其工作满意度；H4：医务人员对自身、社会医疗环境以及患者尊重/认可/信任等的认知态度影响其工作满意度。见图 5－3。这些外在治理因素及其变量测量可通过问卷的具体条目设计予以操作化。

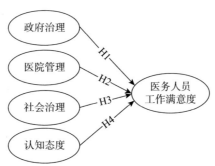

图 5－3 医务人员工作满意度影响因素假设

直接的研究假设虽然可以探寻医务人员工作满意度的影响因素，但显然满足不了本研究探寻医务人员工作满意度多元主体协同治理机制的目的，因此政府、社会、公立医院利益相关主体间的互动关系的厘清，也是研究的关键，根据当前公立医院以政府主导宏观、社会力量参与反馈的治理模式，对各利益相关主体间治理影响因素的关系进行了构建，见图 5－4。

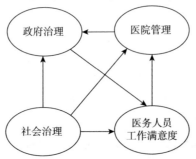

图 5－4 医务人员工作满意度外部治理因素关系剖析

　　在明确利益相关主体间影响因素关系的基础上，纳入医务人员对自身、社会医疗环境以及患者尊重/认可/信任等的认知态度因素（以下简称医务人员认知态度因素），形成除一般人口学特征外，以下四大类共 10 条研究假设，见表 5 - 3，并构建医务人员工作满意度影响因素理论假设模型，见图 5 - 5。

表 5 - 3　医务人员工作满意度多元主体网络化治理路径假设

影响因素	研究假设
政府治理因素	H1：医务人员对政府治理职责履行的评价正向影响其工作满意度 H1a：医务人员对政府治理职责履行的评价正向影响其对医院管理水平的评价 H1b：医务人员对政府治理职责履行的评价正向影响其认知态度
医院管理水平因素	H2：医务人员对医院管理水平的评价正向影响其工作满意度 H2a：医务人员对医院管理水平的评价正向影响其认知态度
社会治理因素	H3：医务人员对社会治理职责履行的评价正向影响其工作满意度 H3a：医务人员对社会治理职责履行的评价正向影响其对医院管理水平的评价 H3b：医务人员对社会治理职责履行的评价正向影响其对政府治理职责履行的评价 H3c：医务人员对社会治理职责履行的评价正向影响其认知态度
认知态度因素	H4：医务人员对自身、社会医疗环境以及患者尊重/认可/信任等的认知态度正向影响其工作满意度

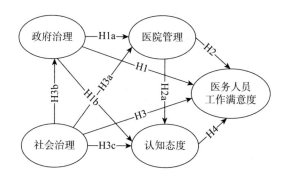

图 5 - 5　医务人员工作满意度多元主体网络化治理路径假设模型

　　因为上述已经梳理了各利益相关主体的职权责，以及相互间的互动关系，在此基础上，我们提出建立医务人员工作满意度多元主体网络化治理模型，政府具备维护公立医院公益性、调动医务人员积极性的主导作用，同时政府是资金的主要掌握者，是政策与制度的主要出台者，具备领导职能，本研究中将政府设计于医务人员工作满意度多元主体协同治理网络化结构中的顶端，通过投入保障、制定价格、组织监管、筹资监管、人事管理等职能的发挥，使公立医院能够优化及提升医务人员医疗服务工作本身及相关方面的内容及质量；公立医院是医务人员工作的主要场所，是其产生工作满意度的载体，所以本研究将医务人员与公立医院、医务人员与患者的互动关系放置于网络化结构的中间位置，即公立医院对医务人员产生激励监管，医务人员参与公立医院决策，医务人员为患者提供医疗保健服务，患者对医务人员进行监督评价；随着公立医院治理社会参与的日益兴盛，社会力量所发挥的社会监督、社会评价、第三方支持作用不容小觑，将其置于网络化结构的底端，促进医疗行业健康稳步地发展，形成由政府领导、医院管理、社会参与的上下互动式协作治理体系和网络化治理结构，见图 5-6。

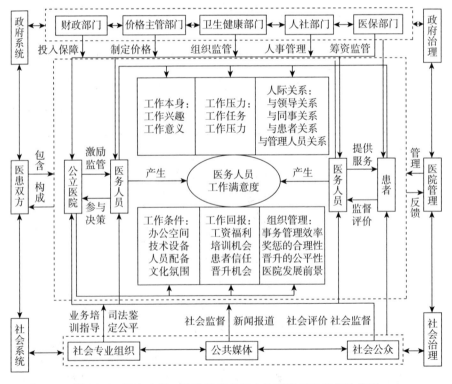

图 5-6 医务人员工作满意度多元主体网络化治理初始模型

五 医务人员工作满意度治理机制及思考

构建医务人员工作满意度的科学治理机制，其所处的公立医院治理机制及改革动态的把握尤显重要。代涛等认为公立医院治理机制改革其重点是由多方利益相关者共同参与治理、建立清晰的治理结构链条并形成有效的多方权力、职能、责任制衡的机制。[①] 李卫平认为，公立医院治理机制的核心是政府、公立医院及医院内部管理者之间职能、权力、责任、义务的制度化安排。[②] 郑娟、王健认为基于政府与公立医院的委托代理关系的医务人员激励机制设计，是调动医务人员积极性的关键。[③] 李世果、石宏伟指出，公立医院治理体系由权力、决策、执行与监督四个层次以及出资、决策、经营三者之间合理配置职责，形成影响医务人员的决策、监督及激励的有机统一机制。[④] 由此可见，医务人员工作满意度治理机制其实是一种多方协调互动的机制，通过公立医院内部以及外部利益相关主体的相关职能合理规划分配、责任担当以及利益共享等共同予以促进。

当前我国公立医院医务人员工作满意度及其治理，应建立以保障机制为基础、激励机制为主线、监督机制为辅助、发展机制为目标的利益相关主体多元联合、有机互动的协同治理机制。[⑤] 以保障机制为基础，就是强调政府及其相关部门应建立对公立医院的设施设备等基本建设以及保障医务人员基本工资和维护其人身安全、合法权益等，公立医院建立为医务人员及其发展提供良好的就医及工作环境和日常规范化管理制度等，社会系统则应建立起正确理性引导当前社会医疗舆论环境、积极营造构建文明和谐互信医患关系氛围、有效参与社会公共医疗服务与管理决策、公平公正公开承担政府的相关公共医疗转移职能，向政府部门客观反映并传递

---

① 代涛、陈瑶、谢宇等：《公立医院治理机制改革的国际经验与启示》，《中国医院》2011年第7期，第12~15页。
② 李卫平：《我国公立医院体制改革政策分析》，《中国卫生经济》2004年第1期，第8~12页。
③ 郑娟、王健：《基于委托代理关系的公立医院员工激励机制分析》，《中国卫生政策研究》2013年第2期，第44~47页。
④ 李世果、石宏伟：《改善治理结构是提升公立医院绩效的关键——香港公立医院治理结构及启示》，《中国医院》2010年第7期，第23~26页。
⑤ 杨燕绥、罗桂连：《政府主导下的医疗卫生服务治理结构和运行机制》，《中国卫生政策研究》2009年第2期，第31~34页。

有关当前医务人员及公立医院不合理体制机制和利益诉求等社会责任的基础性保障机制。以激励机制为主线，就是利益相关主体通过全方位全过程协同激励机制共同推进调动医务人员的工作积极性，如政府部门重点建立符合医疗行业特点的体现医务人员技术劳务价值的薪酬及人事管理等制度，公立医院建立医务人员广泛认同的组织文化与价值观、科学的绩效考核与收入分配、积极参与组织民主决策以及反映表达诉求及快速反馈机制，社会系统建立渠道及时讲好医务人员治病救人好故事、倡导尊医敬医社会风尚以及伤医闹医辱医事件"零容忍"主动发声等。以监督机制为辅助，是相对于以激励机制为主线而言的，也是针对高知识群体的医务人员多存在如监督多了激励相对减少且易打击积极性这一问题而谈的，但辅之以一定监督既可以约束和维护其公平工作环境，也可以减少极少数不合格人员及不合理不合规医疗行为的搭便车现象。以发展机制为目标，强调体现以医务人员个人职业发展以及以此为基础和条件的公立医院可持续运行发展和社会价值实现作为当前深化医改构建治理新机制的明确方向指引，具体表现为政府部门建立完善各类医务人员规范化培养、医师多点执业、分级分类职称晋升等优化职业发展的制度和环境；公立医院按照国家相关规定构建利于医务人员职业发展的能进能出能上能下的聘用及岗位管理灵活用人机制，培养提升医教研工作能力和素养机制，创造良好职业发展条件、机会和平台等；医疗卫生领域相关社会专业组织搭建国内外学术研讨、科技交流、业务培训、专业咨询等社会服务供给机制。

第二节　医务人员工作满意度测评量表的研制

一　医务人员工作满意度测评量表条目的遴选

通过文献综述发现，国内外医务人员工作满意度影响因素、测评工具的构建及条目筛选，主要是借鉴员工满意度测评量表，多立足于医院内部管理及医务人员需求满足测度的视角，探讨组织内部工作环境、工作条件、工作报酬等诸要素对医务人员工作满意度的影响,[①] 缺少考察患者对医务人员的理性尊重/认可/信任关系及现行社会医疗体制、公共舆论环境等内容及条目设计。基于上述问题,本书将患者对医务人员的理性尊重/认可/信任关系等内容分别纳入工作压力、人际关系、工作条件、工作回报维度中,最终形成一个由 20 个封闭式条目组成的医务人员工作满意度测评量表,共涉及 6 个维度,即工作本身（2 个条目）、工作压力（2 个条目）、人际关系（4 个条目）、工作条件（4 个条目）、工作回报（4 个条目）和组织管理（4 个条目）,见表 5 - 4。量表采用 Likert 五级评分法,从左到右依次为"完全不赞同""不赞同""一般""赞同""完全赞同",得分依次为 1 ~ 5 分,满意度越高评分越高。

表 5 - 4　医务人员工作满意度测评量表条目内容

维度	条目编号	条目内容
工作本身	a1	我对我的工作很感兴趣
	a2	我觉得我的工作很有意义
工作压力	a3	我觉得我每天的工作任务轻松
	a4	我感受到工作压力不是很大
工作条件	a5	我所在科室的办公空间符合工作需要
	a6	科室的技术设备能满足患者诊疗需要
	a7	我所在科室的人员配备合理
	a8	我所在科室的文化氛围良好
人际关系	a9	我与科室领导的关系融洽
	a10	我与科室同事的关系融洽
	a11	我与来就诊的患者关系融洽
	a12	我与医院行政后勤管理人员关系融洽

[①]　Huey Ming T. et al. , "Relationship of Nurses Assessment of Organizational Culture, Job Satisfaction and Patient Satisfaction with Nursing Care," *International Journal of Nursing Studies* 39 (2002): 80 - 84; 薛睿、袁世宗、张波:《医务人员工作满意度调查及需求分析》,《中华医院管理》2005 年第 11 期,第 756 ~ 758 页;孙涛、王硕、王娜等:《结构方程模型下医患关系质量测量模型的构建与验证》,《中国医院管理》2014 年第 4 期,第 46 ~ 48 页;钱宇、王小合、陈雅静等:《医疗服务患者满意度研究进展及问题思考》,《中国卫生事业管理》2015 年第 2 期,第 105 ~ 107 页。

续表

维度	条目编号	条目内容
工作回报	a13	我对我的工资及福利待遇感到满意
	a14	我能参加业务培训的机会较多
	a15	付出能够得到患者尊重/认可/信任
	a16	能通过自身努力得到职务晋升机会
组织管理	a17	医院对日常事务的管理高效规范
	a18	医院对医疗纠纷的处理及奖惩合理
	a19	医院对职称晋升机会给予公平公正
	a20	我所在的医院有很好的发展前景

二 医务人员工作满意度测评量表信度分析

根据相关文献分析发现，医务人员工作满意度测评量表的研制主要借鉴自员工满意度量表，多从组织内部工作环境、工作回报、工作条件等医务人员或医院内部管理人员需求满足的视角，忽视了患者对医务人员理性尊重/认可/信任关系以及科室文化氛围的作用及设计。本研究在文献研究的基础上将上述内容纳入医务人员工作满意度测评的维度中，形成了包含20个条目的医务人员工作满意度测评量表，共包含工作本身、工作压力、工作条件、人际关系、工作回报、组织管理六个维度。该量表采用的是五级计分，1~5分分别表示"很不同意""较不同意""一般""较同意""很同意"。

在评价量表信度时，Cronbach's α 系数是重要的检验指标之一。有研究认为，该系数大于0.7时表示量表内部一致性较好，[1]将医务人员工作满意度测评量表按照奇偶分半法分成条目数相等的两部分，奇数条目的Cronbach's α 系数为0.858，偶数条目的Cronbach's α 系数为0.832，两部分的分半信度系数为0.946，见表5-5。"工作本身"、"工作压力"、"工作条件"、"人际关系"、"工作回报"和"组织管理"六个维度的Cronbach's α 系数分别为0.818、0.879、0.780、0.855、0.802、0.902、0.925，见

---

① 崔立军、谢青、鲍勇等：《改良Loewenstein认知评定量表的效度及信度研究》，《中国康复医学杂志》2011年第7期，第615~618页。

表5-6。上述分半信度系数以及各维度的 Cronbach's α 系数均大于 0.7，表示量表信度较好。

表5-5 医务人员工作满意度测评量表分半信度

条目组成	条目（个）	Cronbach's α 系数	分半信度系数
奇数条目	10[a]	0.858	
偶数条目	10[b]	0.832	
总条目	20		0.946

注：a 表示条目 a1、a3、a5、a7、a9、a11、a13、a15、a17、a19，b 表示条目 a2、a4、a6、a8、a10、a12、a14、a16、a18、a20。

表5-6 医务人员工作满意度总体与各维度的 Cronbach's α 系数

维度	条目（个）	Cronbach's α 系数
工作本身	2	0.818
工作压力	2	0.879
工作条件	4	0.780
人际关系	4	0.855
工作回报	4	0.802
组织管理	4	0.902
量表总体	20	0.925

三 医务人员工作满意度测评量表效度分析

（1）内容效度。

通过对医务人员工作满意度各条目的得分与其工作满意度总分的相关性分析发现，除 a2~a4、a9~a11 条目与工作满意度总分的相关系数为 0.5~0.6 外，其余各条目与工作满意度总分的相关系数均在 0.6 之上，表示各条目与量表总分的相关性较强，并且通过相关系数检验发现各条目与医务人员工作满意度总分间的相关性有统计学意义（$p < 0.01$），见表5-7。"工作本身"、"工作压力"、"工作条件"、"人际关系"、"工作回报"和"组织管理"六个维度与工作满意度量表总分之间的相关系数分别为 0.626、0.586、0.829、0.703、0.861、0.857，均比维度与维度之间的相关系数要大，表示量表每个维度间具有较好的聚集度及区分度，见表5-8。

表 5 - 7　医务人员工作满意度测评量表各条目得分与总分的相关系数

条目	各条目得分与总分的相关系数	条目	各条目得分与总分的相关系数
a1	0.601**	a11	0.577**
a2	0.549**	a12	0.676**
a3	0.565**	a13	0.686**
a4	0.542**	a14	0.633**
a5	0.626**	a15	0.702**
a6	0.659**	a16	0.719**
a7	0.663**	a17	0.753**
a8	0.638**	a18	0.761**
a9	0.578**	a19	0.764**
a10	0.504**	a20	0.737**

** $p < 0.01$。

表 5 - 8　量表各维度间与指标总分的相关矩阵

维度	工作本身	工作压力	工作条件	人际关系	工作回报	组织管理	总分
工作本身	1.000	0.219**	0.420**	0.503**	0.448**	0.458**	0.626**
工作压力	0.219**	1.000	0.449**	0.163**	0.504**	0.375**	0.586**
工作条件	0.420**	0.449**	1.000	0.500**	0.634**	0.639**	0.829**
人际关系	0.503**	0.163**	0.500**	1.000	0.475**	0.540**	0.703**
工作回报	0.448**	0.504**	0.634**	0.475**	1.000	0.710**	0.861**
组织管理	0.458**	0.375**	0.639**	0.540**	0.710**	1.000	0.857**
量表总体	0.626**	0.586**	0.829**	0.703**	0.861**	0.857**	1.000

** $p < 0.01$。

（2）结构效度。

通过因子分析将医务人员工作满意度测评量表的 20 个条目进行旋转，其 KMO 为 0.926，Bartlett's 球形检验近似 $\chi^2 = 21633.929$，$p < 0.001$，各变量独立假设不成立，差异具有统计学意义，表明各条目间有较强的相关性，运用因子分析方法合适。采用主成分分析法，以大于 0.5 的因子载荷为标准，提取了 6 个公因子，利用最大方差法进行旋转，累计方差贡献率为 73.840%，见表 5 - 9。除 a8 条目在对应公因子上的载荷为 0.494，其余条目在对应公因子上的载荷均大于 0.5，表明量表具有比较好的结构效度，见表 5 - 10。

表 5 - 9　医务人员工作满意度测评量表因子方差贡献率

因子	特征值	方差贡献率（%）	累计方差贡献率（%）
1	3.210	16.052	16.052
2	3.158	15.791	31.843
3	2.265	11.327	43.171
4	2.252	11.258	54.429
5	2.120	10.601	65.030
6	1.762	8.810	73.840

表 5 - 10　医务人员工作满意度测评量表旋转因子负荷矩阵

条目	因子1	因子2	因子3	因子4	因子5	因子6
a1. 我对我的工作很感兴趣	0.212	0.175	0.185	0.110	0.151	0.840
a2. 我觉得我的工作很有意义	0.284	0.172	-0.030	0.142	0.109	0.843
a3. 我觉得我每天的工作任务轻松	0.010	0.115	0.877	0.195	0.159	0.091
a4. 我感受到工作压力不是很大	0.032	0.155	0.886	0.157	0.105	0.025
a5. 我所在科室的办公空间符合工作需要	0.094	0.187	0.172	0.745	0.219	0.074
a6. 科室的技术设备能满足患者诊疗需要	0.159	0.292	0.104	0.707	0.198	0.101
a7. 我所在科室的人员配备合理	0.155	0.194	0.394	0.647	0.133	0.104
a8. 我所在科室的文化氛围良好	0.500	0.223	0.042	0.494	0.095	0.183
a9. 我与科室领导的关系融洽	0.821	0.139	-0.011	0.190	0.087	0.161
a10. 我与科室同事的关系融洽	0.837	0.124	-0.114	0.172	0.024	0.152
a11. 我与来就诊的患者关系融洽	0.782	0.169	0.114	0.012	0.191	0.128
a12. 我与医院行政后勤管理人员关系融洽	0.665	0.333	0.192	0.064	0.225	0.132
a13. 我对我的工资及福利待遇感到满意	0.030	0.331	0.468	0.218	0.524	0.085
a14. 我能参加业务培训的机会较多	0.108	0.231	0.074	0.285	0.754	0.038
a15. 付出能够得到患者尊重/认可/信任	0.295	0.217	0.295	0.125	0.571	0.271
a16. 能通过自身努力得到职务晋升机会	0.236	0.376	0.122	0.158	0.671	0.160
a17. 医院对日常事务的管理高效规范	0.218	0.788	0.146	0.265	0.192	0.068

续表

条目	因子1	因子2	因子3	因子4	因子5	因子6
a18. 医院对医疗纠纷的处理及奖惩合理	0.192	0.783	0.208	0.234	0.181	0.125
a19. 医院对职称晋升机会给予公平公正	0.207	0.746	0.144	0.215	0.274	0.161
a20. 我所在的医院有很好的发展前景	0.254	0.732	0.057	0.166	0.273	0.201

进一步采用结构方程模型进行高阶验证性因子分析来检验结构效度，结果显示，$\chi2/df = 7.628 > 5$，未达模型适配标准；但是因为本研究的样本量较大，相应的卡方自由度比值 NC 也会比较大，吴明隆认为，样本量较大时，判别模型适配度时应参考其他指标综合判断，若其他重要指标拟合较好，NC > 5 时也可接受。[①] RMSEA = 0.062 < 0.08，AGFI = 0.911 > 0.900，GFI = 0.934 > 0.900，TLI = 0.933 > 0.900，CFI = 0.945 > 0.900，NFI = 0.938 > 0.900，CN = 273 > 200，均达到良好的适配标准，根据以上指标，再结合样本量综合判别，认为模型可以接受，进一步证明了量表具备比较好的结构效度，见图 5 - 7。

第三节　医务人员工作满意度现状分析

一　医务人员的工作满意度

医务人员工作满意度通过 20 个条目组成的量表进行测评调查，选项依次为"很不同意""较不同意""一般""较同意""很同意"，赋值分别为1、2、3、4、5。从工作本身维度中的工作兴趣及工作意义来看，超过90% 的医务人员回答集中在"一般""较同意""很同意"上；从工作压力维度来看，大多数医务人员对工作任务轻松、工作压力不是很大的回答集中在"一般""较不同意""很不同意"上，占比均超过80%；从工作条件维度来看，超过80% 的医务人员回答分布在"一般""较同意""很

---

① 吴明隆：《结构方程模型：AMOS 的操作与应用》，重庆大学出版社，2010，第486~491 页。

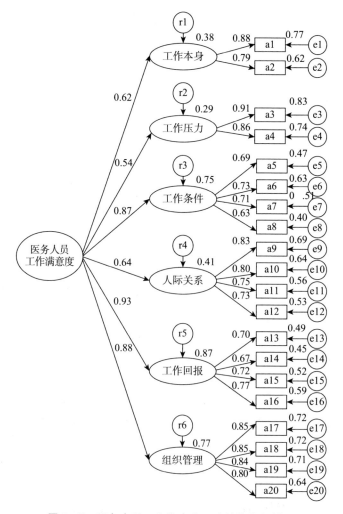

图 5 - 7　医务人员工作满意度二阶结构方程模型

同意"选项上；从人际关系维度来看，超过 90% 的医务人员回答分布在
"一般""较同意""很同意"选项上；从工作回报维度来看，除了工资及
福利待遇条目的回答大部分分布在"一般""较不同意""很不同意"上，
其余条目均有超过 80% 的医务人员回答分布在"一般""较同意""很同
意"选项上；在组织管理维度，超过 80% 的医务人员回答分布在"一般"
"较同意""很同意"选项上，见表 5 - 11。

表 5 - 11 医务人员工作满意度各条目调查结果

单位：人，%

医务人员工作满意度条目	很不同意	较不同意	一般	较同意	很同意
a1. 我对我的工作很感兴趣	35 (1.9)	58 (3.1)	712 (38.4)	643 (34.7)	407 (21.9)
a2. 我觉得我的工作很有意义	16 (0.9)	42 (2.3)	477 (25.7)	725 (39.1)	595 (32.1)
a3. 我觉得我每天的工作任务轻松	504 (27.2)	525 (28.3)	523 (28.2)	234 (12.6)	69 (3.7)
a4. 我感受到工作压力不是很大	496 (27.6)	529 (28.5)	517 (27.9)	244 (13.2)	69 (3.7)
a5. 我所在科室的办公空间符合工作需要	125 (6.7)	207 (11.2)	610 (32.9)	671 (36.2)	242 (13.0)
a6. 科室的技术设备能满足患者诊疗需要	58 (3.1)	139 (7.5)	669 (36.1)	750 (40.4)	239 (12.9)
a7 我所在科室的人员配备合理	108 (5.8)	203 (10.9)	678 (36.5)	661 (35.6)	205 (11.1)
a8. 我所在科室的文化氛围良好	20 (1.1)	55 (3.0)	481 (25.9)	863 (46.5)	436 (23.5)
a9. 我与科室领导的关系融洽	9 (0.5)	17 (0.9)	318 (17.1)	901 (48.6)	610 (32.9)
a10. 我与科室同事的关系融洽	2 (0.1)	9 (0.5)	201 (10.8)	909 (49.0)	734 (39.6)
a11. 我与来就诊的患者关系融洽	6 (0.3)	30 (1.6)	395 (21.3)	962 (51.9)	462 (24.9)
a12. 我与医院行政后勤管理人员关系融洽	20 (1.1)	59 (3.2)	558 (30.1)	803 (43.3)	415 (22.4)
a13. 我对我的工资及福利待遇感到满意	311 (16.8)	336 (18.1)	729 (39.3)	383 (20.6)	96 (5.2)
a14. 我能参加业务培训的机会较多	102 (5.5)	201 (10.8)	759 (40.9)	605 (32.6)	188 (10.1)
a15. 付出能够得到患者尊重/认可/信任	74 (4.0)	134 (7.2)	721 (38.9)	738 (39.8)	188 (10.1)
a16. 能通过自身努力得到职务晋升的机会	74 (4.0)	116 (6.3)	715 (38.5)	747 (40.3)	203 (10.9)
a17. 医院对日常事务的管理高效规范	67 (3.6)	147 (7.9)	728 (39.2)	699 (37.7)	214 (11.5)
a18. 医院对医疗纠纷的处理及奖惩合理	84 (4.5)	166 (8.9)	720 (38.8)	671 (36.2)	214 (11.5)

续表

医务人员工作满意度条目	很不同意	较不同意	一般	较同意	很同意
a19. 医院对职称晋升机会给予公平公正	61 (3.3)	125 (6.7)	702 (37.8)	758 (40.9)	209 (11.3)
a20. 我所在的医院有很好的发展前景	43 (2.3)	103 (5.6)	659 (35.5)	764 (41.2)	286 (15.4)

利用因子分析法,用主成分得分矩阵作为旋转基础,根据医务人员工作满意度测评量表中维度的因子载荷系数及得分矩阵,计算出各条目的权重值。医务人员工作满意度测评量表中六个因子的初始特征值分别为8.526、2.275、1.218、1.055、0.939、0.754;将因子得分系数进行取绝对值,见表5-12。分别与因子初始特征根相乘并且求和,经标准化后得到各条目的权重。医务人员工作满意度通过加权平均方法来计算,计算公式为:$TRUST = \sum w_i x_i$,w_i 是已测量出的各种指标的权重,x_i 为医务人员对该指标评分的均值。医务人员工作工作满意度各条目 a1、a2、a3、a4、a5、a6、a7、a8、a9、a10、a11、a12、a13、a14、a15、a16、a17、a18、a19、a20 得分的均值分别为 3.72、3.99、2.37、2.39、3.38、3.52、3.35、3.88、4.12、4.27、3.99、3.83、2.79、3.31、3.45、3.48、3.46、3.41、3.50、3.62,结合这20个条目的权重,加权后的医务人员工作满意度得分为3.28,之后乘以20转换为百分制,则医务人员工作满意度加权后的得分为65.6分。同时从加权后各条目得分可以发现,医务人员与科室领导的关系融洽、与科室同事的关系融洽、与医院行政后勤管理人员的关系融洽等得分较高,其中与科室同事的关系融洽得分最高,为8.198分。而医务人员在工作任务、工作压力和工资及福利待遇上的评分较低,其中在工作任务上的评分最低,见表5-13。

表5-12 医务人员工作满意度测评量表因子得分矩阵 (取绝对值后)

条目	医务人员工作满意度各维度					
	工作本身	工作压力	工作条件	人际关系	工作回报	组织管理
a1	0.111	0.055	0.046	0.059	0.060	0.631
a2	0.094	0.046	0.087	0.009	0.067	0.628
a3	0.015	0.078	0.498	0.058	0.098	0.010

条目	医务人员工作满意度各维度					
	工作本身	工作压力	工作条件	人际关系	工作回报	组织管理
a4	0.045	0.019	0.525	0.092	0.160	0.048
a5	0.080	0.125	0.085	0.518	0.003	0.031
a6	0.068	0.037	0.120	0.471	0.044	0.025
a7	0.018	0.094	0.103	0.393	0.130	0.015
a8	0.132	0.060	0.065	0.287	0.114	0.007
a9	0.353	0.099	0.002	0.020	0.057	0.078
a10	0.362	0.079	0.051	0.036	0.093	0.076
a11	0.360	0.076	0.089	0.172	0.047	0.108
a12	0.271	0.037	0.102	0.169	0.007	0.098
a13	0.070	0.025	0.134	0.059	0.289	0.040
a14	0.063	0.179	0.173	0.056	0.639	0.101
a15	0.037	0.151	0.053	0.126	0.392	0.073
a16	0.019	0.044	0.101	0.101	0.487	0.027
a17	0.046	0.427	0.031	0.024	0.173	0.090
a18	0.062	0.429	0.014	0.060	0.196	0.035
a19	0.067	0.371	0.041	0.073	0.073	0.011
a20	0.051	0.366	0.085	0.102	0.051	0.019

表5－13　医务人员工作满意度测评量表各条目权重、加权后得分及排序情况

条目	权重	加权后得分	排序
a1. 我对我的工作很感兴趣	0.047	3.497	6
a2. 我觉得我的工作很有意义	0.042	3.352	8
a3. 我觉得我每天的工作任务轻松	0.029	1.375	20
a4. 我感受到工作压力不是很大	0.037	1.769	19
a5. 我所在科室的办公空间符合工作需要	0.045	3.042	12
a6. 科室的技术设备能满足患者诊疗需要	0.037	2.605	14
a7. 我所在科室的人员配备合理	0.028	1.876	16
a8. 我所在科室的文化氛围良好	0.048	3.725	5
a9. 我与科室领导的关系融洽	0.092	7.581	3
a10. 我与科室同事的关系融洽	0.096	8.198	1
a11. 我与来就诊的患者关系融洽	0.100	7.980	2

条目	权重	加权后得分	排序
a12. 我与医院行政后勤管理人员关系融洽	0.076	5.822	4
a13. 我对我的工资及福利待遇感到满意	0.032	1.786	18
a14. 我能参加业务培训的机会较多	0.051	3.376	7
a15. 付出能够得到患者尊重/认可/信任	0.035	2.415	15
a16. 能通过自身努力得到职务晋升机会	0.026	1.810	17
a17. 医院对日常事务的管理高效规范	0.045	3.114	10
a18. 医院对医疗纠纷的处理及奖惩合理	0.049	3.342	9
a19. 医院对职称晋升机会给予公平公正	0.044	3.080	11
a20. 我所在的医院有很好的发展前景	0.042	3.041	13

二 医务人员的工作满意率

医务人员工作满意率是指达到满意的医务人员占总体医务人员人数的比值，本研究借助满意度赋权法，根据国际上通用的规则，将"很满意"赋值为100分，"较满意"赋值为80分，"一般"赋值为60分，"较不满意"赋值为30分，"很不满意"赋值为0分。满意率计算公式为：满意率＝（"很满意"人数×100＋"较满意"人数×80＋"一般"人数×60＋"较不满意"人数×30＋"很不满意"人数×0）／（100×总调查人数），根据公式计算出来医务人员对以下20个条目所反映内容的工作满意率见表5－14，经加权计算后医务人员总体满意率为67.79%。结果显示大多数医务人员对工作任务和工作压力最不满意，说明当前医务人员工作压力普遍很大，工作任务繁重的问题突出，其次是工资及福利待遇，表明医务人员认为当前劳动所得不能反映其劳务价值。

表5－14 医务人员工作满意率及各条目排序情况

医务人员工作满意度条目	满意率（%）	排序
a1. 我对我的工作很感兴趣	73.64	7
a2. 我觉得我的工作很有意义	79.45	4
a3. 我觉得我每天的工作任务轻松	39.22	20
a4. 我感受到工作压力不是很大	39.52	19

续表

医务人员工作满意度条目	满意率（％）	排序
a5. 我所在科室的办公空间符合工作需要	65.06	15
a6. 科室的技术设备能满足患者诊疗需要	69.12	9
a7. 我所在科室的人员配备合理	64.77	17
a8. 我所在科室的文化氛围良好	77.17	5
a9. 我与科室领导的关系融洽	82.30	2
a10. 我与科室同事的关系融洽	85.42	1
a11. 我与来就诊的患者关系融洽	79.65	3
a12. 我与医院行政后勤管理人员关系融洽	76.01	6
a13. 我对我的工资及福利待遇感到满意	50.71	18
a14. 我能参加业务培训的机会较多	64.03	16
a15. 付出能够得到患者的尊重/认可/信任	67.45	13
a16. 能通过自身努力得到职务晋升的机会	68.16	11
a17. 医院对日常事务的管理高效规范	67.61	12
a18. 医院对医疗纠纷的处理及其奖惩合理	66.45	14
a19. 医院对职称晋升机会给予公平公正	68.68	10
a20. 我所在的医院有很好的发展前景	71.35	8

第四节　医务人员工作满意度影响因素分析

一　医院管理水平因素对医务人员工作满意度的影响

（一）医院管理水平因素对医务人员工作满意度影响的单因素分析

以医务人员工作满意度总分为因变量，以医院管理水平因素中医院战略目标规划的明确性、院务信息公开程度、职工代表大会职能的发挥、机构间的分工协作机制、日常管理制度（医院查房、临床病例讨论等制度）的完善性、医院内部收入分配的公平性为自变量进行统计差异性检验。分析结果显示，对医院管理水平因素有不同评价的医务人员在工作满意度总分上的差异有统计学意义（$p < 0.001$），见表 5 – 15。

表 5 – 15　医院管理水平因素对医务人员工作满意度影响的单因素分析

因变量	影响因素	F	p
工作满意度总分	B1（医院战略目标规划的明确性）	288.187	< 0.001
	B2（院务信息公开程度）	299.199	< 0.001
	B3（职工代表大会职能的发挥）	396.483	< 0.001
	B4（机构间的分工协作机制）	333.762	< 0.001
	B5（日常管理制度的完善性）	254.063	< 0.001
	B6（医院内部收入分配的公平性）	366.754	< 0.001

为了进一步分析医务人员对医院管理水平的评价对其工作满意度的影响及与其各维度的关系，本研究通过 Spearman 相关来对医院管理水平不同评价等级与不同工作满意度评分等级进行相关性分析。结果显示，医院管理水平因素与医务人员工作满意度各维度均具有正相关关系，从相关系数来看，6 个医院管理水平因素均与"组织管理"维度的相关性最高，相关系数分别为 0.659、0.622、0.692、0.674、0.592、0.652，这与本研究的设计刚好契合，本研究在设置医院管理水平因素时，与医务人员工作满意度内在维度"组织管理"特地做了区分，本研究将医院管理中的制度支持、机制建立等结构因素以及管理施加过程中产生的过程因素设置为医院管理水平因素；管理活动带来的结果，即医务人员工作相关方面的因素，设置为"组织管理"维度，所以呈现相关性较高现象，见表 5 – 16。

表 5 – 16　医院管理水平因素对医院管理水平的评价与工作满意度各维度的相关性分析

	工作本身	工作压力	工作条件	人际关系	工作回报	组织管理
B1	0.400**	0.161**	0.483**	0.454**	0.483**	0.659**
B2	0.369**	0.233**	0.502**	0.440**	0.502**	0.622**
B3	0.369**	0.276**	0.544**	0.470**	0.544**	0.692**
B4	0.367**	0.256**	0.512**	0.471**	0.512**	0.674**
B5	0.398**	0.204**	0.458**	0.437**	0.458**	0.592**
B6	0.353**	0.362**	0.602**	0.372**	0.602**	0.652**

** $p < 0.01$。

（二）医院管理水平因素对医务人员工作满意度影响的多因素分析

根据单因素分析结果来看，医院管理水平因素与医务人员工作满意度存在一定的关系，为了进一步挖掘医院管理水平因素对医务人员工作满意度的影响规律，本研究采用多重线性回归分析来研究工作满意度总分和其他多个变量间的线性关系。以 20 个医务人员工作满意度条目得分加总得到的医务人员工作满意度总分为因变量，以一般人口学特征差异性检验有统计学意义的在岗时间、职称、职务、医院类型，以及单因素分析有统计学意义的医院管理水平因素为自变量做多重线性回归分析，自变量赋值见表 5 - 17。回归分析结果显示，模型的复相关系数 $R = 0.759$，提示中高等相关，决定系数 $R^2 = 0.577$，调整后 $R^2 = 0.574$，提示自变量可以解释 57.7% 的因变量变异，医院管理水平因素对医务人员工作满意度影响的多因素回归模型中的调整 $R^2 = 0.574 < R^2 = 0.577$，将自变量解释因变量变异的夸大程度进行了校正。同时调整 $R^2 = 0.574$，提示医院管理水平因素对医务人员工作满意度有较高的影响强度。模型经过检验，$F = 251.317$，$p < 0.001$，提示因变量和自变量之间存在线性相关。在对这 10 个自变量进行偏回归系数显著性检验时，有 8 个因素的 t 检验达到显著性水平，一般人口学变量中，职务以及医院类型对医务人员工作满意度有影响，职务越高，医务人员工作满意度越高，县级公立医院医务人员工作满意度得分低于城市公立医院，与前述一般人口学特征的差异性检验规律相同。6 个医院管理水平变量中"医院内部收入分配的公平性"（B6）对医务人员工作满意度的影响最大，表明医院内部收入分配的公平性越强，医务人员工作满意度越高；其次是"医院战略目标规划的明确性"（B1），医院内部战略目标规划越明确，医务人员工作满意度相应越高；"院务信息公开程度"（B2）对其工作满意度的影响最小。医院管理水平因素对医务人员工作满意度的影响程度大小依次是"医院内部收入分配的公平性"（B6）、"医院战略目标规划的明确性"（B1）、"日常管理制度的完善性"（B5）、"职工代表大会职能的发挥"（B3）、"机构间的分工协作机制"（B4）、"院务信息公开程度"（B2）（$p < 0.05$），其标准化偏回归系数分别是 0.263、0.158、0.146、0.145、0.100、0.083，见表 5 - 18。

表 5 - 17　一般人口学特征及医院管理水平因素变量赋值

因素	变量名	定义赋值
因变量	Y	医务人员工作满意度总分

因素	变量名	定义赋值
在岗时间	X_1	1 = 5 年及以下，2 = 6～10 年，3 = 11～15 年，4 = 16～20 年，5 = 21 年及以上
职称	X_2	1 = 无职称，2 = 初级，3 = 中级，4 = 副高级，5 = 正高级
职务	X_3	1 = 无职务，2 = 一般行政管理人员，3 = 中层干部，4 = 院领导
医院类型	X_4	1 = 城市公立医院，2 = 县级公立医院
B1	X_5	1 = 很不赞同，2 = 较不赞同，3 = 一般，4 = 较赞同，5 = 很赞同
B2	X_6	1 = 很不赞同，2 = 较不赞同，3 = 一般，4 = 较赞同，5 = 很赞同
B3	X_7	1 = 很不赞同，2 = 较不赞同，3 = 一般，4 = 较赞同，5 = 很赞同
B4	X_8	1 = 很不赞同，2 = 较不赞同，3 = 一般，4 = 较赞同，5 = 很赞同
B5	X_9	1 = 很不赞同，2 = 较不赞同，3 = 一般，4 = 较赞同，5 = 很赞同
B6	X_{10}	1 = 很不赞同，2 = 较不赞同，3 = 一般，4 = 较赞同，5 = 很赞同

表 5 - 18　医院管理水平因素对医务人员工作满意度影响的多因素分析

变量	偏回归系数	标准误	标准化偏回归系数	t	p
职务	1.167	0.360	0.055	3.242	0.001
医院类型	-1.703	0.370	-0.071	-4.597	<0.001
B1	2.177	0.325	0.158	6.705	<0.001
B2	1.054	0.327	0.083	3.220	0.001
B3	1.798	0.362	0.145	4.972	<0.001
B4	1.395	0.364	0.100	3.836	<0.001
B5	2.166	0.324	0.146	6.696	<0.001
B6	3.060	0.256	0.263	11.964	<0.001

二　政府治理因素对医务人员工作满意度的影响

（一）政府治理因素对医务人员工作满意度影响的单因素分析

以医务人员工作满意度总分为因变量，以政府领导、保障、管理、监督的职责履行所涉及的 22 个治理因素为自变量，利用方差分析进行差异性检验，通过检验结果发现，对政府治理因素不同感知评价的医务人员在工作满意度总分上的差异有统计学意义（$p < 0.001$），见表 5 - 19。

表 5-19　政府治理因素对医务人员工作满意度影响的单因素分析

因变量	影响因素	F	p
工作满意度总分	C1（公益性的维护效果）	267.375	<0.001
	C2（工作积极性的调动效果）	306.969	<0.001
	C3（政府对患者的引导效果）	232.682	<0.001
	C4（三医联动的协调效果）	242.230	<0.001
	C5（政策等宣传解读的落实效果）	270.233	<0.001
	C6（医院建设及设备的保障情况）	234.334	<0.001
	C7（规范化培训方案对能力的提升效果）	264.470	<0.001
	C8（临床重点专科建设的保障情况）	254.423	<0.001
	C9（临床用药的保障情况）	218.377	<0.001
	C10（医务人员人身安全的保障情况）	156.498	<0.001
	C11（患者医疗费用补偿支付的保障情况）	179.512	<0.001
	C12（编制总量的核定合理性）	253.403	<0.001
	C13（双向转诊的标准和范围的明确性）	232.453	<0.001
	C14（医师多点执业办理程序方便性）	214.221	<0.001
	C15（技术劳务价格合适性）	208.447	<0.001
	C16（人力资源管理制度完善性）	237.446	<0.001
	C17（医务人员基本工资标准合理性）	231.961	<0.001
	C18（医院腐败行为的打击力度）	136.294	<0.001
	C19（用人不规范行为的监管力度）	199.868	<0.001
	C20（重点制度落实情况的检查力度）	206.154	<0.001
	C21（医德医风建设的监督力度）	134.978	<0.001
	C22（医保支付方式来规范医疗服务行为合理性）	124.506	<0.001

　　根据以上差异性检验的提示，医务人员对政府治理职责履行的评价与其工作满意度有重要的关系，但具体的关系规律有待进一步挖掘，Spearman 相关性分析结果显示，政府治理职责履行的 22 个因素均与医务人员工作满意度有正相关关系，而且相关系数较高的集中在"工作条件""工作回报""组织管理"维度，这可能与政府治理因素对医务人员工作满意度的作用机制有关，即政府部门通过领导、保障、管理、监督等治理职责的履行，促使公立医院完善和改进医务人员的工作条件，根据政府的制度政策，落实医务人员工作回报，改善医院管理的结果，所以呈现了政府

治理因素与这几个维度之间的高相关性，见表 5 – 20。

表 5 – 20　医务人员对政府治理职责履行的评价与工作满意度各维度的相关性分析

	工作本身	工作压力	工作条件	人际关系	工作回报	组织管理
C1	0.347 **	0.269 **	0.470 **	0.395 **	0.470 **	0.562 **
C2	0.322 **	0.338 **	0.506 **	0.387 **	0.506 **	0.594 **
C3	0.258 **	0.308 **	0.439 **	0.347 **	0.439 **	0.524 **
C4	0.283 **	0.280 **	0.451 **	0.383 **	0.451 **	0.548 **
C5	0.310 **	0.298 **	0.473 **	0.403 **	0.473 **	0.568 **
C6	0.300 **	0.266 **	0.430 **	0.391 **	0.430 **	0.568 **
C7	0.332 **	0.293 **	0.484 **	0.386 **	0.484 **	0.565 **
C8	0.343 **	0.257 **	0.465 **	0.401 **	0.465 **	0.576 **
C9	0.330 **	0.260 **	0.447 **	0.368 **	0.447 **	0.560 **
C10	0.286 **	0.252 **	0.383 **	0.371 **	0.383 **	0.492 **
C11	0.277 **	0.251 **	0.411 **	0.372 **	0.411 **	0.520 **
C12	0.322 **	0.294 **	0.507 **	0.365 **	0.507 **	0.558 **
C13	0.303 **	0.262 **	0.463 **	0.376 **	0.463 **	0.544 **
C14	0.316 **	0.282 **	0.473 **	0.363 **	0.473 **	0.524 **
C15	0.244 **	0.367 **	0.454 **	0.270 **	0.454 **	0.511 **
C16	0.275 **	0.344 **	0.498 **	0.313 **	0.498 **	0.560 **
C17	0.240 **	0.403 **	0.513 **	0.258 **	0.513 **	0.518 **
C18	0.329 **	0.213 **	0.415 **	0.383 **	0.415 **	0.494 **
C19	0.312 **	0.257 **	0.439 **	0.376 **	0.439 **	0.542 **
C20	0.302 **	0.269 **	0.449 **	0.356 **	0.449 **	0.547 **
C21	0.308 **	0.143 **	0.371 **	0.387 **	0.371 **	0.477 **
C22	0.268 **	0.249 **	0.389 **	0.343 **	0.389 **	0.493 **

　** $p < 0.01$。

（二）政府治理因素对医务人员工作满意度影响的多因素分析

以 20 个医务人员工作满意度条目得分加总得到的医务人员工作满意度总分为因变量，以一般人口学特征中有统计学意义的在岗时间、职称、职务、医院类型 4 个变量，以及医务人员对政府部门领导、保障、管理、监督治理职责履行评价的 22 个变量为自变量做多重线性回归，自变量赋值见

表 5 - 21。模型的复相关系数 $R = 0.738$，提示中高等相关，决定系数 $R^2 = 0.544$，调整后 $R^2 = 0.538$，提示自变量可以解释 54.4% 的因变量变异，政府治理职责履行情况对医务人员工作满意度影响的多因素回归模型中的调整 $R^2 = 0.538 < R^2 = 0.544$，将自变量解释因变量变异的夸大程度进行了校正。同时调整 $R^2 = 0.538$，提示政府治理因素对医务人员工作满意度有较高的影响强度。模型经过检验，$F = 83.906$，$p < 0.001$，提示因变量和自变量之间存在线性相关。除了一般人口学特征中的职务与医院类型之外，在对政府治理职责履行 22 个自变量进行偏回归系数显著性检验中，有 9 个因素的 t 检验达到显著性水平，其程度大小依次是"医院腐败行为的打击力度"（C18）、"公益性的维护效果"（C1）、"工作积极性的调动效果"（C2）、"编制总量的核定合理性"（C12）、"医务人员基本工资标准合理性"（C17）、"医师多点执业办理程序方便性"（C14）、"临床重点专科建设的保障情况"（C8）、"政策等宣传解读的落实效果"（C5）和"双向转诊的标准和范围的明确性"（C13），其标准化偏回归系数分别为 0.118、0.102、0.101、0.092、0.079、0.078、0.076、0.072、0.068，见表 5 - 22。

表 5 - 21　一般人口学特征及政府治理因素变量赋值

因素	变量名	定义赋值
因变量	Y	医务人员工作满意度总分
在岗时间	X_1	1 = 5 年及以下，2 = 6 ~ 10 年，3 = 11 ~ 15 年，4 = 16 ~ 20 年，5 = 21 年及以上
职称	X_2	1 = 无职称，2 = 初级，3 = 中级，4 = 副高级，5 = 正高级
职务	X_3	1 = 无职务，2 = 一般行政管理人员，3 = 中层干部，4 = 院领导
医院类型	X_4	1 = 城市公立医院，2 = 县级公立医院
C1	X_5	1 = 很不好，2 = 较不好，3 = 一般，4 = 较好，5 = 很好
C2	X_6	1 = 很不好，2 = 较不好，3 = 一般，4 = 较好，5 = 很好
C3	X_7	1 = 很不好，2 = 较不好，3 = 一般，4 = 较好，5 = 很好
C4	X_8	1 = 很不好，2 = 较不好，3 = 一般，4 = 较好，5 = 很好
C5	X_9	1 = 很不好，2 = 较不好，3 = 一般，4 = 较好，5 = 很好
C6	X_{10}	1 = 很不好，2 = 较不好，3 = 一般，4 = 较好，5 = 很好
C7	X_{11}	1 = 很不好，2 = 较不好，3 = 一般，4 = 较好，5 = 很好
C8	X_{12}	1 = 很不好，2 = 较不好，3 = 一般，4 = 较好，5 = 很好

续表

因素	变量名	定义赋值
C9	X_{13}	1 = 很不好，2 = 较不好，3 = 一般，4 = 较好，5 = 很好
C10	X_{14}	1 = 很不好，2 = 较不好，3 = 一般，4 = 较好，5 = 很好
C11	X_{15}	1 = 很不好，2 = 较不好，3 = 一般，4 = 较好，5 = 很好
C12	X_{16}	1 = 很不赞同，2 = 较不赞同，3 = 一般，4 = 较赞同，5 = 很赞同
C13	X_{17}	1 = 很不赞同，2 = 较不赞同，3 = 一般，4 = 较赞同，5 = 很赞同
C14	X_{18}	1 = 很不赞同，2 = 较不赞同，3 = 一般，4 = 较赞同，5 = 很赞同
C15	X_{19}	1 = 很不赞同，2 = 较不赞同，3 = 一般，4 = 较赞同，5 = 很赞同
C16	X_{20}	1 = 很不赞同，2 = 较不赞同，3 = 一般，4 = 较赞同，5 = 很赞同
C17	X_{21}	1 = 很不赞同，2 = 较不赞同，3 = 一般，4 = 较赞同，5 = 很赞同
C18	X_{22}	1 = 很小，2 = 较小，3 = 一般，4 = 较大，5 = 很大
C19	X_{23}	1 = 很小，2 = 较小，3 = 一般，4 = 较大，5 = 很大
C20	X_{24}	1 = 很小，2 = 较小，3 = 一般，4 = 较大，5 = 很大
C21	X_{25}	1 = 很小，2 = 较小，3 = 一般，4 = 较大，5 = 很大
C22	X_{26}	1 = 很小，2 = 较小，3 = 一般，4 = 较大，5 = 很大

表 5 - 22　政府治理因素对医务人员工作满意度影响的多因素分析

变量	偏回归系数	标准误	标准化偏回归系数	t	p
职务	1.482	0.376	0.070	3.944	< 0.001
医院类型	− 1.821	0.390	− 0.076	− 4.673	< 0.001
C1	1.325	0.388	0.102	3.413	0.001
C2	1.319	0.435	0.101	3.033	0.002
C5	0.950	0.439	0.072	2.164	0.031
C8	1.138	0.428	0.076	2.656	0.008
C12	1.226	0.354	0.092	3.460	0.001
C13	0.986	0.394	0.068	2.503	0.012
C14	1.083	0.337	0.078	3.216	0.001
C17	0.852	0.329	0.079	2.591	0.010
C18	1.548	0.349	0.118	4.436	< 0.001

三 社会治理因素对医务人员工作满意度的影响

（一）社会治理因素对医务人员工作满意度影响的单因素分析

以医务人员工作满意度总分为因变量，以社会治理职责履行的 8 个治理因素为自变量利用方差分析进行差异性检验，通过检验结果发现，对社会治理因素有不同感知评价的医务人员在工作满意度总分上的差异有统计学意义，见表 5 - 23。这提示我们在进行多因素分析时，有必要将 8 个社会治理因素全部纳入模型评价中。

表 5 - 23　医务人员工作满意度在社会治理因素不同评价上的差异

因变量	影响因素	F	p
工作满意度 总分	D1（高质量的业务培训或指导）	206.803	<0.001
	D2（医疗事故鉴定的公平公正程度）	189.506	<0.001
	D3（公共媒体报道的真实性、可靠性）	117.790	<0.001
	D4（公共媒体的及时性）	130.277	<0.001
	D5（公共媒体搭建医患平台的社会责任意识）	111.318	<0.001
	D6（社会公众反映医患双方意见诉求主动性）	149.752	<0.001
	D7（社会公众评价的客观性）	148.432	<0.001
	D8（社会公众评价医疗相关事件的公正程度）	138.415	<0.001

在上述以总分为因变量进行差异性检验之后，医务人员对社会治理因素不同的感知评价与医务人员工作满意度内在维度之间的关系依然值得探析，故本研究采用 Spearman 等级相关的方法，对二者进行了相关性分析。分析结果显示，社会治理因素与医务人员工作满意度各维度均存在正相关关系，并且各治理因素均与"组织管理"维度的相关性最强，其次是"工作回报"与"工作条件"维度，这与前述政府治理因素相关性规律大致相同，也与本研究前述探析的社会治理因素作用机制规律一致，见表 5 - 24。

表 5 - 24　医务人员对社会治理因素的评价与工作满意度各维度的相关性分析

因素	工作本身	工作压力	工作条件	人际关系	工作回报	组织管理
D1	0.287**	0.267**	0.419**	0.350**	0.470**	0.510**

续表

因素	工作本身	工作压力	工作条件	人际关系	工作回报	组织管理
D2	0.321**	0.239**	0.396**	0.382**	0.430**	0.507**
D3	0.176**	0.353**	0.342**	0.188**	0.371**	0.410**
D4	0.182**	0.359**	0.340**	0.212**	0.380**	0.421**
D5	0.196**	0.338**	0.321**	0.220**	0.366**	0.405**
D6	0.209**	0.332**	0.355**	0.261**	0.387**	0.462**
D7	0.188**	0.391**	0.364**	0.214**	0.420**	0.444**
D8	0.174**	0.376**	0.342**	0.195**	0.400**	0.426**

** $p < 0.01$。

（二）社会治理因素对医务人员工作满意度影响的多因素分析

以 20 个医务人员工作满意度条目得分加总得到的医务人员工作满意度总分为因变量，以一般人口学特征差异性检验中具有统计学意义的"在岗时间"、"职称"、"职务"、"医院类型"以及 8 个单因素分析有统计学意义的社会治理因素为自变量做多重线性回归，自变量赋值见表 5 - 25。模型的复相关系数 $R = 0.617$，提示中高等相关，决定系数 $R^2 = 0.380$，调整后 $R^2 = 0.376$，提示自变量可以解释 38.0% 的因变量变异，社会治理因素对医务人员工作满意度影响的多因素回归模型中的调整 $R^2 = 0.376 < R^2 = 0.380$，将自变量解释因变量变异的夸大程度进行了校正。同时调整 $R^2 = 0.376$，提示社会治理因素对医务人员工作满意度有较高的影响强度。模型经过检验，$F = 94.272$，$p < 0.001$，提示因变量和自变量之间存在线性相关。除了一般人口学特征中的职务、医院类型的偏回归系数显著性检验有统计学意义之外，在对这 8 个自变量进行偏回归系数显著性检验时，有 4 个因素的 t 检验达到显著性水平，其影响程度大小的排序依次是"高质量的业务培训或指导"（D1）、"医疗事故鉴定的公平公正程度"（D2）、"社会公众评价的客观性"（D7）和"社会公众反映医患双方意见诉求主动性"（D6），其标准化偏回归系数分别是 0.260、0.190、0.135、0.066，见表 5 - 26。

表 5 - 25　一般人口学特征及社会治理因素变量赋值

因素	变量名	定义赋值
因变量	Y	医务人员工作满意度总分

续表

因素	变量名	定义赋值
在岗时间	X_1	$1 =$ 5 年及以下，$2 =$ 6~10 年，$3 =$ 11~15 年，$4 =$ 16~20 年，$5 =$ 21 年及以上
职称	X_2	$1 =$ 无职称，$2 =$ 初级，$3 =$ 中级，$4 =$ 副高级，$5 =$ 正高级
职务	X_3	$1 =$ 无职务，$2 =$ 一般行政管理人员，$3 =$ 中层干部，$4 =$ 院领导
医院类型	X_4	$1 =$ 城市公立医院，$2 =$ 县级公立医院
D1	X_5	$1 =$ 很不赞同，$2 =$ 较不赞同，$3 =$ 一般，$4 =$ 较赞同，$5 =$ 很赞同
D2	X_6	$1 =$ 很不赞同，$2 =$ 较不赞同，$3 =$ 一般，$4 =$ 较赞同，$5 =$ 很赞同
D3	X_7	$1 =$ 很不赞同，$2 =$ 较不赞同，$3 =$ 一般，$4 =$ 较赞同，$5 =$ 很赞同
D4	X_8	$1 =$ 很不赞同，$2 =$ 较不赞同，$3 =$ 一般，$4 =$ 较赞同，$5 =$ 很赞同
D5	X_9	$1 =$ 很不赞同，$2 =$ 较不赞同，$3 =$ 一般，$4 =$ 较赞同，$5 =$ 很赞同
D6	X_{10}	$1 =$ 很不赞同，$2 =$ 较不赞同，$3 =$ 一般，$4 =$ 较赞同，$5 =$ 很赞同
D7	X_{11}	$1 =$ 很不赞同，$2 =$ 较不赞同，$3 =$ 一般，$4 =$ 较赞同，$5 =$ 很赞同
D8	X_{12}	$1 =$ 很不赞同，$2 =$ 较不赞同，$3 =$ 一般，$4 =$ 较赞同，$5 =$ 很赞同

表 5 - 26　社会治理因素对医务人员工作满意度影响的多因素分析

变量	偏回归系数	标准误	标准化偏回归系数	t	p
职务	2.185	0.432	0.103	5.054	<0.001
医院类型	-1.871	0.445	-0.078	-4.201	<0.001
D1	3.729	0.399	0.260	9.345	<0.001
D2	2.767	0.405	0.190	6.829	<0.001
D6	0.825	0.419	0.066	1.969	0.049
D7	1.577	0.581	0.135	2.716	0.007

四　医务人员认知态度因素对其工作满意度的影响

（一）医务人员认知态度因素对其工作满意度影响的单因素分析

本研究影响因素梳理时，除却对医院管理水平、政府治理、社会治理等因素进行了设计，当前社会医疗行业环境、医务人员对自身的信心程度、对政策等的了解程度、对患者尊重/认可/信任的感知情况等亦可能影响到医务人员工作满意度，为了使考察更为全面，减少偏倚，本研究亦对这些认知态度因素进行了考察，首先通过方差分析结果发现，医务人员工作满意度得分在不同人口学变量上的差异均有统计学意义（$p < 0.001$），见表 5 - 27。这也证明了本研究设计认知态度因素的必要性。

表 5 - 27　医务人员工作满意度在认知态度因素上的差异

因变量	影响因素	F	p
工作满意度总分	E1（对自身医疗技术的信心程度）	87.853	<0.001
	E2（对政策等的了解程度）	128.207	<0.001
	E3（对当前医患关系的看法）	127.744	<0.001
	E4（对医生群体所处社会医疗行业环境的看法）	135.226	<0.001
	E5（对患者就医环境的看法）	111.132	<0.001
	E6（对所在医院形象的评价）	191.502	<0.001
	E7（大多数医务人员对患者的耐心程度）	87.024	<0.001
	E8（能感受到尊重/认可/信任的患者比例）	126.580	<0.001
	E9（周围的人对医生群体的评价）	142.201	<0.001
	E10（周围的人对多数公立医院的总体评价）	146.125	<0.001
	E11（新媒体对医生群体的总体评价）	109.398	<0.001
	E12（新媒体对公立医院的总体评价）	120.857	<0.001

为了进一步探寻医务人员对自身、社会医疗环境、感知患者尊重/认可/信任的比例等认知态度因素对医务人员工作满意度的影响，本研究继续做了各认知态度因素与医务人员工作满意度各维度之间的相关性分析，通过相关性分析结果发现，医务人员认知态度因素与其工作满意度各维度之间均存在正相关关系，其中"对自身医疗技术的信心程度"与"工作本身"维度相关性最高（$r = 0.396$），这提示我们，医务人员对自身医疗技术的信心程度越高，其工作兴趣以及对工作意义的认可也相应越高；"对政策等的了解程度"与"组织管理"维度的相关性最高（$r = 0.386$），说明对政策越了解的这一批医务人员对医院组织管理的满意度也相对越高；"对当前医患关系的看法"与"工作压力"的相关性最高（$r = 0.424$），即认为医患关系越和谐的医务人员所面临的压力相对越小；"对医生群体所处社会医疗行业环境的看法"与"工作压力"维度的相关性最高（$r = 0.438$），即认为医生群体所处社会医疗行业环境越好的医务人员，所面临的工作压力也相应越小；"对患者就医环境的看

法"、"对所在医院形象的评价"、"大多数医务人员对患者的耐心程度"等认知态度因素与"组织管理"维度的相关性最高（$r = 0.390$，$r = 0.546$，$r = 0.388$）；"能感受到尊重/认可/信任的患者比例"与"工作回报"维度的相关性最高（$r = 0.397$），这可能与工作回报中涉及的能否获得患者的尊重/认可/信任有关，感知比例越高的医务人员，对获得患者尊重/认可/信任的满意程度也越高；"周围的人对医生群体的评价"与"工作回报"维度的相关性最高（$r = 0.420$）；"周围的人对多数公立医院的总体评价"、"新媒体对医生群体的总体评价"和"新媒体对公立医院的总体评价"均与"组织管理"维度的相关性最高（$r = 0.442$，$r = 0.392$，$r = 0.395$），见表 5 – 28。

表 5 – 28　医务人员认知态度因素与其工作满意度各维度的相关性分析

因素	工作本身	工作压力	工作条件	人际关系	工作回报	组织管理
E1	0.396 **	0.100 **	0.303 **	0.379 **	0.303 **	0.364 **
E2	0.297 **	0.218 **	0.362 **	0.325 **	0.362 **	0.386 **
E3	0.183 **	0.424 **	0.412 **	0.177 **	0.412 **	0.348 **
E4	0.181 **	0.438 **	0.429 **	0.169 **	0.429 **	0.372 **
E5	0.239 **	0.247 **	0.365 **	0.269 **	0.365 **	0.390 **
E6	0.375 **	0.186 **	0.411 **	0.409 **	0.411 **	0.546 **
E7	0.279 **	0.097 **	0.300 **	0.371 **	0.300 **	0.388 **
E8	0.313 **	0.246 **	0.397 **	0.345 **	0.397 **	0.395 **
E9	0.281 **	0.328 **	0.420 **	0.281 **	0.420 **	0.415 **
E10	0.262 **	0.310 **	0.400 **	0.306 **	0.400 **	0.442 **
E11	0.163 **	0.367 **	0.369 **	0.209 **	0.369 **	0.392 **
E12	0.186 **	0.370 **	0.380 **	0.225 **	0.380 **	0.395 **

** $p < 0.01$。

（二）医务人员认知态度因素对其工作满意度影响的多因素分析

通过上述方差分析发现医务人员不同认知态度的工作满意度得分差异有统计学意义，同时通过相关性分析观察了认知态度因素与医务人员工作满意度各维度之间存在正相关关系。在此基础上本研究以 20 个条目的医务人员工作满意度得分的总分为因变量，以一般人口学特征差异性检验中有统计学意义的"在岗时间"、"职称"、"职务"、"医院类型"以及 12 个医务人员认知态度因素为自变量进行多重线性回归分析，并对各自变量进行赋值，见表 5 – 29。根据结果发现，该模型的复相关系数 $R = 0.661$，提示中高等相关，决定系数 $R^2 = 0.437$，调整后 $R^2 = 0.432$，提示自变量可以解释 43.7% 的因变量变异，医务人员认知态度因素对医务人员工作满意度影响的多因素回归模型中的调整 $R^2 = 0.432 < R^2 = 0.437$，将自变量解释因变量变异的夸大程度进行了校正。同时调整 $R^2 = 0.432$，提示医务人员认知态度因素对医务人员工作满意度有较高的影响强度。模型经过检验，$F = 89.230$，$p < 0.001$，提示因变量和自变量之间存在线性相关。在对这 20 个自变量进行偏回归系数显著性检验时发现，医务人员的职务、对自身医疗技术的信心程度、对政策等的了解程度、对当前医患关系的看法、对医生群体所处社会医疗行业环境的看法、对所在医院形象的评价、大多数医务人员对患者的耐心程度、能感受到尊重/认可/信任的患者比例这 8 个因素的 t 检验达到显著性水平，其中对所在医院形象的评价、能感受到尊重/认可/信任的患者比例、对自身医疗技术的信心程度对医务人员工作满意度的影响最大，其标准化偏回归系数分别为 0.254、0.123、0.100，见表 5 – 30。

表 5 – 29 一般人口学特征及认知态度因素变量赋值

因素	变量名	定义赋值
因变量	Y	医务人员工作满意度总分
在岗时间	X_1	1 = 5 年及以下，2 = 6 ~ 10 年，3 = 11 ~ 15 年，4 = 16 ~ 20 年，5 = 21 年及以上
职称	X_2	1 = 无职称，2 = 初级，3 = 中级，4 = 副高级，5 = 正高级
职务	X_3	1 = 无职务，2 = 一般行政管理人员，3 = 中层干部，4 = 院领导
医院类型	X_4	1 = 城市公立医院，2 = 县级公立医院
E1	X_5	1 = 很没信心，2 = 较没信心，3 = 一般，4 = 较有信心，5 = 很有信心
E2	X_6	1 = 很不了解，2 = 较不了解，3 = 一般，4 = 较了解，5 = 很了解
E3	X_7	1 = 很紧张，2 = 较紧张，3 = 一般，4 = 较和谐，5 = 很和谐
E4	X_8	1 = 很恶劣，2 = 较恶劣，3 = 一般，4 = 较好，5 = 很好
E5	X_9	1 = 很恶劣，2 = 较恶劣，3 = 一般，4 = 较好，5 = 很好

因素	变量名	定义赋值
E6	X_{10}	1 = 很差，2 = 较差，3 = 一般，4 = 很好，5 = 较好
E7	X_{11}	1 = 很没耐心，2 = 较没耐心，3 = 一般，4 = 较有耐心，5 = 很有耐心
E8	X_{12}	1 = 0 ~ 20%，2 = 21% ~ 40%，3 = 41% ~ 60%，4 = 61% ~ 80%，5 = 81% ~ 100%
E9	X_{13}	1 = 很负面，2 = 较负面，3 = 一般，4 = 较正面，5 = 很正面
E10	X_{14}	1 = 很负面，2 = 较负面，3 = 一般，4 = 较正面，5 = 很正面
E11	X_{15}	1 = 很负面，2 = 较负面，3 = 一般，4 = 较正面，5 = 很正面
E12	X_{16}	1 = 很负面，2 = 较负面，3 = 一般，4 = 较正面，5 = 很正面

表 5 - 30　医务人员认知态度因素对其工作满意度影响的多因素分析

变量	偏回归系数	标准误	标准化偏回归系数	t	p
职务	1.571	0.415	0.074	3.790	< 0.001
E1	1.678	0.364	0.100	4.611	< 0.001
E2	1.077	0.347	0.071	3.107	0.002
E3	0.707	0.328	0.064	2.155	0.031
E4	1.026	0.360	0.091	2.849	0.004
E6	4.194	0.396	0.254	10.590	< 0.001
E7	0.783	0.385	0.045	2.033	0.042
E8	1.667	0.311	0.123	5.365	< 0.001

五　多元主体治理视角下医务人员工作满意度影响因素回归分析

上述分别探索了医院管理水平因素、政府治理因素、社会治理因素、医务人员认知态度因素对医务人员工作满意度的影响，本研究锁定的重要视角是多元主体协同治理，所以各主体因素综合在一起时对医务人员工作满意度的影响也值得我们探析，本研究从两个层面入手，分析多元主体协同治理因素对医务人员工作满意度的影响。

首先，将单因素分析有统计学意义的在岗时间、职称、职务、医院类型以及医务人员对医院管理水平的评分、对政府治理职责履行的评分、对社会治理职责履行的评分，纳入多重线性回归模型，结果显示，回归模型 Durbin-watson $= 1.732$，决定系数 $R^2 = 0.457$，$F = 222.125$，$p < 0.01$。在岗时间、职称、职务、医院类型、对医院管理水平的评分、对政府治理职责履行的评分、对社会治理职责履行的评分对其工作满意度的影响均有统计学意义（$p < 0.05$）。从分析结果发现，在岗时间对医务人员工作满意度有负向影响，表明在岗时间越长，医务人员工作满意度得分相对越低；县级公立医院医务人员工作满意度评分低于城市公立医院医务人员；职务和职称越高，医务人员工作满意度相应越高；对医院管理水平的评分、对政府治理职责履行的评分、对社会治理职责履行的评分均对医务人员工作满意度有正向影响，其中，对医院管理水平的评分影响程度最高，其次是对政府治理职责履行的评分，最后是对社会治理职责履行的评分，标准化偏回归系数分别为 0.449、0.179、0.102，见表 5 – 31。

表 5 – 31　医务人员工作满意度多元主体协同治理评价的多因素分析

变量	偏回归系数	标准误	标准化偏回归系数	t	p
在岗时间	− 0.498	0.244	− 0.053	− 2.044	0.041
职称	0.744	0.333	0.060	2.238	0.025
职务	1.632	0.404	0.077	4.034	< 0.001
医院类型	− 2.180	0.415	− 0.091	− 5.248	< 0.001
对医院管理水平的评分	0.386	0.022	0.449	17.289	< 0.001
对政府治理职责履行的评分	0.149	0.026	0.179	5.769	< 0.001
对社会治理职责履行的评分	0.073	0.019	0.102	3.852	< 0.001

其次，再将单因素分析有统计学意义的医务人员一般人口学特征、医院管理水平因素、政府治理因素、社会治理因素、医务人员认知态度因素纳入多重线性回归模型，根据结果发现，该模型的复相关系数 $R = 0.811$，提示高等相关，决定系数 $R^2 = 0.658$，调整后 $R^2 = 0.648$，提示自变量可以解释 65.8% 的因变量变异，多元主体协同治理因素对医务人员工作满意度影响的多因素回归模型中的调整 $R^2 = 0.648 < R^2 = 0.658$，将自变量解释因变量变异的夸大程度进行了校正。同时调整 $R^2 = 0.648$，提示医务人员认知态度因素对医务人员工作满意度有较高的影响强度。模型经过检验，

$F = 66.771$，$p < 0.001$，提示因变量和自变量之间存在线性相关。分析结果显示，医务人员职务以及医院类型对医务人员工作满意度的影响与单因素分析的规律一致。医院战略目标规划的明确性（B1）、院务信息公开程度（B2）、职工代表大会职能的发挥（B3）、日常管理制度的完善性（B5）、医院内部收入分配的公平性（B6）、工作积极性的调动效果（C2）、双向转诊的标准和范围的明确性（C13）、医师多点执业办理程序方便性（C14）、高质量的业务培训或指导（D1）、对自身医疗技术的信心程度（E1）、能感受到尊重/认可/信任的患者比例（E8）对医务人员工作满意度均有正向影响（$p < 0.05$）。其中对医务人员工作满意度影响程度最大的是医院内部收入分配的公平性，影响最小的是对自身医疗技术的信心程度，标准化偏回归系数分别为 0.156、0.045，见表 5 - 32。

表 5 - 32　各治理因素共同影响医务人员工作满意度的多因素分析

变量	偏回归系数	标准误	标准化偏回归系数	t	p
职务	1.043	0.333	0.049	3.135	0.002
医院类型	-1.389	0.350	-0.058	-3.968	< 0.001
B1（医院战略目标规划的明确性）	1.117	0.309	0.081	3.609	< 0.001
B2（院务信息公开程度）	0.720	0.306	0.056	2.351	0.019
B3（职工代表大会职能的发挥）	1.289	0.338	0.105	3.814	< 0.001
B5（日常管理制度的完善性）	1.397	0.307	0.094	4.557	< 0.001
B6（医院内部收入分配的公平性）	1.815	0.258	0.156	7.029	< 0.001
C2（工作积极性的调动效果）	0.827	0.384	0.063	2.153	0.031
C13（双向转诊的标准和范围的明确性）	0.728	0.348	0.050	2.094	0.036
C14（医师多点执业办理程序方便性）	0.640	0.298	0.046	2.145	0.032
D1（高质量的业务培训或指导）	0.756	0.321	0.053	2.356	0.019
E1（对自身医疗技术的信心程度）	0.760	0.295	0.045	2.573	0.010
E8（能感受到尊重/认可/信任的患者比例）	0.941	0.248	0.070	3.794	< 0.001

第五节　医务人员工作满意度多元主体治理路径模型实证研究

结构方程模型是分析多个原因和多个结果之间关系、能处理潜变量的多元统计方法，从而进行因果模型设定、模型参数估计和模型评价。[①] 结构方程模型中的变量，分为可测的显变量和不可直接测量的潜变量，在结构方程模型中，因果关系用单向箭头表示，箭头指向为自变量指向因变量；用双箭头表示变量间的共变关系。根据本研究的理论依据以及医务人员工作满意度网络化治理路径假设模型，构建包含医务人员工作满意度、医院管理水平、政府治理职责履行情况、社会治理职责履行情况、医务人员认知态度这五个潜变量的医务人员工作满意度多元主体治理路径模型。

一 医务人员工作满意度多元主体治理路径模型构建

根据研究假设，本研究拟构建包含医务人员工作满意度、政府治理职责履行情况、社会治理职责履行情况、医院管理水平、医务人员认知态度五个潜变量的医务人员工作满意度多元主体治理路径模型，考虑到医务人员认知态度因素涉及面比较广泛，将对自身医疗技术的信心程度、对政策等的了解程度、对医生群体所处社会医疗行业环境的看法、对当前医患关系的看法等 12 个认知态度因素纳入医务人员工作满意度影响因素结构方程模型中，分析各认知态度变量对医务人员工作满意度的影响，删除没有统计学意义的路径，经修正后最终保留对自身医疗技术的信心程度、对政策等的了解程度、对医生群体所处社会医疗行业环境的看法、对所在医院形象的评价、能感受到尊重/认可/信任的患者比例这五个观测变量。修正后，卡方自由度比值 NC = 8.500 > 5，未达模型适配标准；RMSEA = 0.066 < 0.08，AGFI = 0.868 > 0.850，GFI = 0.897 > 0.850，TLI = 0.898 > 0.850，CFI = 0.914 > 0.900，NFI = 0.904 > 0.900，CN = 237 > 200，均达到适配标准，根据以上指标，再结合样本量综合判别，认为模型可以接受，标准化估计模型如图 5 - 8 所示。

对自身医疗技术的信心程度、对政策等的了解程度、对医生群体所处社会医疗行业环境的看法、对所在医院形象的评价、能感受到尊重/认可/信任的患者比例这五个观测变量均是医务人员的认知态度因素，故将这五个变量归纳为认知态度。经结构方程模型检验发现可以用这五个观测变量来反映认知态度这个潜变量，修正后，卡方自由度比值 NC = 1.271 < 3，

---

① 吴明隆：《结构方程模型：AMOS 的操作与应用》，重庆大学出版社，2010，第 38~62 页。

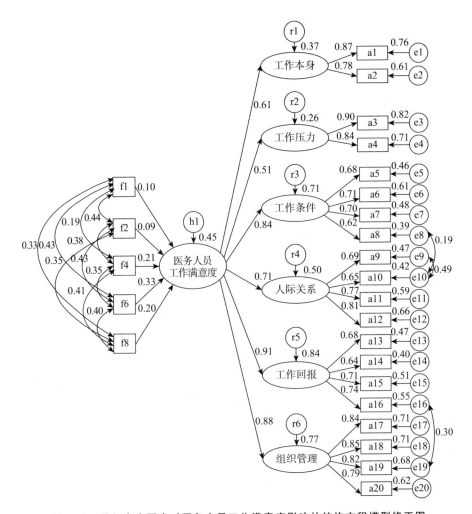

图 5 - 8　认知态度因素对医务人员工作满意度影响的结构方程模型修正图

达到模型适配标准；RMSEA = 0.012 < 0.05，AGFI = 0.996 > 0.900，GFI = 0.999 > 0.900，TLI = 0.998 > 0.900，CFI = 1 > 0.900，NFI = 0.999 > 0.900，CN > 200，均达到适配标准，根据以上指标，认为模型可以接受，标准化估计模型如图 5 - 9 所示。五个因素的因素负荷量分别是 0.50、0.56、0.66、0.57、0.63，均大于 0.5。

在明确认知态度潜变量包含几个观测变量的基础上，本研究构建包含医务人员工作满意度、医院管理水平、政府治理职责履行情况、社会治理职责履行情况、医务人员认知态度 5 个潜变量、41 个观测变量的医务人员工作满意度多元主体协同治理结构方程模型，见图 5 - 10。

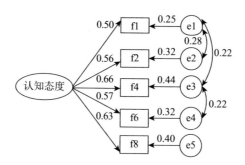

图 5 - 9　认知态度一阶结构方程模型

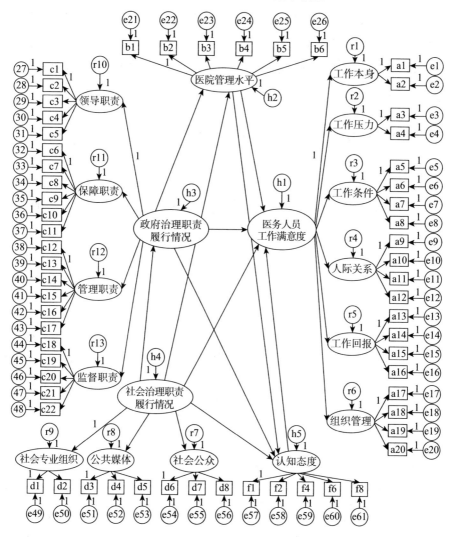

图 5 - 10　医务人员工作满意度多元主体协同治理路径初始模型

二 医务人员工作满意度多元主体治理路径模型初次评价

(一) 模型拟合优度评价

结构方程模型运行成功后，通过将运行后模型的各项拟合指标与适配标准进行比较，来判断模型拟合的效果如何，主要的拟合指标分为两类，即绝对拟合指标以及相对拟合指标，NC 值和 RMSEA 值越小越好，一般要求 GFI、AGFI、NFI、CFI、IFI、TLI > 0.85，根据前述拟合指标标准对医务人员工作满意度多元主体协同治理结构方程模型进行拟合度评价，具体指标见表 5 - 33，模型中大部分指标拟合较好，但有少数指标尚不符合标准，如 GFI 和 AGFI 值分别为 0.781、0.763，小于 0.85，通过拟合指标发现，模型需要进行修正。

表 5 - 33　医务人员工作满意度多元主体协同治理路径初始模型拟合指标

拟合优度指标	拟合优度标准	初始指标	拟合情况
绝对拟合指标			
卡方自由度比值（NC）	$1 < NC < 3$，模型有简约适配度；$NC > 5$，模型需要修正	6.090	不理想
渐进残差均方根（RMSEA）	< 0.05，适配良好；< 0.08，适配合理	0.054	理想
拟合优度指标（GFI）	> 0.85，可以接受；> 0.90，良好	0.781	不理想
调整拟合优度指标（AGFI）	> 0.85，可以接受；> 0.90，良好	0.763	不理想
相对拟合指标			
规范拟合指标（NFI）	> 0.85，可以接受；> 0.90，良好	0.875	理想
相对拟合指数（RFI）	> 0.85，可以接受；> 0.90，良好	0.869	理想
比较拟合指标（CFI）	> 0.85，可以接受；> 0.90，良好	0.893	理想
增值适配指数（IFI）	> 0.85，可以接受；> 0.90，良好	0.893	理想
Tucker-Lewis 指数（TLI）	> 0.85，可以接受；> 0.90，良好	0.888	理想

(二) 模型系数的显著性估计

检验模型的一个重要指标就是模型内各参数是否能够具备显著性。对理论模型进行结构方程模型检验后，通过临界值与 p 值发现，路径"社会治理职责履行情况→工作满意度"的 p 值大于 0.05，其余路径的 p 值均小于 0.05，具有统计学意义，表明模型通过显著性评价的要求，但是仍然需要进一步修正，见表 5 - 34。

表 5 - 34　医务人员工作满意度多元主体协同治理初始模型路径系数

路径	Estimate	SE	CR	p
社会治理职责履行情况→政府治理职责履行情况	1.012	0.041	24.953	***
政府治理职责履行情况→医院管理水平	0.962	0.044	21.721	***
社会治理职责履行情况→医院管理水平	- 0.280	0.046	- 6.090	***
政府治理职责履行情况→认知态度	0.091	0.033	2.787	.005
社会治理职责履行情况→认知态度	0.268	0.031	8.640	***
医院管理水平→认知态度	0.171	0.024	7.110	***
医院管理水平→工作满意度	0.366	0.029	12.406	***
政府治理职责履行情况→工作满意度	0.150	0.033	4.540	***
社会治理职责履行情况→工作满意度	- 0.065	0.033	- 1.936	.053
认知态度→工作满意度	0.314	0.061	5.178	***

三　医务人员工作满意度多元主体治理路径模型修正

初始模型的拟合指标以及路径的显著性估计提示模型需要修正，由表 5 - 34 可以看出，"社会治理职责履行情况→工作满意度"的路径系数不显著，因此本研究先采用临界比率法，按 p 值从大到小依次删除不显著的路径以提高模型可识别性。当删除"社会治理职责履行情况→工作满意度"路径后，所有路径系数都达到显著，并且各拟合指数都得到了改善。接下来考虑通过修正指数法对模型进行修正，根据由大到小的方式，在 MI 值较大的并可以解释的两个残差变量间增加相关路径，并且逐次增加，逐次运行，观察拟合指数是否得到改善，通过增加残差路径，使模型拟合指标达到或接近较为理想的判定标准。

四　医务人员工作满意度多元主体治理路径模型二次评价

（一）修正后模型载荷系数显著性估计

根据路径系数及 p 值发现，模型内各潜变量之间、潜变量与观测变量之间的路径系数均有统计学意义，证明模型适配度较好，见表 5 - 35。

表 5 – 35　医务人员工作满意度多元主体协同治理修正模型的路径系数

路径	B	β	SE	CR	p
社会治理职责履行情况→政府治理职责履行情况	0.951	0.795	0.039	24.084	***
政府治理职责履行情况→医院管理水平	0.980	0.961	0.046	21.380	***
社会治理职责履行情况→医院管理水平	-0.241	-0.197	0.044	-5.464	***
政府治理职责履行情况→认知态度	0.084	0.144	0.033	2.534	.011
社会治理职责履行情况→认知态度	0.314	0.449	0.031	10.137	***
医院管理水平→认知态度	0.171	0.298	0.023	7.341	***
医院管理水平→工作满意度	0.391	0.588	0.027	14.333	***
政府治理职责履行情况→工作满意度	0.143	0.211	0.024	5.897	***
认知态度→工作满意度	0.180	0.155	0.034	5.225	***

*** $p < 0.001$，* $p < 0.05$。

（二）修正模型的拟合度评价

修正后的医务人员工作满意度多元主体协同治理结构方程模型的各项拟合指标均已达到或者接近拟合标准，说明修正模型可以较好地解释医务人员工作满意度治理因素的影响，[1] 各指标的拟合情况见表 5 – 36。

表 5 – 36　医务人员工作满意度多元主体协同治理路径模型拟合度评价

拟合优度指标	拟合优度标准	初始指标	修正指标
绝对拟合指标			
卡方自由度比值（NC）	$1 < NC < 3$，模型有简约适配度；$NC > 5$，模型需要修正	6.090	4.924
渐进残差均方根（RMSEA）	< 0.05，适配良好；< 0.08，适配合理	0.054	0.047

---

① 吴明隆：《结构方程模型：AMOS 的操作与应用》，重庆大学出版社，2010，第 38～62 页。

续表

拟合优度指标	拟合优度标准	初始指标	修正指标
拟合优度指标（GFI）	>0.85，可以接受；>0.90，良好	0.781	0.826
调整拟合优度指标（AGFI）	>0.85，可以接受；>0.90，良好	0.763	0.811
相对拟合指标			
规范拟合指标（NFI）	>0.85，可以接受；>0.90，良好	0.875	0.899
相对拟合指数（RFI）	>0.85，可以接受；>0.90，良好	0.869	0.894
比较拟合指标（CFI）	>0.85，可以接受；>0.90，良好	0.893	0.918
增值适配指数（IFI）	>0.85，可以接受；>0.90，良好	0.893	0.918
Tucker-Lewis 指数（TLI）	>0.85，可以接受；>0.90，良好	0.888	0.914

五 医务人员工作满意度多元主体治理路径模型核心变量的影响效应分析

通过对修正后模型的潜变量进行影响效应分析发现，医院管理水平、政府治理职责履行情况以及认知态度对医务人员工作满意度的路径系数分别为 0.588、0.211、0.155（$p < 0.001$），均具有统计学意义。其中医院管理水平对医务人员工作满意度的影响高于政府治理职责履行情况的影响，政府治理职责履行情况的影响高于认知态度，政府治理职责履行情况对医院管理水平、认知态度的直接效应分别为 0.961、0.144（$p < 0.05$）。社会治理职责履行情况对医务人员工作满意度的影响只存在间接效应，不存在直接效应，对医院管理水平及认知态度影响的直接效应为 −0.197、0.449（$p < 0.001$）。

政府治理职责履行情况通过医院管理水平对医务人员工作满意度的间接效应为：$0.961 \times 0.588 = 0.565$；通过医院管理水平、认知态度对医务人员工作满意度的间接效应为：$0.961 \times 0.298 \times 0.155 = 0.044$；政府治理职责履行情况通过认知态度对医务人员工作满意度的间接效应为：$0.144 \times 0.155 = 0.022$；政府治理职责履行情况对医务人员工作满意度的直接效应为：0.211；故政府治理职责履行情况对医务人员工作满意度的总效应为：$0.565 + 0.044 + 0.022 + 0.211 = 0.842$。

医院管理水平通过认知态度对医务人员工作满意度的间接效应为：

$0.298 \times 0.155 = 0.046$；医院管理水平对医务人员工作满意度的直接效应为：$0.588$；故医院管理水平对医务人员工作满意度的总效应为：$0.046 + 0.588 = 0.634$。

社会治理职责履行情况通过医院管理水平对医务人员工作满意度的间接效应为：$(-0.197) \times 0.588 = -0.116$；社会治理职责履行情况通过认知态度对医务人员工作满意度的间接效应为：$0.499 \times 0.155 = 0.077$；社会治理职责履行情况通过医院管理水平、认知态度对医务人员工作满意度的间接效应为：$-0.197 \times 0.298 \times 0.155 = -0.009$；社会治理职责履行情况通过政府治理职责履行情况对医务人员工作满意度的间接效应为：$0.795 \times 0.211 = 0.168$；社会治理职责履行情况通过政府治理职责履行情况、医院管理水平对医务人员工作满意度的间接效应为：$0.795 \times 0.961 \times 0.588 = 0.449$；社会治理职责履行情况通过政府治理职责履行情况、医院管理水平、认知态度对医务人员工作满意度的间接效应为：$0.961 \times 0.298 \times 0.155 = 0.044$；社会治理职责履行情况通过政府治理职责履行情况、认知态度对医务人员工作满意度的间接效应为：$0.795 \times 0.144 \times 0.155 = 0.018$。社会治理职责履行情况对医务人员工作满意度没有直接效应，故社会治理职责履行情况对医务人员工作满意度的总效应为：$0.077 - 0.116 - 0.009 + 0.168 + 0.449 + 0.044 + 0.018 = 0.631$。认知态度对其工作满意度没有间接效应，只有直接效应，认知态度对其工作满意度的直接效应为 0.155，故总效应为 0.155，见表 5-37。本研究纳入认知态度后构建的影响医务人员工作满意度治理因素的模型框架、影响路径、程度大小及各变量间关系如图 5-11 所示。

表 5-37　医务人员工作满意度多元主体协同治理路径模型标准化影响效应分析

维度	医务人员工作满意度		
	直接效应	间接效应	总效应
政府治理职责履行情况	0.211	0.631	0.842
医院管理水平	0.588	0.046	0.634
社会治理职责履行情况	0.000	0.631	0.631
认知态度	0.155	0.000	0.155

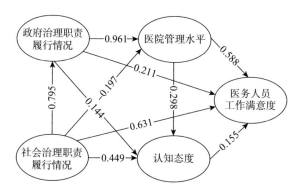

图 5 – 11　医务人员工作满意度多元主体协同治理路径模型

第六章

患者满意度测评与治理路径实证研究

本章摘要：在患者满意度理论研究的基础上，研制患者满意度测评量表，抽取样本省市不同经济发展区域6个市县共15家城市和县级公立医院1382名住院患者和638名门诊患者进行访谈问卷调查，分析患者满意度情况，探寻影响患者满意度的主要外部治理因素，验证患者满意度多元利益主体影响—参与—协同治理模型及路径关系。主要研究发现如下。①自行研制的患者满意度测评量表信效度良好，可用于对患者满意度的测量和解释。②患者门诊和住院满意度及满意率总体已处于良好水平。③政府治理职责履行情况和医院管理水平是提升患者满意度的关键治理因素；患者对社会治理职责履行情况感知程度较弱，提示进一步激活和发挥社会治理体系和能力建设的重要性和必要性；医疗领域供需两侧改革及治理要让患方可感知、获得及参与，有利于有效提升患者满意度。④政府治理职责履行情况、社会治理职责履行情况通过医院管理水平中介作用对患者满意度产生间接影响，是治理主体主要的作用载体和角色。⑤患者满意度受到患者—医方—政府—社会等多元利益相关主体的影响和制约，其治理具有多元利益相关主体的协同路径与作用机制。

第一节　患者满意度理论研究

一　患者满意度的概念内涵与外延关系

患者满意度的研究借鉴了满意度、工作满意度、顾客满意度等一系列研究的成果与经验，是以患者为中心理念的重要表现。最早系统性研究

"满意"这一现象是在心理学领域，认为满意是人的一种心理状态与情感反应。随后 Cardozo 将满意结合顾客概念运用到市场营销领域，并将顾客满意度（Customer Satisfaction, CS）定义为顾客依据购买前和购买后对产品及服务的预期和实际感知效果相比较后形成的一种正面或负面的心理态度。[①] 随着消费者运动、患者权利运动、全面质量管理理念、公共服务部门评估驱动及新公共管理运动的兴起，医疗卫生服务领域开始逐步引入和运用市场运作机制，患者满意度的研究即在此背景下日益被重视。[②] 国外学者最早对患者满意度概念的界定是在企业顾客满意度的基础上形成的，两者的概念与内涵有诸多相似之处。Risser 借鉴顾客满意度的概念，认为患者满意度（Patient Satisfaction, PS）是患者理想状态下服务和实际感知服务之间的一致性程度，[③] 他认为患者满意度本质是患者对医疗服务的一种情感反应；Donabedian 基于医疗服务流程及要素构成分析，认为患者满意度是患者对医疗服务各个方面评价的总和，尤其是人际关系的过程，这一概念诠释患者满意度是一种对医疗服务各构成要素的主观体验，其中医患人际交互是医疗服务的核心并起决定性作用；[④] Pascoe 从需求满足的视角探讨患者满意度的成因、过程及结果，认为人们因为健康保健、治疗疾病或生命质量等方面的要求，进而产生的对医疗保健服务的期望，并对所体验的医疗服务产生价值判断，[⑤] 从动态的视角观察满意度，认为患者满意度会随着社会、经济、技术发展而变化；[⑥] 国内学者对患者满意度概念的界定多直接引用 Pascoe 的定义。学界对患者满意度概念的界定可概括为对医疗服务的感知体验、情绪反应、情感诉求，但患者这种复杂的心理活

---

① Homburg, C. et al., "The Role of Cognition and Affect in the Formation of Customer Satisfaction: A Dynamic Perspective," *Journal of Marketing* 70 (2013): 21–31.

② 刘芷含：《国内外病人满意度研究综述》，《中国卫生政策研究》2015 年第 4 期，第 60~66 页。

③ Risser, N. L., "Development of an Instrument to Measure Patient Satisfaction with Nurses and Nursing Care in Primary Care Settings," *Nursing Research* 24 (1975): 45–52.

④ Donabedian, A., *Explorations in Quality Assessment and Monitoring* (Health Administration Press, 1980), p. 456.

⑤ Pascoe, G. C., "Patient Satisfaction in Primary Health Care: A Literature Review and Analysis," *Evaluation & Program Planning* 6 (1983): 185–210.

⑥ Erin DuPree M. D. et al., "Improving Quality in Healthcare: Start With the Patient," *Mount Sinai Journal of Medicine: A Journal of Translational and Personalized Medicine* 78 (2011): 813–819.

动过程容易受到医院自身的管理水平及社会医疗客观环境状态和患者主观感知因素的影响，Mpinga、Chastona 从理论层面探讨社会环境因素对患者满意度的影响，但未阐述其具体作用机制及影响程度。本书认为患者满意度表达了患者对所感知医疗服务的满意度评价，其背后是对当前医疗卫生体制改革成效及当前社会医疗环境状态的民意表达，是折射和反馈当前社会医疗服务体制机制、社会医疗政策、医院组织管理、社会舆论环境、医患信任、患者认知等一系列问题的棱面镜，受到以上因素的共同影响与制约，具有多部门监管治理特征。从传统医院内部管理改进的视角难以深入剖析以上治理因素对患者满意度的潜在作用及影响，并逐步出现患者满意度医院内部管理改进的困境。通过引入和整合外部力量的参与，以多元化的治理主体、网络化的治理机制和分散化的治理责任，提高患者满意度的综合治理能力。结合以上观点，本书对患者满意度概念的界定是指人们基于疾病及预防保健等方面的要求对医疗服务产生期望，并将这种期望与自身实际感知进行对比后产生的对医疗服务的综合性评价。这种评价受到社会医疗环境及患者主观背景等因素的共同影响与制约，具有多部门监管治理的特征（见图 6 - 1）。

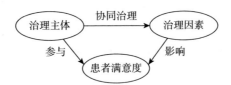

图 6 - 1　患者满意度治理模型设计思路

二　患者满意度测评模型的构建

现有的患者满意度评价模型均从经典"顾客满意度模型"衍生而来。顾客满意度模型以理论模型研究为基础，其主要分析满意度成因与结果两种变量之间的关系，最初为 Oliver 等学者提出的期望 - 不一致模型（Expectation - Disconfirmation），又称期望模型[①]，该模型认为顾客通过比较购买前的期望与购买后的感知二者之间的一致性程度来衡量对产品的满意

①　Oliver, R. L., "A Cognitive Model of the Antecedents and Conseaquences of Satisfaction Deci - sions," *Journal of Marketing Research* 4（1980）：460 - 469.

度。随后一些复杂的满意度指数模型被开发出来，使得顾客满意度从理论研究上升到定量研究阶段。瑞典率先建立起顾客满意度晴雨表指数模型（Sweden Customer Satisfaction Barometer，SCSB），美国密歇根大学 Fornell 在此基础上构建了美国顾客满意度指数模型（American Consumer Satisfaction Index，ACSI），并被诸多学者引入患者满意度测评领域。Jie Lv 等学者运用 ACSI 模型构建了包括感知医院形象、患者预期、感知价值、患者满意、患者忠诚、患者抱怨等 7 个潜变量 14 条因果关系的住院患者满意度模型。国内学者刘桂瑛等在探究国外顾客满意度模型的基础上，建立了涵盖信息、患者期望、感知价值、感知质量 4 个起因变量，患者忠诚、患者信任 2 个效果变量，外加患者满意度，共 7 个结构变量的模型，是运用顾客满意度模型在我国医疗卫生服务行业的尝试。以上理论和指数模型的研究大多探讨的是患者满意度的形成机理及驱动因素，即患者期望（patient expectations）、感知质量（perceived quality）、感知价值（perceived value）、患者满意度这几者之间的因果作用关系。但期望是一个复杂的心理学概念，很难被人们可靠且有效地测量，Brian Willams 通过回归分析发现患者对医疗服务的期望只能解释患者满意度 10% 左右的变异。原因可能在于患者对医疗服务的期望不同于一般顾客对商品的期望，医患之间存在高度的信息不对称，使得患者对医疗服务的期望容易受到自身的认知、负面情绪、社会舆论以及疾病等因素的影响，只能根据有限信息做出"理性不能"的判断与预期。有些学者甚至建议逐步从患者满意度测量体系中剔除期望的测量，并把"感知质量"作为测量患者满意度的重要驱动因素，这两种学术观点导致了两种满意度测评模型的出现，一种是反映患者预期、感知价值、感知质量、患者满意、患者忠诚、患者抱怨等的患者满意度 ACSI 指数内在变量因果关系模型，另一种是弱化期望的测量，仅从感知质量的视角测评患者满意度，即患者感知质量满意度测评模型，Parasurman、Zeithaml、Berry 创立的 SERVQUAL（Service Quality）感知质量评价模型包括可靠性、反应性、保证性、情感性、有形性五个维度，就是后者的一种典型代表。虽然"患者满意度"和"患者感知服务质量"两者在概念上有所区别，如 Oliver 就认为服务质量测度范围比患者满意度更广，质量是一种以满意为基础的度量，是患者满意的重要前提条件，但两者在实际测评和运用中，均以期望－感知理论为基础，且由于测量的指标体系具有相当大的重叠部分，SERVQUAL 感知质量评价模型也被广泛运用于患者满意度测评与研究中。

国内的患者满意度测评模型均以期望 – 感知理论为基础，并在 ACSI 或 SERVQUAL 模型基础上加以衍生。但 ACSI 模型测量变量的抽象性，使得在微观层面上该评价模型对医院经营管理缺乏具体的指导作用。而 SE-RVQUAL 模型五维度的设计是一般商品服务品质属性的衍生，但并不能体现医疗服务自身的特殊性、医疗服务供给的复杂性以及"为大众健康服务"的社会公益属性，因此其测评模型有所局限。此外，以上模型均难以反映患者满意度背后潜在利益相关主体治理作用及多部门监管治理的特征。借鉴美国医疗质量管理之父 Donabedian 提出的结构—过程—结果（Structure-Process-Outcomes，SPO）评价框架模型。SPO 评价框架模型的结构是指影响卫生服务提供的环境因素，包括实体设施、设备、人力资源和组织特征等；过程指所有组成卫生服务保健行动的总和，通常包括诊断、治疗、预防和患者教育；结果是指卫生服务保健对患者或人群的影响，包括对健康状况、行为或知识的改变以及患者满意度和健康相关生活质量。引入 SPO 评价框架模型的原因是，该模型遵循患者对一般医疗服务流程的认知体验，有利于全面探究影响患者满意度的"外部治理因素"。本书基于期望 – 感知理论，嵌套 SPO 评价框架模型，围绕患者满意度的概念与内涵，构建了患者满意度"结构—过程—结果"评价模型。其中结构满意是指患者对医疗服务的软硬件环境的满意，过程满意是指患者对涉及医患双方交互过程的满意，结果满意是指患者对医疗服务治疗结果的满意，见图 6 – 2。由于患者不满意背后成因的复杂性及多部门监管治理的特征，本书认为需进一步开发和构建新型的患者满意度"评价 + 治理"模型。

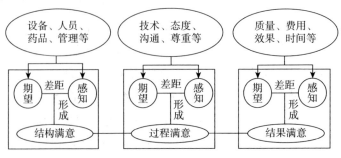

图 6 – 2　患者满意度形成机理及测评模型

三 患者满意度测评量表或指标体系的构建

由于地域文化、研究者的角色身份以及测评目的不同，国内外患者满意度测评工具及指标体系尚未有统一的标准，但均存在共性的部分。Ware 等人研制的 PSQ（Patient Satisfaction Questionnaire）量表，现为 PSQ Ⅲ 版，主要从技术质量、人际关系、医患沟通、资金花费、等待时间和服务可及性 6 个维度测定患者满意度。[①] Carey 更新和完善 QCM（Quality of Care Monitors）量表，并从医生服务、护士服务、医疗结果、设施条件、等待时间、挂号与检查的流程测定门诊患者的满意度。[②] Grogan 等针对通科诊所服务研制了由护理服务、医患关系、感知时间三个部分组成的患者满意度量表。[③] Anderson 借鉴 SERVQUAL 顾客感知质量评价模型开发了患者 SERVQUAL 量表，并从可靠性、有形性、响应性、保证性和移情性五个维度测评患者满意度。[④] 美国医疗保险和医疗补助服务中心以及医疗保健研究与质量局两部门联合开发了住院患者核心体验内容的 HCAHPS（Hospital Consumer Assessment of Healthcare Providers and Systems Survey）医疗服务行业水平评价量表，包括患者最为关心的" 与医护人员的沟通、医务人员响应性、疼痛管理、药物信息、出院信息、医院环境、对医院的整体满意和是否推荐"8 个维度。[⑤] 基于患者就医流程设计并用于提升医院内部医疗服务管理质量的 GANEY 量表，设计了"入院服务、病房环境、伙食供应、护士服务、检查治疗、探访者及家属、医生服务、出院服务、个人问题、整体评价"10 个维度，并在美国 7000 多家医院广泛使用。由欧洲项目组

[①] Sakharkar, P. et al., "Development and Validation of PSPSQ 2.0 Measuring Patient Satisfaction with Pharmacist Services," *Research in Social & Administrative Pharmacy* 11（2014）：487 – 498.

[②] Carey, R. G. & Seibert, J. H., "A Patient Survey System to Measure Quality Improvement: Questionnaire Reliability and Validity," *Medical Care* 31（1993）：834 – 845.

[③] Baker, R., "Development of a Questionnaire to Assess Patients' Satisfaction with Consultations in General Practice," *British Journal of General Practice the Journal of the Royal College of General Practitioners* 40（1990）：487 – 490.

[④] Anderson, E. A., "Measuring Service Quality at a University Health Clinic," *International Journal of Health Care Quality Assurance* 8（1995）：32 – 37.

[⑤] Mcclelland, L. E. et al., "Compassion Practices and HCAHPS: Does Rewarding and Supporting Workplace Compassion Influence Patient Perceptions," *Health Services Research* 49（2014）：1670 – 1683.

成员设计的欧洲满意度调查量表 EUROPEP（European Task Force on Patient Evaluation of General Practice）现已更新至 2006 版，从医患关系与两者的沟通交流、医疗保健服务、信息获取与支持、医疗服务的连续性与合作性、服务组织五个方面评估患者对医疗卫生体系的满意程度。[1]

国内学者陈平雁等研制的 IPSQ（Inpatient Satisfaction Questionnaire）量表，包含入院过程、医疗环境与设施、医疗花费、医生服务、护理、医辅科室服务、治疗效果、伙食供应共 8 个维度。[2] 张澄宇等研制了一套涵盖就医环境、服务流程、服务项目、服务态度、服务技术、服务结果、投诉处理与治疗费用的门诊患者满意度测评量表及指标体系。[3] 谷波等构建了包含环境设施、质量及安全、服务可及性、健康教育、人文关怀 5 个维度的住院患者护理满意度量表。[4] 黄森等在借鉴国外成熟的满意度量表的基础上编制了 CHPESMS（Chinese Hospital Patient Experience and Satisfaction Monitor Scale）量表，由 28 个封闭式条目构成，包含可及入院、一般住院服务、治疗服务、环境与后勤服务、投诉与意见管理服务、出院指导服务 6 个维度。[5] 张超等研制了包括救护车服务、治疗结果与费用、医生服务、辅助科室服务、护理服务、知情权、就医环境、等待时间 8 个因素共 26 个条目的综合医院急诊病人满意度量表。[6] 蒋海燕从环境质量、医疗服务质量、医疗设备和药品齐全度、医疗费用和医院公关形象 5 个方面构建了患者满意度评价指标体系。[7] 严慧萍等通过对出院患者回访信息挖掘，构建了包含就医环境、服务态度、技术水平、服务效率、生活服务、医疗费用、医患沟通 7 个方面共 20 个条目的出院

① 滕菲、关丽征、王亚东等：《基于欧洲满意度调查量表的社区卫生服务满意度评价方法探讨》，《中国全科医学》2011 年第 25 期，第 2844～2847 页。

② 陈平雁、Chit-Ming Wong、区燕萍等：《综合医院住院病人满意度量表研制初报》，《中国医院管理》1999 年第 2 期，第 15～18 页。

③ 张澄宇、郑忠民、姜蓉：《门诊病人满意度测评指标体系的研究》，《上海第二医科大学学报》2003 年第 1 期，第 107～109 页。

④ 谷波、张骏、成翼娟：《住院患者护理满意度量表信度效度测量》，《护理学杂志》2008 年第 5 期，第 45～47 页。

⑤ 黄森、宋智、张拓红等：《中国医院住院患者体验和满意监测量表的信效度评价》，《中国医院管理》2012 年第 6 期，第 14～17 页。

⑥ 张超、杨俊明、桑显富：《综合医院急诊病人满意度量表研制初探》，《中华医院管理杂志》2005 年第 6 期，第 403～405 页。

⑦ 蒋海燕：《柳河医院顾客满意度研究》，硕士学位论文，吉林大学，2006，第 57 页。

患者满意度测评指标体系。① 上述代表性成果汇总见表6－1。

通过上述文献梳理发现，国内外已有患者满意度测评量表及指标体系存在以下问题：①患者满意度评价指标未进行患者理性分析和理性程度的筛选，诸多研究不同程度地存在对医疗技术、诊疗效果、医疗费用维度等概念性模糊、指标笼统、权重不合理的现象，也未见对其适宜评价主体及其关系的研究；②在实际工作中，患者满意度评价主体多为政府和医疗机构自身，由于自身利益、角色或政治倾向的策略，难以理性、科学、客观地从公众及社会整体视角来考量并获得社会普遍认可的测评结果。对以上具有代表性的患者满意度量表以条目池的形式进行系统整理，并通过指标筛选、归类、分析，结合本书患者满意度结构—过程—结果评价模型，初步确立了患者满意度测评维度，见表6－2。

表6－1　国内外代表性患者满意度量表测评维度及内容

量表或研究者	维度及内容
PSQ	可及性和便利性、医务人员的业务/能力和品质、医务人员的人道主义、总满意度、交流能力、价格、服务时间、保健的效力
PSQ Ⅲ	技术质量、人际关系、医患沟通、资金花费、等待时间和服务可及性
QCM	医生服务、护士服务、医疗结果、设施条件、等待时间、挂号与检查的流程
SERVQUAL	可靠性、有形性、响应性、保证性和移情性
HCAHPS	与医护人员的沟通、医务人员响应性、疼痛管理、药物信息、出院信息、医院环境、对医院的整体满意及是否推荐
EUROPEP	医患关系与两者的沟通交流、医疗保健服务、信息获取与支持、医疗服务的连续性与合作性、服务组织
陈平雁等	入院过程、医疗花费、医生服务、伙食供应、医辅科室服务、护理、治疗效果、医疗环境与设施
张澄宇等	就医环境、服务技术、服务态度、服务项目、服务流程、服务结果、投诉处理与治疗费用
谷波等	环境设施、质量及安全、服务可及性、健康教育、人文关怀
黄森等	可及入院、一般住院服务、治疗服务、投诉与意见管理服务、环境与后勤服务、出院指导服务

---

① 严慧萍、苏小强、严祥等：《出院患者满意度测评工具的研制》，《中国医院管理》2011年第12期，第72～73页。

续表

量表或研究者	维度及内容
张超等	救护车服务、治疗结果与费用、医生服务、辅助科室服务、护理服务、知情权、就医环境、等待时间
蒋海燕	环境质量、医疗服务质量、医疗设备和药品齐全度、医疗费用、医院公关形象
严慧萍等	就医环境、服务态度、技术水平、服务效率、生活服务、医疗费用、医患沟通

表 6-2　患者满意度测评维度（初始）

内在维度	二级指标	三级指标
结构满意	可及程度	地理可及、时间可及、费用可及
	服务环境	服务环境、设备设施、药品供应
	组织管理	就诊流程、信息公开、投诉建议
过程满意	医患沟通	耐心倾听、细致说明、征求意见
	医患尊重	服务热情、公平对待、隐私保护
	服务技术	检查合理、诊断准确、操作熟练
结果满意	诊疗结果	病情改善、健康教育、患者安全
	医疗费用	诊疗费用、检查费用、药品费用
	总体感受	花费时间、医德医风、总体满意

四　患者满意度利益相关主体职权责分析

有关患者满意度影响因素的研究，国内外学者多从医院内部管理或患者感知的视角进行分析与挖掘，尚未有学者从各利益相关主体协同治理的视角进行探究。通过文献研究，深入剖析患者与医方、患者与政府、患者与社会、患者自身对患者满意度的潜在作用及影响，从理论层面梳理和归纳出四类患者满意度可能的治理因素。

（一）政府治理职责履行因素

已有文献主要从对策或建议层面探讨政府对提升患者满意度的作用，尚未深入剖析政府治理因素对患者满意度的潜在作用机制及影响。其原因为：①患者满意度影响因素的分析多基于医院内部管理改进的视角，从而导致研究视角的局限；②如何界定测量医疗卫生领域政府的治理仍有待学者进一步的研究；③如何将政府治理客观要素与患者满意度主观评价建立联结还有待研究；④如何引导利益相关主体朝着一致目标行动，其内外驱动力有待挖掘和构建。Tang 等人通过政策评价的方式，研究患者对政府卫生政策的态度与患者满意度的关联，为本研究提供了重要的借鉴，即政策实际的效用可通过政策评价等方式进行测量与反映。本研究基于医疗卫生领域政府及相关部门职责的剖析，梳理出政府部门包括卫生行政部门、医保部门、价格主管部门、财政部门，它们通过"履行医疗行业的领导、保障、监督、管理等职责促使医院改进和提升医疗服务质量"→影响"患者期望和感知的医疗服务治理进而影响患者满意度"。借鉴 Tang 等的政策评价理论，本书假设"患者对政府医疗行业的领导、保障、监督、管理等治理职责履行感知评价"→影响"患者对医疗服务的满意度"。

（二）社会治理职责履行因素

社会公众对公立医院医疗服务具有评价监督的社会职责，对促进和监督公立医院提高服务质量，推动政府履行医疗行业的领导、保障、监督、管理职责发挥着重要作用。新闻报道具有舆论监督作用，新闻媒体集中关注或报道的社会热点医疗话题，往往会成为社会舆论的中心议题，同时也潜在地影响医方、政府、患者的行为。医师协会、医院管理协会等社会专业组织具有开展患者满意度社会第三方评价的职责，其对公立医院公益性和社会效益的发挥具有重要的监督作用，其行业自律和建言献策的职能也能够不断提升和营造医疗行业的和谐氛围。社会系统医疗职责的履行情况影响患者满意度，其作用路径为"社会对医疗服务的舆论监督、公共参与、行业自律等职责的履行"→影响"患者对医疗服务的满意度"，经变量操作设计，"患者对社会系统医疗行业的舆论监督、社会评价、公众参与职责的感知评价"→影响"患者对医疗服务的满意度"。

（三）医院管理水平因素

公立医院是为公民提供基本医疗服务的主体，其内部管理水平的高低，直接影响医疗服务提供的效率和质量。医院各科室之间的协作情况、医院对医务人员诊疗流程的规范、对不合理用药的内部监管、对医疗事故及纠纷的预防与控制、便民预约挂号的信息化建设影响患者的就医获得感。在患者感知层面，医院导医及分诊管理、投诉管理、医德医风建设等也影响患者满意度，其作用路径为"医院管理水平"→影响"患者对医疗服务的满意度"，变量可操作化为"患者对医院管理水平的感知评价"→影响"患者对医疗服务的满意度"。

（四）社会医疗环境因素

通过文献梳理发现，患者对社会医疗舆论环境的判断会明显影响患者满意度。患者作为医疗服务的接受者、参与者和评价者，其自身对社会医疗环境的认知、态度是影响患者满意评价的重要因素。此外，医患群体间的尊重、理解、认可、信任状况会形成一种社会氛围，并通过公众舆论和新闻报道等渠道，提高或降低患者对医方的满意度。患者满意度治理主体社会医疗职责见表6-3，影响因素操作化设计见表6-4，作用机制和模型见图6-3。

表6-3 患者满意度治理主体社会医疗职责分析

利益相关主体	社会医疗职责	角色匹配	潜在作用路径
患者	配合治疗、给付费用、遵守法律和社会公德、理性看待医疗服务的风险性和不确定性及不客观的医疗报道和舆论等	理性认知	社会医疗环境→患者满意度
医务人员	保证医疗服务质量、提供安全的医疗服务技术；尊重患者的选择权、知情权、同意权和隐私权；对患者的健康指导义务；态度良好、沟通充分、规范收费等	优质服务	医院管理水平→患者满意度； 医院管理水平→社会医疗环境
公立医院	提供舒适、整洁的诊疗环境；公示收费项目及价格；服务流程便捷规范；能够满足需求的设施设备药品；提供投诉及反馈渠道等	组织管理	
卫生行政部门	加强监管；引导督促公立医院提高服务质量和效率；提高医疗服务可及性和反应性；提供投诉及反馈渠道，推进医药卫生体制改革等	监督管理	政府治理职责履行→医院管理水平； 政府治理职责履行→患者满意度； 政府治理职责履行→社会医疗环境
医保部门	扩大医保受益面和提高补偿比例；报销程序便捷规范；实现异地报销结算；提供投诉及反馈渠道等	补偿报销	
价格主管部门	合理制定并调整医疗服务价格，公开医疗服务价格信息等	价格管理	
财政部门	加强对患者医保筹资及对公立医院合理补偿机制，提高财政资金利用效率等	投入保障	

续表

利益相关主体	社会医疗职责	角色匹配	潜在作用路径
社会专业组织	客观、公平、公正地开展社会评价及监督职能，发挥行业自律的作用等	行业自律	社会治理职责履行→政府治理职责履行；社会治理职责履行→医院管理水平；
公众及公共媒体	维护社会公益和群众合法利益，外部监督促进其履行社会职责及提高服务质量；正确客观的新闻报道等	舆论监督	社会治理职责履行→患者满意度；社会治理职责履行→社会医疗环境

表 6 - 4   患者满意度影响因素操作化设计

利益相关主体	影响因素	变量操作化设计
患者	患者特质	患者一般人口学特征和对社会医疗环境的评价
医院及医务人员	组织管理	患者对医院管理水平的评价
卫生行政部门	监督管理	患者对政府医疗行业监督职责履行的评价
医保部门	补偿报销	患者对政府医疗保障补偿职责履行的评价
价格主管部门	价格管理	患者对政府医疗行业价格管控职责履行的评价
财政部门	资源投入	患者对政府医疗领域投入职责履行的评价
社会专业组织	行业自律	患者对医学会等组织行业自律引导职责履行的评价
公共媒体	新闻报道	患者对公共媒体新闻舆论监督职责履行的评价
社会公众	公众舆论	患者对社会公众舆论监督职责履行的评价

五 患者满意度多元主体治理路径模型及研究假设提出

患者满意度是评判医疗系统综合改革及治理成效的重要指标。通过对我国当前社会医疗环境下患者满意度形成机理、利益相关主体、影响因素及作用机制的科学认识，即影响患者满意度的因素不仅取决于医患双方的认知与行为，还受到众多利益相关主体的影响，使得仅通过医方内部管理的手段是力不能及的，缺乏整合政府和社会力量的"公众参与"和"共同治理"是当下患者对医疗服务感到不满意的重要原因。因此患者满意度研究视角应从侧重"测评"与"医院内部管理改进"向"测评"与"多元主体协同参与共同治理"的思路转变。通过对患者满意度及利益相关主体角色定位和社会责任的分析，即每位利益相关主体的责任是实现患者满意度的基础，其责任缺失和缺位便成为阻碍患者满意度的外部治理因素。以

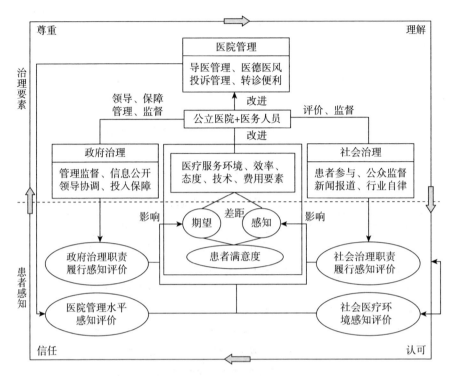

图 6 - 3　患者满意度治理因素作用机制分析

患者满意乃至医患双方和谐满意为价值取向和治理目标，通过利益相关主体责任共担机制及网络化治理结构分析，即政府掌握管制、资金等方面的关键资源处在网络治理结构中的顶端位置，积极发挥领导、保障、监督、管理职能，使得医院能够提供良好的就诊环境和规制不合理的医疗服务行为及价格；医患互动是患者满意度的核心要素，处在治理网络的主体地位和中间地带，通过相互尊重、理解、认可、信任和协作增进医患关系；社会力量发挥舆论监管的作用，处在治理网络的底端，引导患者对医疗服务形成理性的认知和态度，[①] 形成政府掌舵、医院内部协作、公众参与自上而下、自下而上的互动式协作治理体系和框架，[②] 见图 6 - 4，研究假设见图 6 - 5 和表 6 - 5。

---

① 燕继荣：《协同治理：社会管理创新之道——基于国家与社会关系的理论思考》，《中国行政管理》2013 年第 2 期，第 58 ~ 61 页。

② 杨燕绥、罗桂连：《政府主导下的医疗卫生服务治理结构和运行机制》，《中国卫生政策研究》2009 年第 2 期，第 31 ~ 34 页。

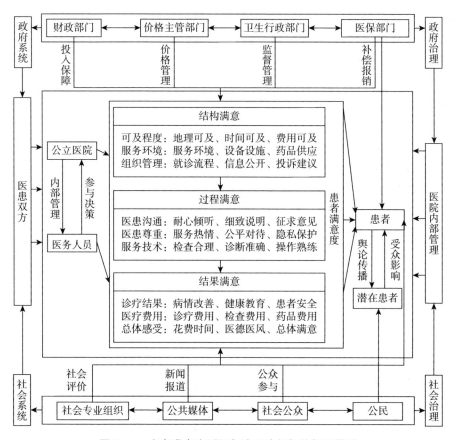

图 6-4 患者满意度测评与治理路径初始框架模型

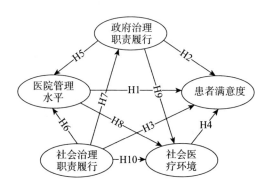

图 6-5 患者满意度多元主体协同治理路径理论模型

表6-5　患者满意度多元主体协同治理模型研究假设

研究假设
H1：医院管理水平对患者满意度有正向影响
H2：政府治理职责履行对患者满意度有正向影响
H3：社会治理职责履行对患者满意度有正向影响
H4：社会医疗环境对患者满意度有正向影响
H5：政府治理职责履行对医院管理水平有正向影响
H6：社会治理职责履行对医院管理水平有正向影响
H7：社会治理职责履行对政府治理职责履行有正向影响
H8：医院管理水平对社会医疗环境有正向影响
H9：政府治理职责履行对社会医疗环境有正向影响
H10：社会治理职责履行对社会医疗环境有正向影响

第二节　患者满意度测评量表的研制

一　患者满意度测评量表条目的遴选

在研究患者满意度概念及影响因素的基础上，根据门诊及住院医疗服务和患者特点，结合公立医院社会评价指标体系专家咨询结果，从服务环境、服务效率、服务态度、服务技术、服务费用五个维度设计患者满意度测评量表。每个维度包含4个条目，共20个条目。量表选项设为完全不同意、较不同意、不确定、较同意、完全同意，分别计1、2、3、4、5分，总体得分均值越高患者满意度越高。门诊和住院患者满意度测评量表条目内容分别见表6-6、表6-7。

表6-6　门诊患者满意度测评量表条目内容

维度	条目编号	条目内容
服务环境	mps1	医院门诊大厅干净整洁舒适
	mps2	医院各楼层有清楚明确的导医指示标志
	mps3	医院的卫生间干净清洁、无异味
	mps4	医院门诊检查室干净舒适

续表

维度	条目编号	条目内容
服务效率	mps5	您对就诊时排队挂号所花费的时间
	mps6	您对等候检查及治疗所花费的时间
	mps7	您对等候检查结果报告所花费的时间
	mps8	您对整个看病流程（挂号、缴费、检查等）的便捷性
服务态度	mps9	医务人员以礼貌温和的语气和您说话
	mps10	医生耐心地倾听您讲述目前的病情与症状
	mps11	医生耐心地向您讲述了疾病具体的治疗方案
	mps12	医务人员向您详细地说明了药物使用方法和注意事项
服务技术	mps13	医生能很快诊断、识别您的症状或疾病
	mps14	医护人员的诊断或护理操作很熟练
	mps15	医生让您做的检查项目是需要且合理的
	mps16	医生对您的病症给出了针对性的预防保健措施或建议
服务费用	mps17	您觉得本次就诊花费的门诊诊查（疗）费用是合理的
	mps18	您觉得本次就诊花费的检查费用是需要且合理的
	mps19	您觉得本次就诊花费的药品费用是需要且合理的
	mps20	该院各项医疗费用收取标准公开透明及方便查询

表 6 - 7　住院患者满意度测评量表条目内容

维度	条目编号	条目内容
服务环境	zps1	医院各楼层有清楚明确的导医指示标志
	zps2	医院卫生间干净整洁、无异味
	zps3	医院病房安静舒适、温度适宜
	zps4	医院病房里床上用品（床单、被单等）干净整洁
服务效率	zps5	您对等候办理住院或出院手续的时间及程序
	zps6	您能及时得到医生的诊治或护士的护理服务
服务效率	zps7	您对等候检查（化验、B超、CT等）的时间
	zps8	您对这次整个住院看病流程的便捷性及合理性
服务态度	zps9	医生耐心地倾听及检查您的病情及症状
	zps10	医生耐心向您讲述了治疗方案且征求了您或家属的意见
	zps11	医生护士对您都很尊重、服务态度亲切和蔼
	zps12	护士常向您清楚明白地介绍疾病治疗过程中的注意事项

维度	条目编号	条目内容
服务技术	zps13	医生能很快诊断、识别您的症状或疾病
	zps14	医护人员的诊断或护理操作很熟练
	zps15	医生对您的病症给出了针对性的预防保健措施或建议
	zps16	经过治疗后您的病情得到了有效改善或好转
服务费用	zps17	您觉得本次住院花费的住院诊查（疗）费用是合理的
	zps18	您觉得本次住院花费的检查费用是需要且合理的
	zps19	您觉得本次住院花费的药品费用是需要且合理的
	zps20	医院各项医疗费用收取标准公开透明及方便查询

二　患者满意度测评量表信效度分析

运用 Cronbach's α 系数检验住院患者满意度测评量表的信度。结果显示量表总体的 Cronbach's α 系数为 0.954，服务环境、服务效率、服务态度、服务技术、服务费用 5 个维度的 Cronbach's α 系数分别为 0.854、0.862、0.902、0.894、0.934，均在 0.8 ~ 1，表明量表具有较高的可靠性、稳定性和内部一致性，见表 6 - 8。

表 6 - 8　住院患者满意度测评量表总体与 5 个维度的 Cronbach's α 系数

维度	条目（个）	Cronbach's a 系数
服务环境	4	0.854
服务效率	4	0.862
服务态度	4	0.902
服务技术	4	0.894
服务费用	4	0.934
量表整体	20	0.954

效度表示量表测量的准确性，本研究通过验证性因子分析检验量表 20 个条目的效度。结果显示，量表的 KMO 值为 0.961 > 0.6，Barlett's 球形检验的 χ^2 值为 21223.066，$p < 0.01$，说明各条目的内部具有强相关性，可提取公因子。以主成分分析和最大方差正交旋转法，将因子载荷系数大于 0.6 的公因子进行提取，共提取 5 个公因子，累计方差贡献率达 76.251%，

见表 6 - 9 和表 6 - 10。进一步运用结构方程二阶模型验证量表的结构效度，结果显示，$\chi^2/df = 4.745$，拟合指数 GFI = 0.942，NFI = 0.963，CFI = 0.971，IFI = 0.971，RMSEA = 0.052，AGFI = 0.927，均达到或接近模型拟合标准，表明量表结构效度较好，见图 6 - 6 和表 6 - 11。

表 6 - 9　住院患者满意度测评量表因子方差贡献率

因子	特征值	方差贡献率（%）	累计方差贡献率（%）
服务费用	10.789	53.947	53.947
服务态度	1.647	8.235	62.183
服务环境	1.237	6.157	68.340
服务技术	0.907	4.535	72.875
服务效率	0.675	3.376	76.251

表 6 - 10　住院患者满意度测评量表旋转因子负荷矩阵

条目编号与条目内容概要	因子 1	因子 2	因子 3	因子 4	因子 5
zps1 医院楼层标志清晰	0.103	0.383	0.630	0.213	0.251
zps2 卫生间整洁无异味	0.163	0.149	0.794	0.166	0.165
zps3 医院病房安静舒适	0.211	0.164	0.765	0.180	0.183
zps4 床上用品干净整洁	0.215	0.228	0.734	0.177	0.230
zps5 等候住/出院的时间	0.207	0.241	0.229	0.188	0.732
zps6 得到治疗的及时性	0.183	0.499	0.288	0.272	0.496
zps7 等候检查的时间	0.252	0.146	0.251	0.170	0.753
zps8 住院流程的便捷性	0.227	0.307	0.231	0.277	0.717
zps9 医生耐心地倾听	0.211	0.752	0.188	0.287	0.256
zps10 医生征求患者的意见	0.226	0.736	0.206	0.307	0.232
zps11 医生态度亲切和蔼	0.248	0.748	0.233	0.276	0.177
zps12 护士介绍注意事项	0.221	0.683	0.283	0.287	0.185
zps13 医生诊断识别的准确性	0.238	0.279	0.224	0.720	0.249
zps14 医护人员操作的熟练度	0.250	0.352	0.224	0.681	0.216
zps15 医务人员检查项目的合理性	0.229	0.435	0.230	0.668	0.183
zps16 医生治疗措施的针对性	0.261	0.292	0.220	0.721	0.218
zps17 患者病情的改善情况	0.847	0.166	0.165	0.209	0.181
zps18 住院诊疗费用的合理性	0.868	0.193	0.163	0.182	0.170
zps19 药品费用的合理性	0.855	0.204	0.184	0.200	0.178
zps20 各项费用公开透明性	0.757	0.218	0.195	0.180	0.209

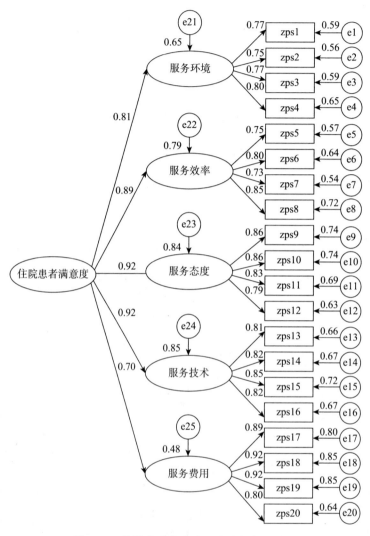

图 6 - 6　住院患者满意度二阶结构方程模型

表 6 - 11　住院患者满意度结构方程模型拟合度

拟合度指标	参数	拟合度标准
绝对拟合指标		
卡方自由度比值（NC）	4.745	$1 < NC < 3$
渐进残差均方根（RMSEA）	0.052	<0.05，适配良好；<0.08，适配合理
拟合优度指标（GFI）	0.942	>0.85，可以接受；>0.90，良好
调整拟合优度指标（AGFI）	0.927	>0.85，可以接受；>0.90，良好

续表

拟合度指标	参数	拟合度标准
相对拟合指标		
规范拟合指标（NFI）	0.963	>0.85，可以接受；>0.90，良好
比较拟合指标（CFI）	0.971	>0.85，可以接受；>0.90，良好
增值适配指数（IFI）	0.971	>0.85，可以接受；>0.90，良好

信度指量表的内部一致性、可靠性和稳定性程度，本研究运用 Cronbach's α 系数检验门诊患者满意度测评量表的信度。结果显示量表总体的 Cronbach's α 系数为 0.934，服务环境、服务效率、服务态度、服务技术、服务费用 5 个维度的 Cronbach's α 系数分别为 0.864、0.840、0.892、0.889、0.912，均在 0.8 ~ 1，表示量表具有较高的可靠性、稳定性和内部一致性，见表 6 - 12。

表 6 - 12 门诊患者满意度测评量表总体与 5 个维度的 Cronbach's α 系数

维度	条目（个）	Cronbach's a 系数
服务环境	4	0.864
服务效率	4	0.840
服务态度	4	0.892
服务技术	4	0.889
服务费用	4	0.912
量表整体	20	0.934

效度表示量表测量的准确性，本研究通过验证性因子分析检验量表 20 个条目的效度。结果显示，量表的 KMO 值为 0.933 > 0.6，Barlett's 球形检验的 χ^2 值为 8488.455，$p < 0.01$，说明各条目的内部具有强相关性，可提取公因子。以主成分分析和最大方差正交旋转法，将因子载荷系数大于 0.6 的公因子进行提取，共提取 5 个公因子，累计方差贡献率达 74.542%，见表 6 - 13 和表 6 - 14。进一步运用结构方程二阶模型验证量表的结构效度，结果显示，$\chi^2/df = 2.656$，拟合指数 GFI = 0.935，NFI = 0.949，CFI = 0.967，IFI = 0.968，RMSEA = 0.051，AGFI = 0.917，均达到或接近模型拟合标准，表明量表结构效度较好，见表 6 - 15 和图 6 - 7。

表 6 – 13　门诊患者满意度测评量表因子方差贡献率

因子	特征值	方差贡献率（%）	累计方差贡献率（%）
服务费用	9.127	45.633	45.633
服务态度	1.919	9.594	55.227
服务环境	1.599	7.997	63.224
服务技术	1.347	6.735	69.959
服务效率	0.917	4.583	74.542

表 6 – 14　门诊患者满意度测评量表旋转因子负荷矩阵

条目编号与条目内容概要	因子1	因子2	因子3	因子4	因子5
mps1 门诊大厅干净整洁	0.152	0.171	0.810	0.140	0.110
mps2 医院楼层标志清晰	0.074	0.091	0.816	0.150	0.141
mps3 卫生间整洁无异味	0.141	0.184	0.752	0.014	0.182
mps4 门诊检查室干净舒适	0.141	0.169	0.831	0.176	0.129
mps5 排队就诊时间	0.079	0.119	0.133	0.278	0.711
mps6 等候检查及治疗的时间	0.203	0.163	0.129	0.165	0.803
mps7 等候检查结果时间	0.253	0.180	0.150	0.079	0.767
mps8 看病流程的便捷性	0.256	0.230	0.218	0.120	0.712
mps9 医护态度亲切和蔼	0.195	0.771	0.204	0.172	0.168
mps10 医生耐心地倾听	0.177	0.781	0.242	0.242	0.174
mps11 医生详细地说明治疗方案	0.152	0.765	0.143	0.339	0.191
mps12 医务人员介绍药品使用事项	0.176	0.742	0.153	0.296	0.224
mps13 医生诊断识别的准确性	0.251	0.206	0.144	0.791	0.173
mps14 医护人员操作的熟练度	0.203	0.290	0.158	0.738	0.245
mps15 医务人员检查项目的合理性	0.324	0.282	0.154	0.706	0.180
mps16 医生治疗措施的针对性	0.238	0.368	0.143	0.706	0.149
mps17 门诊诊疗费的合理性	0.834	0.105	0.154	0.199	0.226
mps18 检查费用需要与合理性	0.854	0.162	0.124	0.201	0.229
mps19 药品费用需要与合理性	0.802	0.183	0.144	0.248	0.198
mps20 各项费用公开透明性	0.729	0.242	0.160	0.232	0.155

表 6 – 15　门诊患者满意度结构方程模型拟合度

拟合度指标	参数	拟合度标准
绝对拟合指标		
卡方自由度比值（NC）	2.656	1 < NC < 3
渐进残差均方根（RMSEA）	0.051	<0.05，适配良好；<0.08，适配合理
拟合优度指标（GFI）	0.935	>0.85，可以接受；>0.90，良好
调整拟合优度指标（AGFI）	0.917	>0.85，可以接受；>0.90，良好
相对拟合指标		
规范拟合指标（NFI）	0.949	>0.85，可以接受；>0.90，良好
比较拟合指标（CFI）	0.967	>0.85，可以接受；>0.90，良好
增值适配指数（IFI）	0.968	>0.85，可以接受；>0.90，良好

第三节　患者满意度现状分析

一　住院和门诊患者满意度/满意率现状分析

患者满意度测评量表包含 5 个维度 20 个条目，采用 Likert 五级评分法，选项依次为"很不满意（赞同）""较不满意（赞同）""一般""较满意（赞同）""很满意（赞同）"，分别对应 1、2、3、4、5 分。患者满意度指通过评价分值的加权计算得到患者的满意程度，是一种深度概念，其计算公式为 $\sum$（很不满意 ×1 + 较不满意 ×2 + 一般 ×3 + 较满意 ×4 + 很满意 ×5）/（总人数 ×100）。患者满意率指达到满意的患者数量占患者总数的比值，是一种广度概念，但"一般"是否纳入满意的范围，国内学者尚未有定论，此外"不满意"选项实质上含有相当的"满意"成分，本研究认为其计算仍有待进一步研究和探讨。本研究借鉴满意度赋权法，将"很满意"赋值为 100 分，"较满意"赋值 80 分，"一般"赋值 60 分，"较不满意"赋值满意率 = "很满意"人数 ×100 + "较满意"人数 ×80 + "一般"人数 ×60 + "较不满意"人数 ×30 + "很不满意"人数 ×0）/（100 × 总调查人数）。结果显示，住院患者对服务费用、服务效率最不满意，而门诊患者对服务效率、服务费用最不满意。虽然目前患者满意度得分为 80 分左右，处在较满意区间，但从各维度得分比较来看，患者对"看病贵""看

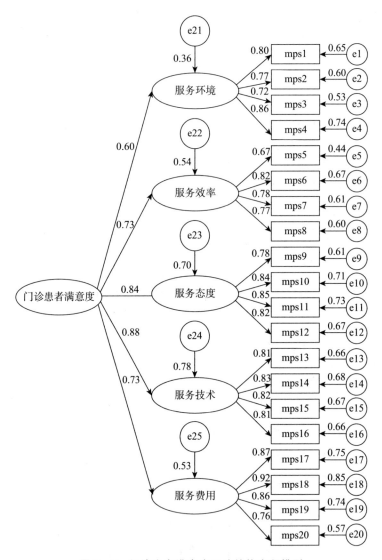

图 6 - 7　门诊患者满意度二阶结构方程模型

病难"问题的反应仍比较强烈，见表 6 - 16。

表 6 - 16　住院和门诊患者满意度和满意率现况

住院患者满意度条目内容	满意率（%）	满意度（排序）	门诊患者满意度条目内容	满意率（%）	满意度（排序）
住院诊疗费用的合理性	77.5	78.1	等候检查及治疗的时间	64.9	67.4

续表

住院患者满意度条目内容	满意率（%）	满意度（排序）	门诊患者满意度条目内容	满意率（%）	满意度（排序）
医务人员检查项目的合理性	78.1	78.6	等候检查结果时间	70.9	72.1
药品费用的合理性	79.3	79.8	排队就诊时间	72.3	73.8
等候检查的时间	80.8	81.3	门诊诊疗费的合理性	76.7	77.3
各项费用公开透明性	81.1	81.5	检查费用需要与合理性	76.8	77.3
等候住/出院的时间	83.6	83.9	药品费用需要与合理性	77.2	77.7
住院流程的便捷性	83.8	84.0	看病流程的便捷性	77.6	78.1
卫生间整洁无异味	84.0	84.3	医生诊断识别的准确性	79.3	79.7
医院病房安静舒适	84.6	84.9	各项费用公开透明性	80.1	80.4
床上用品干净整洁	85.1	85.4	卫生间整洁无异味	80.7	81.5
医生诊断识别的准确性	85.6	85.8	医务人员检查项目的合理性	81.8	82.0
患者病情的改善情况	86.5	86.6	医生治疗措施的针对性	82.0	82.3
医护人员操作的熟练度	86.8	86.9	医护态度亲切和蔼	81.9	82.3
得到治疗的及时性	86.6	86.9	医生详细地说明治疗方案	82.7	82.9
医生治疗措施的针对性	87.0	87.1	医护人员操作的熟练度	83.4	83.6
护士介绍注意事项	87.1	87.3	医生耐心地倾听	83.8	84.0
医院楼层标志清晰	88.2	88.3	医务人员介绍药品使用事项	84.0	84.2
医护态度亲切和蔼	88.6	88.7	门诊大厅干净整洁	85.6	86.0
医生征求患者的意见	88.6	88.7	门诊检查室干净舒适	86.3	86.5
医生耐心地倾听	89.0	89.1	医院楼层标志清晰	87.2	87.5
总体满意度		84.9	总体满意度		80.3

二 住院和门诊患者满意度人口学特征及差异分析

被调查的1382名住院患者中，男女比例均衡，其中20～39岁住院患者占44.6%，40～59岁占37.3%，60岁及以上占14.9%，文化程度为初中及以下占39.4%、高中（中专、职高）占24.9%、大专及以上占35.6%。43.9%的住院患者个人月均收入在2001～5000元，24.5%的患者在5001～8000元。91.5%的患者具有基本医疗保险。被调查的城市和县级公立医院住院患者人数占比分别为43.6%和56.4%。正态性K-S检验显示，住院患者满意度得分呈偏态分布（$p = 0.001 < 0.05$），适用中位数和四分位间

距［M（Q）］来描述该资料的集中与离散程度，本研究采用两样本 Mann-Whitney 和多样本 Kruskal-Wallis 非参数检验进行差异性统计分析。结果显示不同职业、个人月均收入、医疗保障类型、医院类型住院患者满意度得分差异存在统计学意义（$p < 0.05$）。其中在校学生、离退休人员、自由职业者的得分高于其他职业类型的患者；将个人月均收入与患者满意度得分做趋势性检验，显示患者满意度随个人月均收入呈现中间低、两头高的趋势；拥有城镇职工医保的患者满意度得分高于其他医保类型的患者；入住城市公立医院的住院患者满意度得分高于县级公立医院的患者，见表 6-17。

表 6-17　住院患者满意度人口学特征及差异（$N = 1382$）

人口学特征	属性	人数（人）	构成比（%）	M（Q）	Z/χ^2	p
性别	男	642	46.5	86.5（20）	-1.272	0.203
	女	740	53.5	86.0（17）		
年龄	20 岁以下	43	3.1	89.0（16）	5.158	0.397
	20~29 岁	267	19.3	86.0（18）		
	30~39 岁	350	25.3	86.5（20）		
	40~49 岁	329	23.8	83.0（20）		
	50~59 岁	187	13.5	87.0（18）		
	60 岁及以上	206	14.9	86.5（20）		
文化程度	小学及以下	143	10.3	83.0（18）	8.688	0.122
	初中	402	29.1	87.0（20）		
	高中（中专、职高）	344	24.9	86.0（17）		
	大专	209	15.1	87.0（19）		
	本科	263	19.0	85.0（18）		
	研究生及以上	21	1.5	95.0（21）		
职业	企事业单位人员	181	13.1	84.0（20）	25.907	0.002
	专业技术人员	110	8.0	87.0（19）		
	工人	142	10.3	82.5（19）		
	商业/服务业人员	110	8.0	87.0（16）		

续表

人口学特征	属性	人数（人）	构成比（%）	M（Q）	Z/χ^2	p
职业	自由职业者	309	22.4	88.0（19）	25.907	0.002
	公务员	43	3.1	77.0（21）		
	在校学生	69	5.0	89.0（14）		
	外来务工人员	131	9.5	84.0（17）		
	离退休人员	165	11.9	88.0（17）		
	其他	122	8.8	88.0（16）		
个人月均收入	≤2000 元	275	19.9	88.0（15）	10.576	0.032
	2001～5000 元	607	43.9	85.0（20）		
	5001～8000 元	339	24.5	86.0（20）		
	8001～12000 元	115	8.3	82.0（18）		
	＞12000 元	46	3.3	88.5（19）		
医疗保障类型	城镇职工	521	37.7	87.0（19）	8.380	0.039
	城镇居民	285	20.6	85.0（21）		
	新农合	459	33.2	86.0（19）		
	其他	117	8.5	83.0（18）		
年内就诊频率	1 次	493	35.7	86.0（18）	5.805	0.121
	2 次	471	34.1	84.0（19）		
	3～4 次	218	15.8	87.0（21）		
	5 次及以上	200	14.5	88.0（17）		
医院类型	城市公立医院	603	43.6	88.0（19）	－3.859	＜0.001
	县级公立医院	779	56.4	84.0（21）		

　　被调查的 638 名门诊患者中，男女比例均衡，其中 20～29 岁门诊患者占 41.2%，30～59 岁占 51.8%，60 岁及以上占 2.4%，文化程度为初中及以下占 15.7%、高中（中专、职高）占 21.8%、大专及以上占 62.6%。35.4% 的门诊患者个人月均收入在 2001～5000 元，33.1% 的患者在 5001～8000 元。88.0% 的患者具有基本医疗保险。被调查的城市和县级公立医院门诊患者人数占比分别为 61.8% 和 38.2%。正态性 K－S 检验显示，门诊患者满意度得分呈偏态分布（p = 0.043 ＜ 0.05），适用中位数和四分位间距 [M（Q）] 来描述该资料的集中与离散程度，本研究采用两样本 Mann-

Whitney 和多样本 Kruskal-Wallis 非参数检验进行差异性统计分析。结果显示，不同性别、年龄、文化程度、职业、个人月均收入、医疗保障类型、年内就诊频率、医院类型门诊患者满意度得分差异均没有统计学意义，见表 6 – 18。

表 6 – 18　门诊患者满意度人口学特征及差异（$N = 638$）

人口学特征	属性	人数（人）	构成比（%）	M（Q）	Z/χ^2	p
性别	男	279	43.7	80.0（16）	0.451	0.502
	女	359	56.3	80.0（18）		
年龄	20 岁以下	30	4.7	84.5（19）	9.000	0.109
	20~29 岁	263	41.2	79.0（18）		
	30~39 岁	202	31.7	78.0（17）		
	40~49 岁	95	14.9	83.0（16）		
	50~59 岁	33	5.2	81.0（18）		
	60 岁及以上	15	2.4	81.0（21）		
文化程度	小学及以下	14	2.2	81.0（19）	6.497	0.261
	初中	86	13.5	79.5（19）		
	高中（中专、职高）	139	21.8	81.0（19）		
	大专	141	22.1	81.0（17）		
	本科	218	34.2	78.0（16）		
	研究生及以上	40	6.3	79.0（17）		
职业	企事业单位人员	152	23.8	80.0（20）	6.612	0.677
	专业技术人员	78	12.2	79.0（17）		
	工人	40	6.3	77.0（20）		
	商业/服务业人员	61	9.6	81.0（19）		
	自由职业者	115	18.0	78.0（15）		
	公务员	23	3.6	82.0（21）		
	在校学生	71	11.1	82.0（17）		
	外来务工人员	55	8.6	78.0（17）		
	离退休人员	23	3.6	81.0（14）		
	其他	20	3.1	88.5（25）		

续表

人口学特征	属性	人数 （人）	构成比 （%）	M（Q）	Z/χ²	p
个人月均 收入	≤2000 元	91	14.3	82.0（21）	9.404	0.052
	2001~5000 元	226	35.4	78.0（17）		
	5001~8000 元	211	33.1	82.0（17）		
	8001~12000 元	71	11.1	79.0（16）		
	>12000 元	39	6.1	78.0（12）		
医疗保障 类型	城镇职工	298	46.7	79.0（17）	4.980	0.173
	城镇居民	142	22.3	82.0（16）		
	新农合	121	19.0	79.0（20）		
	其他	77	12.0	78.0（16）		
年内就诊 频率	1 次	138	21.6	79.0（20）	7.195	0.066
	2 次	217	34.0	79.0（16）		
	3~4 次	129	20.2	79.0（15）		
	5 次及以上	154	24.1	82.0（18）		
医院类型	城市公立医院	394	61.8	79.0（17）	0.843	0.359
	县级公立医院	244	38.2	80.0（19）		

第四节　患者满意度影响因素分析

采用多重线性回归法探究和分析各个治理因素对患者满意度的影响。依据多重线性回归的应用条件，变量必须满足线性、独立、正态、方差齐性，以下模型经散点图、共线性诊断和残差正态性检验，其方差膨胀因子均小于 10 且 Durbin-watson 均在 1.5 至 2.5 之间，符合多重线性回归的应用条件，具体变量赋值见表 6 - 19。其中住院患者满意度回归模型的因变量为住院患者满意度测评量表得分（$Y1$），自变量包括有统计学意义的人口学特征，如职业、个人月均收入、医疗保障类型、医院类型，各治理因素，如医院管理水平因素、政府治理职责履行因素、社会治理职责履行因素、社会医疗环境因素（$X1 \sim SEM7$）。门诊患者满意度回归模型因变量（$Y2$）为门诊患者满意度测评量表得分，自变量包括医院管理水平因素、政府治理职责履行因素、社会治理职责履行因素、社会医疗环境因素（X1～SEM7），人口学特征的分类变量均进行了哑变量操作。

表 6 – 19　患者满意度影响因素回归分析变量赋值

变量	变量名	属性
因变量：住院患者满意度	Y_1	0～100
门诊患者满意度	Y_2	0～100
人口学特征因素		
职业（哑变量以企事业单位人员为参照组）	X_1	1 = 企事业单位人员，2 = 专业技术人员，3 = 工人，4 = 商业/服务业人员，5 = 自由职业者，6 = 公务员，7 = 在校学生，8 = 外来务工人员，9 = 离退休人员，10 = 其他
个人月均收入（哑变量以 2000 元及以下为参照组）	X_2	1 = 2000 元及以下，2 = 2001～5000元，3 = 5001～8000 元，4 = 8001～12000 元，5 = 12000 元以上
医疗保障类型（哑变量以城镇职工为参照组）	X_3	1 = 城镇职工，2 = 城镇居民，3 = 新农合，4 = 其他
医院类型	X_4	0 = 城市公立医院，1 = 县级公立医院
医院管理水平因素（6 个条目）：导医服务态度、投诉便利性、投诉响应性、医德医风、纠纷处理公正性、转诊便利性	$HM_1～HM_6$	1 = 很差，2 = 较差，3 = 一般，4 = 较好，5 = 很好
政府治理职责履行因素（20 个条目）：就医获得感、就医公平感、机构规划合理性、分级诊疗效果、医保政策宣传力度、医保报销便利性、医保报销比例、医保缴费补助力度、检查费用占比变化、药品费用占比变化、手术费用占比变化、费用总体控制、大处方监管、药品回扣监管、药品流通监管、投诉便利性、医疗价格公开、医疗安全事件公开、财政投入公开、医疗价格调整公示	$GG_1～GG_{20}$	1 = 很差，2 = 较差，3 = 一般，4 = 较好，5 = 很好
社会治理职责履行因素（6 个条目）：公众反映医患意见诉求的主动性、公众评价监督职责的履行、媒体医患互动平台搭建的意识、媒体舆论监督职责的履行、社会专业组织医疗事故鉴定的公正性、医疗行业行为自律与内部监督的作用	$SG_1～SG_6$	1 = 很差，2 = 较差，3 = 一般，4 = 较好，5 = 很好

续表

变量	变量名	属性
社会医疗环境因素（7 个条目）： 医患关系、患者就医环境、患者的尊重、患者的认可、患者的信任、居民对医生评价、居民对医院评价	$SEM_1 \sim SEM_7$	1 = 很差，2 = 较差，3 = 一般，4 = 较好，5 = 很好

　　注：患者满意度，Patient Satisfaction，PS；医院管理水平，Hospital Management，HM；政府治理职责履行，Government Governance，GG；社会治理职责履行，Social Governance，SG；社会医疗环境，Social Medical Environment，SEM。

一 医院管理水平因素对患者满意度的影响

　　将住院患者的职业、个人月均收入、医疗保障类型进行哑变量设置，采用进入的方法，将以上哑变量、医院类型、医院管理水平因素 6 个条目纳入多重线性回归模型，并进行统计分析。结果显示，回归模型 Durbin-Watson = 1.812，决定系数 $R^2 = 0.66$，$F = 114.5$，$p < 0.01$。医院类型和医院管理水平因素 6 个条目存在统计学差异（$p < 0.05$）。其中城市公立医院的住院患者满意度得分高于县级公立医院患者。依据标准化偏回归系数的大小，医院管理水平因素对住院患者满意度的影响程度依次为导医服务态度、医德医风、纠纷处理公正性、投诉便利性、投诉响应性和转诊便利性（$p < 0.05$），见表 6 - 20。

表 6 - 20　医院管理水平因素对住院患者满意度影响的回归分析（$N = 1382$）

变量	偏回归系数	标准误	标准化偏回归系数	t	p	VIF
医院类型	- 1.337	0.391	- 0.057	- 3.421	< 0.01	1.127
导医服务态度	3.666	0.356	0.252	10.292	< 0.01	2.389
医德医风	3.034	0.397	0.205	7.635	< 0.01	2.877
纠纷处理公正性	2.403	0.407	0.173	5.904	< 0.01	3.416
投诉便利性	2.045	0.398	0.150	5.142	< 0.01	3.393
投诉响应性	1.245	0.399	0.093	3.122	< 0.01	3.525
转诊便利性	0.844	0.372	0.060	2.271	0.023	2.809

　　以门诊患者满意度测评量表得分为因变量，以医院管理水平因素 6 个条目为自变量，进行多重线性回归分析。结果显示，回归模型 Durbin-Watson $= 1.822$，决定系数 $R^2 = 0.578$，$F = 144.284$，$p < 0.01$。医院管理水平因素 6 个条目均存在统计学差异（$p < 0.05$）。依据标准化偏回归系数的大小，医院管理水平因素对门诊患者满意度的影响程度依次为医德医风、导医服务态度、纠纷处理公正性、投诉响应性、转诊便利性和投诉便利性（$p < 0.05$），见表 6 - 21。

表 6 - 21　医院管理水平因素对门诊患者满意度影响的回归分析（$N = 638$）

变量	偏回归系数	标准误	标准化偏回归系数	t	p	VIF
医德医风	4.125	0.600	0.274	6.878	< 0.01	2.373
导医服务态度	2.810	0.483	0.199	5.823	< 0.01	1.756
纠纷处理公正性	1.755	0.577	0.129	3.044	0.002	2.688
投诉响应性	1.731	0.598	0.125	2.894	0.004	2.797
转诊便利性	1.519	0.577	0.109	2.633	0.009	2.544
投诉便利性	1.088	0.553	0.083	1.969	0.049	2.660

二　政府治理职责履行因素对患者满意度的影响

将单因素分析有统计学意义的住院患者人口学特征、医院类型、政府治理职责履行因素 20 个条目纳入回归模型，结果显示，模型 Durbin-Watson $= 1.687$，决定系数 $R^2 = 0.501$，$F = 36.5$，$p < 0.01$。个人月均收入、医疗保障类型、医院类型和政府治理职责履行因素的 5 个条目存在统计学差异（$p < 0.05$）。其中个人月均收入为 2001 ~ 12000 元的住院患者满意度得分均低于 2000 元及以下和 12000 元以上的住院患者，且 2000 元及以下和 12000 元以上的住院患者满意度得分没有差异，进一步做趋势性检验，发现个人月均收入与住院患者满意度得分呈现 "V" 形趋势。城镇居民住院患者满意度得分低于城镇职工住院患者满意度得分。县级公立医院的住院患者满意度得分低于城市公立医院住院患者。依据标准化偏回归系数的大小，政府治理职责履行因素对住院患者满意度的影响程度依次为医保报销便利性、大处方监管、医保政策宣传力度、药品回扣监管、机构规划合理性（$p < 0.05$），见表 6 - 22。

表 6 - 22　政府治理职责履行因素对住院患者满意度影响的回归分析（N = 1382）

变量	偏回归系数	标准误	标准化偏回归系数	t	p	VIF
个人月均收入（2001 ~ 5000 元）	- 1.585	0.702	- 0.068	- 2.258	0.024	2.459
个人月均收入（5001 ~ 8000 元）	- 1.719	0.796	- 0.064	- 2.161	0.031	2.375
个人月均收入（8001 ~ 12000 元）	- 2.107	1.036	- 0.050	- 2.034	0.042	1.660
医疗保障类型（城镇居民）	- 1.581	0.678	- 0.055	- 2.332	0.020	1.525
医院类型	- 2.907	0.481	- 0.125	- 6.044	< 0.01	1.153
医保报销便利性	2.441	0.413	0.188	5.917	< 0.01	2.717
大处方监管	2.401	0.453	0.181	5.295	< 0.01	3.156
医保政策宣传力度	1.639	0.451	0.127	3.634	< 0.01	3.311
药品回扣监管	1.555	0.440	0.121	3.531	< 0.01	3.171
机构规划合理性	1.014	0.462	0.076	2.193	0.029	3.218

以门诊患者满意度测评量表得分为因变量，以政府治理职责履行因素 20 个条目作为自变量，进行多重线性回归分析。结果显示，回归模型 Durbin-Watson = 1.795，决定系数 $R^2 = 0.428$，$F = 23.102$，$p < 0.01$。政府治理职责履行因素 4 个条目存在统计学差异（$p < 0.05$）。依据标准化偏回归系数的大小，政府治理职责履行因素对门诊患者满意度的影响程度依次为大处方监管、投诉便利性、机构规划合理性、就医获得感（$p < 0.05$），见表 6 - 23。

表 6 - 23　政府治理职责履行因素对门诊患者满意度影响的回归分析（N = 638）

变量	偏回归系数	标准误	标准化偏回归系数	t	p	VIF
大处方监管	1.898	0.646	0.144	2.936	< 0.01	2.593
投诉便利性	1.775	0.658	0.139	2.697	< 0.01	2.874
机构规划合理性	1.633	0.617	0.128	2.647	< 0.01	2.540
就医获得感	1.538	0.702	0.117	2.190	0.029	3.066

三 社会治理职责履行因素对患者满意度的影响

将单因素分析有统计学意义的住院患者人口学特征、医院类型、社会治理职责履行因素 6 个条目纳入回归模型，结果显示，回归模型的 Durbin-Watson = 1.642，决定系数 $R^2 = 0.286$，$F = 23.65$，$p < 0.01$。职业、个人月均收入、医疗保障类型、医院类型和社会治理职责履行因素的 3 个条目存在统计学差异（$p < 0.05$）。其中职业为自由职业者和其他类型的住院患者满意度得分高于企事业单位住院患者。个人月均收入为 8001 ~ 12000 元的住院患者满意度得分低于 2000 元及以下的住院患者。城镇居民住院患者满意度得分低于城镇职工住院患者。县级公立医院的住院患者满意度得分低于城市公立医院的住院患者。依据标准化偏回归系数的大小，社会治理职责履行因素对住院患者满意度的影响程度依次为媒体医患互动平台搭建的意识、医疗行业行为自律与内部监督的作用、公众反映医患意见诉求的主动性（$p < 0.05$），见表 6 - 24。

表 6 - 24　社会治理职责履行因素对住院患者满意度影响的回归分析（$N = 1382$）

变量	偏回归系数	标准误	标准化偏回归系数	t	p	VIF
职业（自由职业者）	2.557	1.021	0.092	2.506	0.012	2.586
职业（其他类型）	3.179	1.303	0.078	2.441	0.015	1.953
个人月均收入（8001 ~ 12000 元）	- 3.532	1.221	- 0.085	- 2.894	0.004	1.626
医疗保障类型（城镇居民）	- 3.095	0.801	- 0.109	- 3.866	< 0.01	1.501
医疗保障类型（其他）	- 2.338	1.088	- 0.056	- 2.149	0.032	1.313
医院类型	- 2.945	0.564	- 0.127	- 5.225	< 0.01	1.118
媒体医患互动平台搭建的意识	2.296	0.704	0.166	3.262	0.001	4.927
医疗行业行为自律与内部监督的作用	2.045	0.657	0.154	3.111	0.002	4.642
公众反映医患意见诉求的主动性	1.844	0.633	0.136	2.915	0.004	4.135

以门诊患者满意度测评量表得分为因变量，以社会治理职责履行因素 6

个条目为自变量，进行多重线性回归分析。结果显示，回归模型 Durbin-Watson $= 1.888$，决定系数 $R^2 = 0.172$，$F = 21.914$，$p < 0.01$。社会治理职责履行因素中公众反映医患意见诉求的主动性对门诊患者满意度有影响（$p < 0.05$），见表 6 – 25。

表 6 – 25　社会治理职责履行因素对门诊患者满意度影响的回归分析（$N = 638$）

变量	偏回归系数	标准误	标准化偏回归系数	t	p	VIF
公众反映医患意见诉求的主动性	2.825	0.952	0.209	2.968	0.003	4.151

四　社会医疗环境因素对患者满意度的影响

将单因素分析有统计学意义的住院患者人口学特征、医院类型、社会医疗环境因素 7 个条目纳入多重线性回归模型，结果显示，回归模型 Durbin-Watson $= 1.751$，决定系数 $R^2 = 0.398$，$F = 37.42$，$p < 0.01$。职业、医疗保障类型、医院类型和社会医疗环境因素的 4 个条目存在统计学差异（$p < 0.05$）。其中职业为自由职业者的住院患者满意度得分高于企事业单位住院患者。城镇居民、新农合住院患者满意度得分低于城镇职工住院患者。县级公立医院的住院患者满意度得分低于城市公立医院的住院患者。依据标准化偏回归系数的大小，社会医疗环境因素对住院患者满意度的影响程度依次为患者的尊重、居民对医院评价、患者就医环境、患者的信任（$p < 0.05$），见表 6 – 26。

表 6 – 26　社会医疗环境因素对住院患者满意度影响的回归分析（$N = 1382$）

变量	偏回归系数	标准误	标准化偏回归系数	t	p	VIF
职业（自由职业者）	1.982	0.937	0.072	2.115	0.035	2.584
医保保障类型（城镇居民）	-1.588	0.737	-0.056	-2.155	0.031	1.508
医保保障类型（新农合）	-1.461	0.695	-0.060	-2.103	0.036	1.816
医院类型	-1.114	0.524	-0.048	-2.127	0.034	1.144
患者的尊重	2.293	0.616	0.149	3.724	<0.01	3.596
居民对医院评价	2.073	0.529	0.145	3.916	<0.01	3.078

续表

变量	偏回归系数	标准误	标准化偏回归系数	t	p	VIF
患者就医环境	2.068	0.488	0.142	4.239	<0.01	2.521
患者的信任	2.070	0.582	0.136	3.557	<0.01	3.285

以门诊患者满意度测评量表得分为因变量，以社会医疗环境因素 7 个条目为自变量，进行多重线性回归分析。结果显示，回归模型 Durbin-Watson = 1.872，决定系数 $R^2 = 0.271$，$F = 33.409$，$p < 0.01$。社会医疗环境因素 4 个条目存在统计学差异（$p < 0.05$）。依据标准化偏回归系数的大小，社会医疗环境因素对门诊患者满意度的影响程度依次为患者就医环境、患者的认可、患者的信任、居民对医生评价（$p < 0.05$），见表 6-27。

表 6-27　社会医疗环境因素对门诊患者满意度影响的回归分析（$N = 638$）

变量	偏回归系数	标准误	标准化偏回归系数	t	p	VIF
患者就医环境	2.746	0.652	0.201	4.210	<0.01	1.968
患者的认可	2.364	0.870	0.143	2.717	<0.01	2.377
患者的信任	2.121	0.855	0.133	2.480	0.013	2.498
居民对医生评价	1.614	0.705	0.115	2.290	0.022	2.160

五　多元主体治理视角下患者满意度影响因素回归分析

将单因素分析具有统计学意义的住院患者人口学特征、医院类型、医院管理水平评分（1~100）、政府治理职责履行评分（1~100）、社会治理职责履行评分（1~100）纳入多重线性回归模型，结果显示，回归模型 Durbin-Watson = 1.732，决定系数 $R^2 = 0.506$，$F = 69.78$，$p < 0.01$。个人月均收入、医疗保障类型、医院类型和医院管理水平评分、政府治理职责履行评分差异存在统计学意义（$p < 0.05$）。其中个人月均收入为 8001~12000 元的住院患者满意度得分低于 2000 元及以下的住院患者。城镇居民住院患者满意度得分低于城镇职工住院患者。县级公立医院的住院患者满意度得分低于城市公立医院的住院患者。依据标准化偏回归系数的大小，各因素对住院患者满意度的影响程度依次为医院管理水平评分、政府治理职责履

行评分（$p < 0.05$），社会治理职责履行评分对住院患者满意度没有直接影响（$p > 0.05$），可能存在间接影响，见表6-28。

表6-28　多元主体治理视角下住院患者满意度影响因素回归分析（$N = 1382$）

变量	偏回归系数	标准误	标准化偏回归系数	t	p	VIF
个人月均收入（8001~12000元）	-2.359	1.015	-0.057	-2.325	0.020	1.628
医疗保障类型（城镇居民）	-1.603	0.664	-0.056	-2.413	0.016	1.498
医院类型	-1.331	0.470	-0.057	-2.833	0.005	1.125
医院管理水平评分	0.714	0.031	0.621	23.234	<0.01	1.972
政府治理职责履行评分	0.083	0.036	0.080	2.342	0.019	3.224
社会治理职责履行评分	0.019	0.032	0.019	0.577	0.564	2.932

将单因素分析具有统计学意义的住院患者一般人口学特征、医院类型、医院管理水平因素（6个条目）、政府治理职责履行因素（20个条目）、社会治理职责履行因素（6个条目）、社会医疗环境因素（7个条目）全部纳入回归模型，结果显示，模型的 Durbin-Watson = 1.802，决定系数 $R^2 = 0.707$，$F = 57.06$，$p < 0.01$。其中县级公立医院的住院患者满意度得分低于城市公立医院的住院患者。依据标准化偏回归系数的大小，各治理因素对住院患者满意度的影响程度依次为导医服务态度、医德医风、投诉便利性、大处方监管、纠纷处理公正性、医保报销便利性、患者的信任和投诉响应性（$p < 0.05$），见表6-29。

表6-29　多元主体治理因素对住院患者满意度影响因素回归分析（$N = 1382$）

变量	偏回归系数	标准误	标准化偏回归系数	t	p	VIF
医院类型	-1.576	0.382	-0.068	-4.130	<0.01	1.217
导医服务态度	3.193	0.345	0.219	9.250	<0.01	2.541
医德医风	2.171	0.382	0.147	5.677	<0.01	3.017
投诉便利性	1.651	0.380	0.121	4.342	<0.01	3.513
大处方监管	1.471	0.358	0.111	4.110	<0.01	3.298
纠纷处理公正性	1.532	0.395	0.110	3.877	<0.01	3.648

变量	偏回归系数	标准误	标准化偏回归系数	t	p	VIF
医保报销便利性	0.986	0.326	0.076	3.024	<0.01	2.847
患者的信任	0.959	0.418	0.063	2.296	<0.01	3.393
投诉响应性	0.815	0.384	0.061	2.124	<0.01	3.698

将门诊患者医院管理水平评分（1~100）、政府治理职责履行评分（1~100）、社会治理职责履行评分（1~100）纳入多重线性回归模型，结果显示，回归模型 Durbin-Watson = 1.868，决定系数 $R^2 = 0.433$，$F = 161.699$，$p < 0.01$。依据标准化偏回归系数的大小，各因素对住院患者满意度的影响程度依次为医院管理水平评分、政府治理职责履行评分（$p < 0.05$），而社会治理职责履行评分对门诊患者满意度没有直接影响（$p > 0.05$），可能存在间接影响，见表6-30。

表6-30　多元主体治理视角下门诊患者满意度影响回归分析（$N = 638$）

变量	偏回归系数	标准误	标准化偏回归系数	t	p	VIF
医院管理水平评分	0.640	0.042	0.573	15.077	<0.01	1.616
政府治理职责履行评分	0.128	0.048	0.126	2.670	<0.01	2.504
社会治理职责履行评分	0.007	0.050	0.006	0.134	0.894	2.503

将医院管理水平因素（6个条目）、政府治理职责履行因素（20个条目）、社会治理职责履行因素（6个条目）、社会医疗环境因素（7个条目）全部纳入多重线性回归模型，结果显示，回归模型 Durbin-Watson = 1.818，决定系数 $R^2 = 0.635$，$F = 26.723$，$p < 0.01$。依据标准化偏回归系数的大小，各因素对门诊患者满意度的影响程度依次为医德医风、导医服务态度、媒体医患互动平台搭建的意识、纠纷处理公正性、就医获得感、大处方监管，见表6-31。

表6-31　多元主体治理因素对门诊患者满意度影响回归分析（$N = 638$）

变量	偏回归系数	标准误	标准化偏回归系数	t	p	VIF
医德医风	3.293	0.611	0.219	5.389	<0.01	2.701

续表

变量	偏回归系数	标准误	标准化偏回归系数	t	p	VIF
导医服务态度	2.691	0.479	0.191	5.621	<0.01	1.893
媒体医患互动平台搭建的意识	1.592	0.728	0.116	2.188	0.029	4.577
纠纷处理公正性	1.359	0.576	0.100	2.359	0.019	2.940
就医获得感	1.301	0.586	0.099	2.218	0.027	3.252
大处方监管	1.164	0.539	0.088	2.162	0.031	2.736

第五节　患者满意度多元主体治理路径模型实证研究

一　患者满意度多元主体治理路径初始模型系数及显著性估计

根据研究假设及理论模型，患者满意度多元主体治理路径初始模型包含患者满意度、政府治理职责履行、社会治理职责履行、医院管理水平、社会医疗环境五个潜变量，其综合逻辑关系及测量如图 6-8 所示。

经初步统计分析发现，住院患者满意度多元主体治理路径初始模型中政府治理职责履行→住院患者满意度，社会治理职责履行→住院患者满意度，社会治理职责履行→医院管理水平的 p 值分别为 0.436、0.333、0.430，均大于 0.05，即政府治理职责履行和社会治理职责履行对住院患者满意度、社会治理职责履行对医院管理水平没有直接影响，其他 7 条路径 p 值均小于 0.01，表明模型基本符合显著性评价要求，见表 6-32。

表 6-32　住院患者满意度多元主体治理路径初始模型载荷系数显著性估计

回归路径	未标准化估计值	标准差	CR	p
医院管理水平→住院患者满意度	0.522	0.032	16.421	***
政府治理职责履行→住院患者满意度	0.018	0.024	0.779	0.436
社会治理职责履行→住院患者满意度	0.016	0.017	0.968	0.333
社会医疗环境→住院患者满意度	0.119	0.021	5.776	***
政府治理职责履行→医院管理水平	0.662	0.033	20.153	***
社会治理职责履行→医院管理水平	0.020	0.026	0.789	0.430

续表

回归路径	未标准化估计值	标准差	CR	p
社会治理职责履行→政府治理职责履行	0.680	0.030	22.504	***
政府治理职责履行→社会医疗环境	0.140	0.039	3.583	***
社会治理职责履行→社会医疗环境	0.264	0.028	9.401	***
医院管理水平→社会医疗环境	0.409	0.040	10.157	***

*** $p < 0.01$。

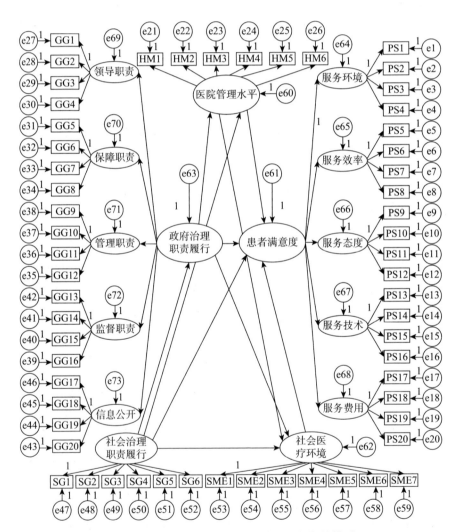

图 6-8　患者满意度多元主体治理路径初始模型

在门诊患者满意度多元主体治理路径初始模型中社会治理职责履行→门诊患者满意度，社会医疗环境→门诊患者满意度，社会治理职责履行→医院管理水平，医院管理水平→社会医疗环境路径的 p 值分别为 0.803、0.323、0.093、0.159，均大于 0.05，即社会治理职责履行和社会医疗环境对门诊患者满意度、社会治理职责履行对医院管理水平、医院管理水平对社会医疗环境的影响没有统计学意义，而其他 6 条路径 p 值均小于0.01，表明模型基本符合显著性评价要求，见表 6 - 33。

表 6 - 33　门诊患者满意度多元主体治理路径初始模型载荷系数显著性估计

回归路径	未标准化估计值	标准差	CR	p
医院管理水平→门诊患者满意度	0.477	0.053	8.996	***
政府治理职责履行→门诊患者满意度	0.137	0.042	3.232	0.001
社会治理职责履行→门诊患者满意度	0.006	0.024	0.250	0.803
社会医疗环境→门诊患者满意度	0.033	0.033	0.988	0.323
政府治理职责履行→医院管理水平	0.608	0.051	11.828	***
社会治理职责履行→医院管理水平	0.061	0.036	1.679	0.093
社会治理职责履行→政府治理职责履行	0.603	0.047	12.844	***
政府治理职责履行→社会医疗环境	0.496	0.069	7.197	***
社会治理职责履行→社会医疗环境	0.159	0.041	3.892	***
医院管理水平→社会医疗环境	0.089	0.064	1.407	0.159

*** $p < 0.01$。

二　患者满意度多元主体治理路径初始模型拟合度评价

根据住院患者满意度多元主体治理路径初始模型拟合指数结果，相对拟合指标均达到良好标准，部分绝对拟合指标未达到理想拟合标准，模型需要进一步修正，见表 6 - 34。

表 6 - 34　住院患者满意度多元主体治理路径初始模型拟合结果

拟合度指标	实际值	拟合度标准
绝对拟合指标		
卡方自由度比值（NC）	4.322	1 < NC < 3
渐进残差均方根（RMSEA）	0.049	<0.05，适配良好；<0.08，适配合理

续表

拟合度指标	实际值	拟合度标准
拟合优度指标（GFI）	0.845	>0.85，可以接受；>0.90，良好
调整拟合优度指标（AGFI）	0.832	>0.85，可以接受；>0.90，良好
相对拟合指标		
规范拟合指标（NFI）	0.907	>0.85，可以接受；>0.90，良好
比较拟合指标（CFI）	0.927	>0.85，可以接受；>0.90，良好
增值适配指数（IFI）	0.927	>0.85，可以接受；>0.90，良好
Tucker-Lewis 指数（TLI）	0.923	>0.85，可以接受；>0.90，良好

根据门诊患者满意度多元主体治理路径初始模型拟合指数结果，相对拟合指标均达到拟合标准，部分绝对拟合指标未达到理想拟合标准，模型需要进一步修正，见表 6 – 35。

表 6 – 35　门诊患者满意度多元主体治理路径初始模型拟合结果

拟合度指标	实际值	拟合度标准
绝对拟合指标		
卡方自由度比值（NC）	2.719	$1 < NC < 3$
渐进残差均方根（RMSEA）	0.052	<0.05，适配良好；<0.08，适配合理
拟合优度指标（GFI）	0.805	>0.85，可以接受；>0.90，良好
调整拟合优度指标（AGFI）	0.789	>0.85，可以接受；>0.90，良好
相对拟合指标		
规范拟合指标（NFI）	0.853	>0.85，可以接受；>0.90，良好
比较拟合指标（CFI）	0.902	>0.85，可以接受；>0.90，良好
增值适配指数（IFI）	0.902	>0.85，可以接受；>0.90，良好
Tucker-Lewis 指数（TLI）	0.897	>0.85，可以接受；>0.90，良好

三　患者满意度多元主体治理路径模型修正及拟合度评价

根据住院患者满意度多元主体治理路径载荷的显著性水平及模型修正指标 MI 的大小，剔除了政府治理职责履行→住院患者满意度，社会治理职责履行→住院患者满意度，社会治理职责履行→医院管理水平这三条路径，修正残差变量之间的相关路径。模型最终接近和达到拟合的标准，模型载荷系数显著性估计见表6-36，模型拟合度评价见表6-37，修正后的模型见图6-9。

表6-36　住院患者满意度多元主体治理路径修正模型的路径系数

路径	未标准化估计值	标准化估计值	p 值
医院管理水平→住院患者满意度	0.544	0.736	***
社会医疗环境→住院患者满意度	0.133	0.180	***
政府治理职责履行→医院管理水平	0.682	0.782	***
社会治理职责履行→政府治理职责履行	0.715	0.689	***
政府治理职责履行→社会医疗环境	0.107	0.122	0.01
社会治理职责履行→社会医疗环境	0.287	0.317	***
医院管理水平→社会医疗环境	0.421	0.420	***

*** $p < 0.05$。

表6-37　住院患者满意度多元主体治理路径模型拟合结果

拟合度指标	实际值	拟合度标准
绝对拟合指标		
卡方自由度比值（NC）	3.025	$1 < NC < 3$
渐进残差均方根（RMSEA）	0.038	<0.05，适配良好；<0.08，适配合理
拟合优度指标（GFI）	0.884	>0.85，可以接受；>0.90，良好
调整拟合优度指标（AGFI）	0.874	>0.85，可以接受；>0.90，良好
相对拟合指标		
规范拟合指标（NFI）	0.935	>0.85，可以接受；>0.90，良好
比较拟合指标（CFI）	0.955	>0.85，可以接受；>0.90，良好
增值适配指数（IFI）	0.955	>0.85，可以接受；>0.90，良好
Tucker-Lewis指数（TLI）	0.953	>0.85，可以接受；>0.90，良好

根据门诊患者满意度多元主体治理路径载荷的显著性水平及模型修正指标MI的大小，剔除了社会治理职责履行→门诊患者满意度，社会医疗环境→门诊患者满意度，社会治理职责履行→医院管理水平，医院管理水平→社会医疗环境这四条路径，修正残差变量之间的相关路径。模型最终接近和达到拟合标准，载荷系数显著性估计见表6-38，模型拟合度评价

见表 6 – 39，修正后的模型见图 6 – 10。

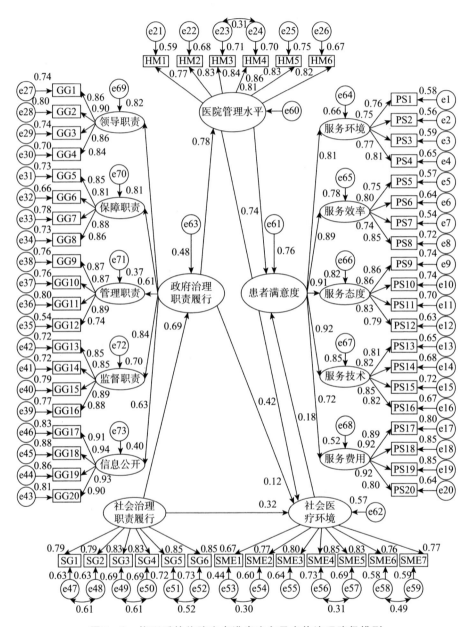

图 6 - 9　修正后的住院患者满意度多元主体治理路径模型

表 6 - 38　门诊患者满意度多元主体治理路径修正模型的路径系数

路径	未标准化估计值	标准化估计值	p 值
医院管理水平→门诊患者满意度	0.490	0.666	***
政府治理职责履行→门诊患者满意度	0.162	0.243	***
政府治理职责履行→医院管理水平	0.714	0.785	***
社会治理职责履行→政府治理职责履行	0.615	0.640	***
政府治理职责履行→社会医疗环境	0.609	0.642	***
社会治理职责履行→社会医疗环境	0.169	0.186	***

*** $p < 0.05$。

表 6 - 39　门诊患者满意度多元主体治理路径模型拟合结果

拟合度指标	实际值	拟合度标准
绝对拟合指标		
卡方自由度比值（NC）	1.935	$1 < NC < 3$
渐进残差均方根（RMSEA）	0.038	< 0.05，适配良好；< 0.08，适配合理
拟合优度指标（GFI）	0.852	> 0.85，可以接受；> 0.90，良好
调整拟合优度指标（AGFI）	0.840	> 0.85，可以接受；> 0.90，良好
相对拟合指标		
规范拟合指标（NFI）	0.896	> 0.85，可以接受；> 0.90，良好
比较拟合指标（CFI）	0.947	> 0.85，可以接受；> 0.90，良好
增值适配指数（IFI）	0.947	> 0.85，可以接受；> 0.90，良好
Tucker-Lewis 指数（TLI）	0.944	> 0.85，可以接受；> 0.90，良好

四　患者满意度多元主体治理路径模型核心变量的影响效应分析

统计分析发现，修正后模型中各潜变量的影响效应，医院管理水平、政府治理职责履行、社会治理职责履行、社会医疗环境对住院患者满意度具有直接或间接影响（$p < 0.05$），其中医院管理水平对住院患者满意度的直接效应为 0.740，间接效应为 $0.42 \times 0.18 = 0.076$，总效应为 0.816。政府治理职责履行对住院患者满意度的间接效应为 $0.78 \times 0.74 + 0.78 \times 0.42 \times 0.18 + 0.12 \times 0.18 = 0.658$，总效应为 0.658。社会治理职责履行对住院患者

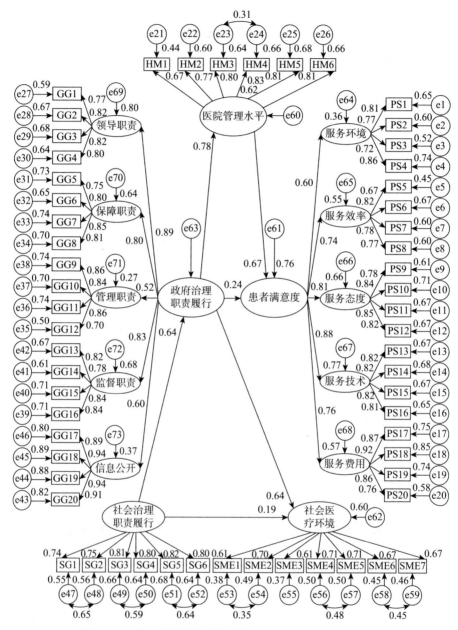

图6-10　修正后的门诊患者满意度多元主体治理路径模型

满意度的间接效应为 $0.69 \times 0.78 \times 0.74 + 0.69 \times 0.78 \times 0.42 \times 0.18 + 0.69 \times 0.12 \times 0.18 + 0.32 \times 0.18 = 0.511$，总效应为 0.511。社会医疗环境对住院患者满意度的直接效应为 0.180，总效应为 0.180。综上分析发现，各潜变量

对住院患者满意度影响的大小依次为医院管理水平（0.816）、政府治理职责履行（0.658）、社会治理职责履行（0.511）、社会医疗环境（0.180），见表6-40。

进一步分析医院管理水平、政府治理职责履行、社会治理职责履行、社会医疗环境这四个潜变量之间的关系。政府治理职责履行对医院管理水平的直接效应为0.78，总效应为0.78，社会治理职责履行对医院管理水平的间接效应为0.69×0.78＝0.54，总效应为0.54；社会治理职责履行对政府治理职责履行的直接效应为0.69，总效应为0.69；政府治理职责履行对社会医疗环境的直接效应为0.12，间接效应为0.78×0.42＝0.33，总效应为0.45；社会治理职责履行对社会医疗环境的直接效应为0.32，间接效应为0.69×0.12＋0.69×0.78×0.42＝0.31，总效应为0.63；医院管理水平对社会医疗环境的直接效应为0.42，总效应为0.42，见表6-41。

表6-40　住院患者满意度多元主体治理路径模型标准化影响效应分析（A）

潜变量	住院患者满意度		
	直接效应	间接效应	总效应
医院管理水平	0.740	0.076	0.816
政府治理职责履行	—	0.658	0.658
社会治理职责履行	—	0.511	0.511
社会医疗环境	0.180	—	0.180

表6-41　住院患者满意度多元主体治理路径模型标准化影响效应分析（B）

潜变量	医院管理水平			政府治理职责履行			社会医疗环境		
	直接效应	间接效应	总效应	直接效应	间接效应	总效应	直接效应	间接效应	总效应
政府治理职责履行	0.78	—	0.78	—	—	—	0.12	0.33	0.45
社会治理职责履行	—	0.54	0.54	0.69	—	0.69	0.32	0.31	0.63
医院管理水平	—	—	—	—	—	—	0.42	—	0.42

本研究构建的住院患者满意度多元主体治理路径模型的影响路径、影响程度及各潜变量间的关系，如图6-11所示，研究假设验证见表6-42。

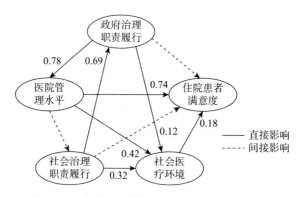

图6-11　住院患者满意度多元主体治理路径模型

表6-42　住院患者满意度各治理要素关系的假设验证

研究假设	假设判断	结果
H_1：医院管理水平对住院患者满意度有正向影响	接受	直接影响
H_2：政府治理职责履行对住院患者满意度有正向影响	接受	间接影响
H_3：社会治理职责履行对住院患者满意度有正向影响	接受	间接影响
H_4：社会医疗环境对住院患者满意度有正向影响	接受	直接影响
H_5：政府治理职责履行对医院管理水平有正向影响	接受	直接影响
H_6：社会治理职责履行对医院管理水平有正向影响	接受	间接影响
H_7：社会治理职责履行对政府治理职责履行有正向影响	接受	直接影响
H_8：医院管理水平对社会医疗环境有正向影响	接受	直接影响
H_9：政府治理职责履行对社会医疗环境有正向影响	接受	直接影响
H_{10}：社会治理职责履行对社会医疗环境有正向影响	接受	直接影响

　　分析修正后模型中各潜变量的影响效应，医院管理水平、政府治理职责履行、社会治理职责履行对门诊患者满意度具有直接或间接影响（$p < 0.05$），社会医疗环境对门诊患者满意度没有影响（$p > 0.05$）。其中医院管理水平对门诊患者满意度的直接效应为0.67，总效应为0.67。政府治理职责履行对门诊患者满意度的直接效应为0.24，间接效应为0.78 × 0.67 = 0.52，总效应为0.76。社会治理职责履行对门诊患者满意度的间接效应0.64 × 0.78 × 0.67 + 0.64 × 0.24 = 0.49，总效应为0.49。综上分析发现，各潜变量对门诊患者满意度影响大小依次为政府治理职责履行、医院管理水平、社会治理职责履行，见表6-43。

进一步分析医院管理水平、政府治理职责履行、社会治理职责履行、社会医疗环境这四个潜变量之间的关系。政府治理职责履行对医院管理水平的直接效应为 0.78；总效应为 0.78；社会治理职责履行对医院管理水平的间接效应为 $0.64 \times 0.78 = 0.50$，总效应为 0.50；社会治理职责履行对政府治理职责履行的直接效应为 0.64；总效应为 0.64；政府治理职责履行对社会医疗环境的直接效应为 0.64，总效应为 0.64；社会治理职责履行对社会医疗环境的直接效应为 0.19，间接效应为 $0.64 \times 0.64 = 0.41$，总效应为 0.60，见表 6 – 44。

表 6 – 43　门诊患者满意度多元主体治理路径模型标准化影响效应分析（A）

潜变量	门诊患者满意度		
	直接效应	间接效应	总效应
医院管理水平	0.67	—	0.67
政府治理职责履行	0.24	0.52	0.76
社会治理职责履行	—	0.49	0.49
社会医疗环境	—	—	—

表 6 – 44　门诊患者满意度多元主体治理路径模型标准化影响效应分析（B）

潜变量	医院管理水平			政府治理职责履行			社会医疗环境		
	直接效应	间接效应	总效应	直接效应	间接效应	总效应	直接效应	间接效应	总效应
政府治理职责履行	0.78	—	0.78	—	—	—	0.64	—	0.64
社会治理职责履行	—	0.50	0.50	0.64	—	0.64	0.19	0.41	0.60
医院管理水平	—	—	—	—	—	—	—	—	—

本研究最终构建的门诊患者满意度多元主体治理路径模型的框架、影响路径、影响程度及各潜变量间的关系，如图 6 – 12 所示，研究假设验证见表 6 – 45。

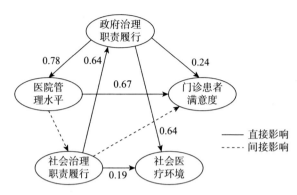

图 6 – 12　门诊患者满意度多元主体治理路径模型

表 6 – 45　门诊患者满意度各治理要素关系的假设验证

研究假设	假设判断	结果
H_1：医院管理水平对门诊患者满意度有正向影响	接受	直接影响
H_2：政府治理职责履行对门诊患者满意度有正向影响	接受	直接影响
H_3：社会治理职责履行对门诊患者满意度有正向影响	接受	间接影响
H_4：社会医疗环境对门诊患者满意度有正向影响	拒绝	无影响
H_5：政府治理职责履行对医院管理水平有正向影响	接受	直接影响
H_6：社会治理职责履行对医院管理水平有正向影响	接受	间接影响
H_7：社会治理职责履行对政府治理职责履行有正向影响	接受	直接影响
H_8：医院管理水平对社会医疗环境有正向影响	拒绝	无影响
H_9：政府治理职责履行对社会医疗环境有正向影响	接受	直接影响
H_{10}：社会治理职责履行对社会医疗环境有正向影响	接受	直接影响

第七章

医患和谐满意度测评及治理机制研究

本章摘要： 在和谐治理视域下医患满意度理论以及医患满意度测评现场调查分析基础上，确立医患和谐满意度测评指标体系并运用多指标综合评价法计算医患和谐满意度，综合采用结构方程模型、哈肯模型和耦合协调度模型实证分析并验证了医患共赢满意关系的和谐机制理论模型，构建医患和谐满意度多元主体协同治理机制。主要研究发现如下。①当前医务人员工作满意度虽然相对于患者满意度偏低，但医患和谐满意度尚处于基本和谐的关系状态。②医务人员工作满意度和患者满意度均受到医院管理水平、政府治理职责履行、社会医疗环境、医患关系、社会舆论氛围等要素的共同影响与制约，其中医院管理水平对医患协同共赢满意关系具有直接正向影响。③政府治理职责履行对医患协同共赢满意关系虽没有直接的影响，但通过医院管理水平这一中介变量对医患协同共赢满意关系发挥着间接的正向影响。④哈肯模型实证研究显示，当前患者满意度是医患满意和谐治理演化机制的序参量，尚在医患和谐满意关系演化过程中起着主导与支配作用。在研究发现的基础上提出构建政府主导、多部门联动、医疗机构负责、社会多方参与的反映医患协同共赢满意关系的"保障机制、激励机制、沟通机制、参与决策机制、社会监督机制、整合机制"多元主体协同治理策略。

第一节 医患和谐满意度理论研究

一 医患和谐满意度的概念内涵与外延关系

"和谐"是富含中国特色、凝聚中国智慧的语言与哲学词语。"和谐"一词最早出现于音乐领域，寓指音节匀称、音韵协调。后来"和谐"概念及内涵不断发展丰富，上升为事物之间尤其是人与人之间和睦相处、协调配合的安定状态。从系统的角度来看，和谐是指系统内部各子系统及其各要素之间相互联系、相互配合、相互均衡的关系，即不同事物内在与外在关系的协调。构建和谐医患关系是一个复杂多变的系统工程，应从整个社会的战略视角来审视医患和谐问题[①]，它不再局限于医务人员与患者和睦相处，还包括社会各系统、各阶层齐心协力的状态。满意是一种心理状态，满意度是人们比较期望与实际感知后的主观评价。医患满意度不仅与医患双方自身认知态度有关，[②] 还受到政府治理职责履行、医院管理水平、社会治理职责履行等因素的影响与制约。[③]

医患和谐满意度是"医患双方"、"和谐"与"满意度"的统一，具体表现为医患双方主观满意的和谐与政府治理职责履行、医院管理水平、社会治理职责履行等客观医疗环境因素的和谐的统一性。构建医患和谐满意度，不仅要注重医患双方的主观体验和满意，还要倡导外部环境协调发展与支持。由此，本研究给出医患和谐满意度的定义：医患和谐满意度是指医务人员工作满意度与患者满意度和谐发展及其外部治理主体与要素协调有序的程度。

医患和谐满意度本质上是医方系统与患方系统相互作用机制的关系，其主要内涵包括：①医患和谐满意度是描述医患复合系统整体协调、均衡、有序运行的状态；②医患满意度及其和谐关系的构建是提升医患和谐满意度的核心；③医患和谐发展离不开稳定的社会医疗环境，实现医患满意度治理主体及要素的协调统一、有序发展是提升医患和谐满意度的保障（见图7-1）。

---

① 黄敏卓、顾钰璇、魏景明等：《影响医患关系的社会与政策因素剖析》，《中华医院管理杂志》2018年第2期，第168~171页。

② 郑国管：《患者满意度多元主体协同治理路径研究》，硕士学位论文，杭州师范大学，2018，第11~18页。

③ 汪慧：《公立医院医务人员工作满意度测评及治理机制研究》，硕士学位论文，杭州师范大学，2018，第10~22页。

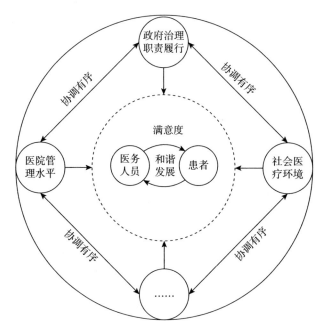

图 7 - 1 医患和谐满意度概念及内涵

二 医患和谐满意度利益相关主体职权责分析及和谐治理因素梳理

《国务院办公厅关于全面推开县级公立医院综合改革的实施意见》（国办发〔2015〕33 号）、《国务院办公厅关于城市公立医院综合改革试点的指导意见》（国办发〔2015〕38 号）以及《国务院办公厅关于建立现代医院管理制度的指导意见》（国办发〔2017〕67 号），从政府、公立医院、社会及医患自身几个方面梳理并分解各利益相关主体作用于医务人员与患者的职能、权力及承担的社会医疗责任（见表 7 - 1）。

表 7 - 1 医患和谐满意度利益相关主体社会医疗职责分析

利益相关主体	社会医疗职责	
	医务人员	患者
卫生健康部门	建立健全公平公正的医务人员及公立医院考核考评及薪酬奖励制度等	加强监管；引导督促公立医院提高服务质量和效率；提高医疗服务可及性和反应性；提供投诉及反馈渠道，推进医药卫生体制改革等

续表

利益相关主体	社会医疗职责	
	医务人员	患者
财政部门	以公立医院改革为契机，保障医疗设施、设备及人员工资等投入	加强对患者医保筹资及公立医院合理补偿机制，提高财政资金利用效率等
发改部门	医疗服务价格的制定及调整应适应体现医生技术劳务价值等	合理制定医疗服务价格并进行动态调整，及时公开医疗服务价格信息等
医保（价格主管）部门	充分发挥医保的杠杆作用，以及对不合理医疗行为的约束作用	扩大医保受益面和提高补偿比；报销程序便捷规范；实现异地报销结算；提供投诉及反馈渠道等
人社部门	合理核定医院编制总量，建立合理灵活用人机制，强化医务人员绩效考核	医疗卫生人才培养等
公立医院	科学合理绩效考核及晋升制度；职工代表大会制度；重视员工建议并参与决策；继续教育机会等	提供舒适、整洁诊疗环境；公示收费项目及价格；服务流程便捷规范；能够满足需求的设施设备药品；提供投诉及反馈渠道等
医务人员	—	依法依规开展诊疗服务；遵守职业道德，尊重患者，保护患者隐私，尽职尽责执业，为患者选择并采用合理的医疗保健方案，提供高效、廉洁、优化的医疗服务；不断学习医学知识，提高自身专业素质；对所在医院、卫生行政部门以及深化医改工作提出合理化意见和建议，参与民主管理等
患者	按医院制定的流程有序就医，接受医院管理安排；尊重医务人员，积极配合医疗服务，支付医疗费用；理性看待医疗服务的风险性和不确定性；对医疗服务及医院管理评价并提出合理化意见和建议等	—
社会专业组织	提供高质量的业务培训或指导；公平公正地开展医学司法鉴定	客观、公平、公正地评价医院；发挥社会监督职能
社会公众	积极参与社会公共医疗问题治理，维护医务人员权益，理性评价医疗事件	维护社会公益和群众合法利益，外部监督公立医院促进其履行社会职责及提高服务质量
公共媒体	客观曝光医疗纠纷事件，勿误导舆论制造冲突等	正确客观的新闻报道等

根据上述医患和谐满意度利益相关主体社会医疗职责分析，并结合文献综述及本研究协同提升医务人员工作满意度与患者满意度的设计需求，

将利益相关主体的治理因素主要归纳为政府治理职责履行（政府履行领导、保障、监督、管理等治理职责）、医院管理水平、社会医疗环境、医患关系及社会舆论氛围五大类（见表7-2）。同时，借鉴Tang等人的研究，[①] 通过研究患者对政府政策的评价与其满意度的关系来测量政策的效用，将治理因素变量进行可操作化设计，即"医患对政府治理职责履行的评价"→影响"医患满意度评价"→影响"医患和谐满意度"；"医患对医院管理水平的评价"→影响"医患满意度评价"→影响"医患和谐满意度"；"医患对社会医疗环境的评价"→影响"医患满意度评价"→影响"医患和谐满意度"；"医患对医患关系的评价"→影响"医患满意度评价"→影响"医患和谐满意度"；"医患对社会舆论氛围的评价"→影响"医患满意度评价"→影响"医患和谐满意度"。

表7-2 医患和谐满意度利益相关主体治理因素

利益相关主体	治理因素	归类
卫生健康部门	保障公立医院公益性	政府治理职责履行
财政部门	财政投入	
发改部门	卫生规划	
医保（价格主管）部门	医保调控、价格制定	
人社部门	医疗卫生人才培养	
公立医院	物理环境、流程设计、医疗纠纷处理、医疗服务价格信息公开、与基层医疗机构分工协作、医德医风建设	医院管理水平
医务人员	尊重患者、耐心沟通	医患关系
患者	尊重、理解医务人员	
居民	居民对医院和医务人员的评价	社会舆论氛围
社会专业组织	医疗鉴定公正性	社会医疗环境
社会公众	反映医患意见及诉求的主动性、社会评价监督职责的履行情况	
公共媒体	医患互动平台搭建的意识、医疗舆论监督职责的履行情况	

---

① Tang, L., "The Influences of Patient's Trust in Medical Service and Attitude Towards Health Policy on Patient's Overall Satisfaction with Medical Service and Sub Satisfaction in China," *BMC Public Health* 11（2011）：1-8.

三 医患共赢关系的和谐治理理论模型及研究假设提出

提高医患满意度是医患双方共同的愿望，但却非医患双方所能根本改变，在我国当前复杂的社会医疗环境下，协同提升医患满意度已经成为政府及相关部门、公立医院及社会系统聚焦新医改成败且具有重大影响的公共管理命题。本研究遵循和谐治理理念，综合运用和谐管理和协同治理理论的基本思路和策略逻辑，从"控制""演化""耦合"三个方面构建医患满意和谐治理机制理论模型（见图7-2），揭示医患和谐满意度的形成机理，激活和发挥医患双方背后的多元力量，协同提升医患和谐满意度，促进医患和谐，研究假设如表7-3所示。

（一）控制机制的建立

控制，是为了确保组织内各项计划按规定去完成而进行的监督和纠偏的过程，侧重于管理者的角度。政府和公立医院作为医疗资源的供给方和管理方，在提升医患和谐满意度的过程中，对于规律明显、经验性强的管理问题，可通过建立控制机制对组织结构、流程、规章制度等进行优化完善，为系统成员设计规范的行为路径。首先，政府及相关部门应明确自身对公立医院的领导、保障、管理、监督等职责，保证制度供给，如制定符合区域卫生规划的公立医院投入机制，医疗服务价格动态调整机制，针对大处方、欺诈骗保、药品回扣等行为的长效监管机制，充分发挥医保对患者就医行为和费用的调控引导以及对医院与医务人员医疗服务行为的监督制约作用。各项政策制度相互支持、相互衔接，形成一套协同发力的组合拳，最大化保障公立医院公益性，[①] 为提升医患和谐满意度提供坚实的基础。其次，公立医院作为政策的执行者以及医疗活动的载体，其内部管理水平直接关系到政府职能的有效落实和医疗秩序的正常运转。公立医院应建立健全民主管理、绩效考核、信息公开、医疗纠纷处理等内部管理制度，加强硬件设施建设，为医务人员和患者提供舒适愉悦的工作和就医环境，同时积极与基层医疗机构探索建立多种形式的分工协作机制，以提升公立医院现代化管理能力。

---

① 张福林、罗晓琼、王鹏飞等：《以医改为契机构建和谐医患关系》，《中华医院管理杂志》2012年第10期，第799~800页。

（二）演化机制的建立

演化，含有"自发秩序"或"自组织"的意思，是在不需要外在管理者的驱动下，系统由内而外地自我改良并使得系统有序度不断提高的过程。在现实中，人的有限理性和不确定性决定了单纯依靠制度和规则等"物的要素"的优化完善来提升医患和谐满意度是无法实现的，因此，提升医患和谐满意度更应注重医患双方认知情感等"人的要素"，通过营造良好的环境氛围来影响医患满意度。"能动致变的演化机制"就是在没有政府、公立医院等外在管理者的控制和设计下，各行为主体相互接受、适应并建立稳定关系的过程。该机制可从三方面来构建：第一，社会专业组织、公共媒体、社会公众等利益相关主体主动履行自身医疗行业社会监督职责，如社会专业组织公平公正地进行医疗损害鉴定，社会公众关注、参与公共医疗问题治理，从而创造出有序的社会医疗环境；第二，公共媒体、居民对医疗事件及医院的评价客观正面，营造良好的社会舆论氛围；第三，医务人员与患者加强沟通，相互理解、尊重、信任，建立良好的互动关系。在环境氛围和人际关系熏陶下，医患满意度得到提升，医患双方表现出良好的主动性和积极性，促进良好环境氛围的形成，在这个良性循环过程中医患和谐满意度得到不断提升。

（三）耦合机制的建立

耦合，指两个及两个以上的主体相互作用、相互影响的过程。在提高医患和谐满意度中，控制机制与演化机制的耦合包含三个层面。第一是两种机制间的协调互动，具体表现为：一方面，政府职能及医院管理的优化完善为创造良好的医疗环境氛围提供了必需的基础条件和制度支持；另一方面，医患关系和睦融洽、环境对医患双方的诱导有利于相关制度得到顺利执行。第二是两种机制在一定条件下相互转化，具体表现为：政府和公立医院制定的各项政策、制度被医患认同，融入医患双方的个人价值观并产生满意度评价，与此同时，政府和医院通过问卷调查等形式将医患满意度量化为外显的考核指标，根据医患满意度反馈结果分析不足之处，并及时采取改善措施，这有利于营造良好的环境氛围，从而进一步影响医患双方的认知情感，使得各方朝着和谐目标自主演化。第三是"和则""谐则"两种机制在相互作用、相互影响中产生协同增效作用，实现医患和谐满意度形成并持续不断地提升。

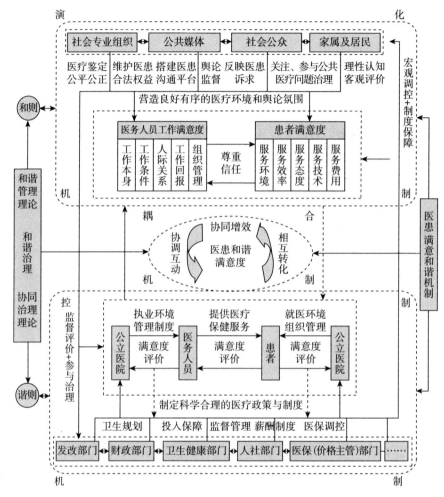

图 7 - 2　医患满意和谐治理机制理论模型

表 7 - 3　医患满意和谐治理机制理论模型研究假设

	研究假设
H1	政府治理职责履行对医患满意度具有直接正向影响
H2	医院管理水平对医患满意度具有直接正向影响
H3	社会医疗环境对医患满意度具有直接正向影响
H4	医患关系对医患满意度具有直接正向影响
H5	社会舆论氛围对医患满意度具有直接正向影响

	研究假设
H6	医务人员工作满意度与患者满意度存在相互作用、相互影响的联系，且这种联系越强，医患和谐满意度越高
H7	政府治理职责履行、医院管理水平、社会医疗环境、医患关系、社会舆论氛围之间存在相互作用、相互影响的联系，且这种联系越强，医患和谐满意度越高

第二节 医患和谐满意度测评

一 医患和谐满意度测评指标构建

根据医患和谐满意度的概念及内涵，医患和谐满意度是"医患双方"、"和谐"与"满意度"的统一，具体表现为医患双方主观满意的和谐与政府治理职责履行、医院管理水平、社会治理职责履行等客观医疗环境因素的和谐的统一性。医患和谐满意度主要包括医务人员工作满意度与患者满意度的主观和谐及其外部治理主体及要素的客观和谐两部分，在此基础上构建了医患和谐满意度的评价指标（见图7-3）。其中，将第五章计算得到的医务人员对工作本身、工作条件、工作回报、人际关系、组织管理五维度的满意度和第六章计算得到的患者对服务环境、服务技术、服务效率、服务态度、服务费用五维度的满意度分别作为医务人员工作满意度和患者满意度的具体测评指标，政府治理职责履行、医院管理水平、社会医疗环境、医患关系和社会舆论氛围等各有关治理主体及要素指标的数据由（医务人员对该指标的评分＋患者对该指标的评分）/2计算获得。

二 医患和谐满意度测评现状分析

（一）医务人员工作满意度与患者满意度的和谐度

1. 指标层和谐度计算

根据建立的医患和谐满意度测评指标体系，结合实地调查得到的数据，由式（4-1）计算各个指标的和谐度，其中，医患满意度指标的最差值、较差值、及格值、较优值和最优值分别为0、0.3、0.6、0.8、1。再通过主成分分析法得到各个指标的权重（见表7-4）。

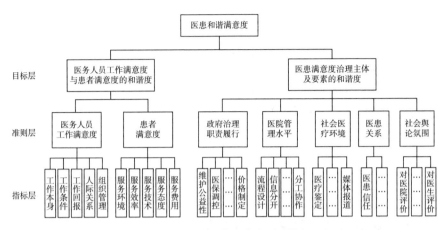

图 7 - 3　医患和谐满意度测评指标

表 7 - 4　医患满意度指标层和谐度与权重

指标层	和谐度	权重	指标层	和谐度	权重
医务人员对工作本身的满意度	0.61	0.19	患者对服务环境的满意度	0.86	0.20
医务人员对工作条件的满意度	0.73	0.21	患者对服务效率的满意度	0.85	0.21
医务人员对人际关系的满意度	0.82	0.18	患者对服务态度的满意度	0.89	0.21
医务人员对工作回报的满意度	0.67	0.21	患者对服务技术的满意度	0.87	0.19
医务人员对组织管理的满意度	0.72	0.21	患者对服务费用的满意度	0.81	0.19

2. 准则层和谐度

根据医患满意度指标层和谐度及各个指标的权重，按照式（4－2）计算出准则层各个因素的和谐度，考虑到医务人员与患者是对等的两个主体，分别将医务人员工作满意度与患者满意度的权重赋值为0.5（见表7－5）。

表 7 - 5　医患满意度准则层和谐度与权重

准则层	和谐度	权重
医务人员工作满意度	0.71	0.5
患者满意度	0.86	0.5

3. 目标层和谐度

根据医患满意度准则层和谐度及各个因素的权重，按照式（4－3）计算目标层的和谐度，即医务人员工作满意度与患者满意度的和谐度1。同理可用满意率1①和满意率2②的数据计算得到医务人员工作满意度与患者满意度的和谐度2、和谐度3（见表7-6）。

表7-6 医患满意度目标层和谐度

目标层	和谐度1	和谐度2	和谐度3
医务人员工作满意度与患者满意度	0.79	0.77	0.70

（二）医患满意度治理主体及要素的和谐度

1. 指标层和谐度计算

根据建立的医患和谐满意度测评指标体系，结合实地调查得到的数据，由式（4-1）计算各个指标的和谐度。其中，各个指标的最差值、较差值、及格值、较优值和最优值分别为1、2、3、4、5。再通过主成分分析法得到各个指标的权重（见表7-7）。

表7-7 医患满意度治理主体及要素指标层和谐度与权重

指标层	和谐度	权重
政府治理职责履行		
政府对公立医院公益性的维护效果	0.72	0.18
政府对患者就医行为的引导效果	0.72	0.18
政府对医改政策的宣传情况	0.73	0.18
政府对医疗卫生人才的培养情况	0.64	0.14
政府制定的医疗价格的合理性	0.75	0.15
政府对医院及医生违法行为的打击力度	0.75	0.17
医院管理水平		
医院流程设计的合理性	0.79	0.18
医院医疗纠纷处理的公正性	0.76	0.17
医院医疗服务价格等信息公开情况	0.78	0.16
医院与基层医疗机构分工协作情况	0.78	0.18
医院物理环境的建设情况	0.77	0.15
医院医务人员医德医风的建设情况	0.81	0.16

---

① 满意率1=（很不满意人数×0+较不满意人数×30+一般满意人数×60+较满意人数×80+很满意人数×100）/总人数×100。

② 满意率2=（较满意人数+很满意人数）/总人数。

续表

指标层	和谐度	权重
社会医疗环境		
社会专业组织对医疗事故鉴定的公正性	0.74	0.15
公共媒体对医患互动平台搭建的意识	0.69	0.17
公共媒体社会监督职责的履行情况	0.68	0.18
社会公众反映医患意见及诉求的主动性	0.69	0.18
社会公众社会监督职责的履行情况	0.68	0.18
医患双方对当前所处社会医疗环境的看法	0.71	0.14
医患关系		
医患双方对当前医患关系的看法	0.65	0.5
医患相互尊重、信任情况	0.77	0.5
社会舆论氛围		
周围人对医生群体的总体评价	0.72	0.24
周围人对多数公立医院的总体评价	0.73	0.25
网络媒体对医生群体的总体评价	0.68	0.26
网络媒体对多数公立医院的总体评价	0.68	0.26

2. 准则层和谐度

根据医患满意度治理主体及要素指标层和谐度计算结果和各个指标的权重，按照式（4-2）计算出准则层各个因素的和谐度。再通过主成分分析法得到各个因素的权重（见表7-8）。

表7-8　医患满意度治理主体及要素准则层和谐度与权重

准则层	和谐度	权重
政府治理职责履行	0.73	0.05
医院管理水平	0.78	0.13
社会医疗环境	0.69	0.09
医患关系	0.72	0.05
社会舆论氛围	0.70	0.68

3. 目标层和谐度

根据医患满意度治理主体及要素准则层和谐度计算结果和各个因素的权重，按照式（4-3）计算出目标层的和谐度，即医患满意度治理主体及要素的和谐度（见表7-9）。

表7-9 医患满意度治理主体及要素目标层和谐度

目标层	和谐度
医患满意度治理主体及要素	0.71

（三）医患和谐满意度

由于医患和谐满意度包含两方面的和谐，按照左其亭提出的和谐度评价方法只能计算出单方面的和谐程度，参考戴会超等研究城市人水和谐度建立的测评模型，该模型先计算城市人水主观感受度和客观和谐度，然后统一计算城市人水和谐度。[1] 由此本研究在计算出医务人员工作满意度与患者满意度的和谐度以及医患满意度治理主体及要素的和谐度的基础上，根据第四章有关公式最终计算出医患和谐满意度。为了比较按医院科室匹配前后调查样本的医患和谐满意度，应用相同方法计算匹配前（无匹配）的医患和谐满意度，结果如表7-10所示。测评结果显示，医患和谐满意度/满意率分别为0.65、0.63，其中按医院科室匹配设计的医患和谐满意度/满意率则分别为0.75、0.74，表明医患关系总体处于基本和谐的满意状态。

表7-10 医患和谐满意度/满意率计算结果

	医患和谐满意度	医患和谐满意率
匹配前	0.65	0.63
匹配后	0.75	0.74

第三节 医患满意和谐治理机制实证研究

医患关系是每一个社会成员都会经历的人际关系，其运行同样遵循自然的最高法则与规律，即医患关系最终会朝着和谐状态发展，而非对立与斗争。医患双方相互依存，医患关系本就应该是最和谐的人际关系，我们

---

[1] 戴会超、唐德善、张范平等：《城市人水和谐度研究》，《水利学报》2013年第8期，第973~978页。

不应刻意去放大医患矛盾，然而，我们不能忽视医患关系中不和谐的因素，测评结果提示医患和谐满意度仍有较大的提升空间。前述已初步构建了医患满意和谐治理机制理论模型，为促进医患满意关系的和谐发展奠定了理论基础，但模型内容、逻辑结构的合理性，以及模型包括的控制机制、演化机制和耦合机制中各因素之间的相关、因果互动、协同关系需要选取适宜方法进一步验证，以求模型运算结果能够科学、客观反映当前可能存在的医患不和谐因素，为社会各方制定行动方案提供参考依据。

一　医患满意和谐治理机制

根据医患满意和谐治理机制理论模型和研究假设，本研究构建了包含医务人员工作满意度和患者满意度以及政府治理职责履行、医院管理水平、社会医疗环境、社会舆论氛围、医患关系 7 个潜变量、34 个观测变量的医患满意和谐治理机制一阶结构方程模型，并在此基础上引入"医患协同满意"这一观测变量，当医务人员工作满意度和患者满意度均在 0.6 以上时，则医患得到协同满意，只要有一方的满意度低于 0.6，此时医患就没有达到协同满意（见图 7－4）。

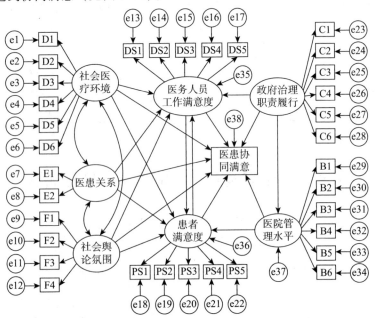

图 7－4　医患满意和谐治理机制一阶结构方程模型

按本研究最初设计的思路，先构建医患满意和谐治理机制一阶结构方程模型，在验证各潜变量之间关系后，引入"和则"与"谐则"两个二阶潜变量，构建医患满意和谐治理机制二阶结构方程模型（见图7－5），再进行修正，从而对医患满意和谐治理机制理论模型进行实证并确定最终的模型。

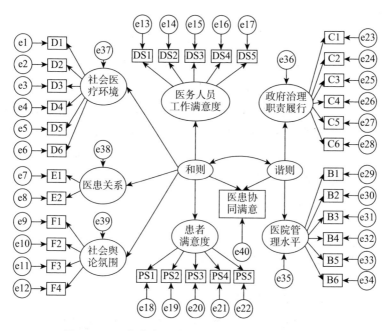

图7－5 医患满意和谐治理机制二阶结构方程模型

然而，事与愿违，一阶结构方程模型拟合度测算结果显示，卡方自由度比值为41.839，远远高于上限5，其余的 GFI、RMR、NFI、CFI 等指标也均未达到理想状态，模型拟合效果很差，没有必要进行修正，提示构建的一阶结构方程模型不成立，需要结合专业知识和数据特征对模型进行修改和验证。

结构方程模型能有效建立并检验模型的因果关系，但当变量间因果关系不明确或很小时，运行结构方程模型就显得捉襟见肘，大大降低了结果的准确度。[①] 本研究构建的医患满意和谐治理机制包括控制机制、演化机

① 方敏：《结构方程模型应用的几个问题》，《中国卫生统计》2006年第2期，第184～187页；金玉国：《从回归分析到结构方程模型：线性因果关系的建模方法论》，《经济与管理评论》2008年第2期，第19～24页。

制、耦合机制三部分。其中，控制机制的作用方式是依赖理性设计对可充分认知的"物的要素"和关系进行规范与调控，具体表现为政府职能不完善、政策制定落实不到位等会导致医院运行的不规范、不合理，而医院管理制度条例的规范、合理程度又直接影响医务人员工作满意度与患者满意度。政府治理职责履行→医院管理水平→医患满意度是环环相扣、循次推进的关系，具有明显的因果联系，因此，可用结构方程模型来验证控制机制中各变量的因果关系。相对于控制机制，演化机制更注重"人的要素"，同时又由于人的不确定性和主观能动性，因果链模糊不清，[1] 无法像控制机制那样让事物按既定设计的路径发展，此时不宜通过结构方程模型来揭示各变量之间的关系。同理，耦合机制是"物的要素"和"人的要素"互动的过程，其作用结果同样具有不确定性。因此，借助结构方程模型并不能完全验证医患满意和谐治理机制理论模型，应根据控制机制、演化机制、耦合机制各自的特点和适用条件寻求适宜的方法分别进行实证研究。

二 医患满意和谐治理控制机制

（一）结构方程模型构建

采用结构方程模型对医患满意和谐治理控制机制进行验证。构建的医患满意和谐治理控制机制结构方程模型包括政府治理职责履行、医院管理水平2个潜变量和12个观测变量（见图7-6）。

（二）结构方程模型验证

结构方程模型分析结果显示，"政府治理职责履行→医院管理水平""医院管理水平→医患协同满意"路径系数均达到显著（$p < 0.05$），但"政府治理职责履行→医患协同满意"路径系数不显著（$p > 0.05$）（见表7-11）。各项拟合指标中，除卡方自由度比值为 6.297 > 5，RMSEA 为 0.082 > 0.08，其余拟合指标均达到理想状态（见表7-11）。表明模型通过显著性评价要求，但仍需进一步修正。

---

[1] 席西民、王亚刚：《和谐社会秩序形成机制的系统分析：和谐管理理论的启示和价值》，《系统工程理论与实践》2007年第3期，第12~20页。

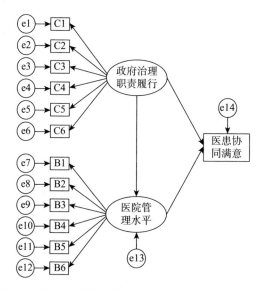

图 7 - 6　修正前的医患满意和谐治理控制结构方程模型

表 7 - 11　修正前的医患满意和谐治理控制机制结构方程模型各路径系数估计

	Estimate	*SE*	*CR*	*p*
政府治理职责履行→医院管理水平	0.830	0.039	17.430	***
政府治理职责履行→医患协同满意	0.128	0.060	1.710	0.087
政府治理职责履行→C1	0.819	0.048	17.797	***
政府治理职责履行→C2	0.822	0.062	16.137	***
政府治理职责履行→C3	0.830	0.048	24.472	***
政府治理职责履行→C4	0.576	0.062	16.137	***
政府治理职责履行→C5	0.629	0.048	17.797	***
政府治理职责履行→C6	0.770			
医院管理水平→医患协同满意	0.578	0.077	7.385	***
医院管理水平→B1	0.788	0.057	20.190	***
医院管理水平→B2	0.788	0.067	20.202	***
医院管理水平→B3	0.739	0.065	19.035	***
医院管理水平→B4	0.804	0.063	20.557	***
医院管理水平→B5	0.682	0.053	17.678	***
医院管理水平→B6	0.693			

注：路径系数为标准化值。

*** $p < 0.001$。

表 7 - 12　医患满意和谐治理控制机制结构方程模型拟合度评价

拟合指标	模型拟合值		拟合度标准
	修正前模型拟合值	修正后模型拟合值	
绝对拟合指标			
卡方自由度比值（NC）	6.297	4.951	1 < NC < 5
拟合优度指标（GFI）	0.922	0.942	> 0.90
残差均方根（RMR）	0.015	0.015	< 0.08
渐进残差均方根（RMSEA）	0.082	0.071	< 0.08
相对拟合指标			
规范拟合指标（NFI）	0.930	0.945	> 0.85
比较拟合指标（CFI）	0.941	0.956	> 0.85
Tucker-Lewis 指数（TLI）	0.926	0.945	> 0.90
简约拟合指标			
简约基准拟合指标（PNFI）	0.751	0.763	> 0.50
简约拟合指标（PGFI）	0.638	0.652	> 0.50

（三）结构方程模型修正

结构方程模型修正方法主要有调整临界比率（Critical Ratio）和修正指数（MI）两种。在进行模型修正时，先采用临界比率法，删除不显著的路径（$p > 0.05$）以提高模型可识别度，再通过修正指数法对模型进行修正，即在 MI 值较大的两个残差变量间增加一条相关路径，并且每增加一条路径重新运行模型一次，观察拟合指数是否得到改善，直至各项拟合指数都达到理想状态。当按临界比率法删除"政府治理职责履行→医患协同满意"路径后，所有路径系数都达到显著（$p < 0.05$），但卡方自由度比值和 RMSEA 仍未达到理想状态，因此考虑采取修正指数法进行修正。增加 MI 值最大的"e6""e12"路径后发现，卡方自由度比值为 $4.951 < 5$，RMSEA 为 $0.071 < 0.08$，其余拟合指标也得到了改善（见表 7 - 12）。修正后的医患满意和谐治理控制机制结构方程模型及路径系数见图 7 - 7 和表 7 - 13。

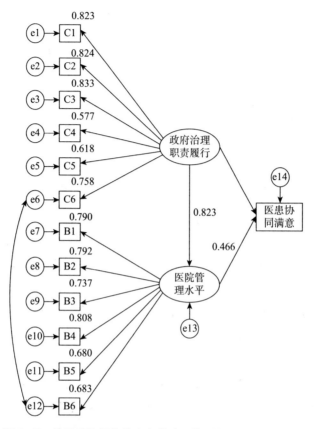

图 7 - 7 修正后的医患满意和谐治理控制机制结构方程模型

表 7 - 13 修正后的医患满意和谐治理控制机制结构方程模型各路径系数估计

	Estimate	SE	CR	p
政府治理职责履行→医院管理水平	0.823	0.035	19.573	***
政府治理职责履行→C1	0.823	0.049	23.887	***
政府治理职责履行→C2	0.824	0.049	23.898	***
政府治理职责履行→C3	0.833	0.049	24.203	***
政府治理职责履行→C4	0.577	0.064	16.055	***
政府治理职责履行→C5	0.618	0.049	17.296	***
政府治理职责履行→C6	0.758			
医院管理水平→医患协同满意	0.466	0.038	12.203	***
医院管理水平→B1	0.790	0.059	20.021	***
医院管理水平→B2	0.792	0.069	20.056	***

续表

	Estimate	SE	CR	p
医院管理水平→B3	0.737	0.067	18.804	***
医院管理水平→B4	0.808	0.064	20.418	***
医院管理水平→B5	0.680	0.054	17.460	***
医院管理水平→B6	0.683			

注：路径系数为标准化值。

*** $p < 0.001$。

（四）结构方程模型解释

由修正后的结构方程模型及评价结果（见表 7 – 12、表 7 – 13、图 7 – 7）可以看出，修正后的结构方程模型拟合效果较好，验证了构建的医患满意和谐治理控制机制模型及部分初始假设。其中，假设"H2. 医院管理水平对医患满意度具有直接正向影响"成立，假设"H1. 政府治理职责履行对医患满意度具有直接正向影响"虽然没有通过检验，但政府治理职责履行可以通过医院管理水平对医患满意度产生间接正向作用，这与线性回归分析结果一致。

分析修正后的医患满意和谐治理控制机制结构方程模型潜变量之间的作用关系可以看出，医院管理水平对医患协同满意具有直接的正向影响，路径系数为 0.466（$p < 0.05$）。政府治理职责履行对医患协同满意不具有直接的正向影响，主要通过医院管理水平对医患协同满意具有间接的正向影响，间接效应为 0.823 × 0.466 = 0.384，小于医院管理水平对医患协同满意的影响效应。

在政府治理职责履行因素中，因子载荷从大到小依次为政府对医改政策的宣传情况（C3）、政府对患者就医行为的引导效果（C2）、政府对公立医院公益性的维护效果（C1）、政府对医疗卫生人才的培养情况（C6）、政府对医院及医生违法行为的打击力度（C5）、政府制定的医疗价格的合理性（C4），分别为 0.833、0.824、0.823、0.758、0.618、0.577。说明在政府治理职责履行因素中，政府对医改政策的宣传情况对医患协同满意的影响最大，在实际调研过程中发现，医患双方尤其是患者，表示对医改政策不甚了解，而医改政策又涉及医患双方切身利益，政府落实政策宣传职能有助于医患双方满意度的提升。医疗价格体现了医务人员的劳务价值，也决定了患者的医疗费用，众多文献也提到医疗价格对医患满意度的重要作用，然而本研究实证结果显示，政府制定的医疗价格的合理性对医患协同满意的影响最小。笔者认为，医疗价格的作用的确不容小觑，但对于患者而言，就医的目的是享受优质服务、减轻病痛，倘若疾病得到缓解，医疗价格对患者满意度的影响微乎其微。同时，过多关注、追求工资收入也不能长久激发医务人员职业精神、调动医务人员工作积极性。由赫兹伯格提出的双因素理论也只是把价格费用、工资之类的因素归为保健因素，只有提高医院管理效率、改善服务质量等激励因素才能有效促进医患满意度的提升。

在医院管理水平因素中，因子载荷从大到小依次为医院与基层医疗机构分工协作情况（B4）、医院医疗纠纷处理的公正性（B2）、医院流程设计的合理性（B1）、医院医疗服务价格等信息公开情况（B3）、医院医务人员医德医风的建设情况（B6）、医院物理环境的建设情况（B5），分别为 0.808、0.792、0.790、0.737、0.683、0.680。目前我国正处于深化医疗体制改革的新时期，要想扭转人们一生病就往大医院跑的就医观念，根治"看病难""看病贵"的痼疾，需要公立医院与基层医疗机构建立合理有效的分工协作机制，公立医院与基层医疗机构紧密联系，使得公立医院的医疗人才和医疗资源下沉到基层，提高基层的服务能力和服务效率，进而吸引患者前来就诊。患者理性择医，形成良好的就医秩序，能缓解大医院"人满为患"的现象，减轻医务人员的工作量和压力，提高医务人员的满意度。与此同时，患者大部分的病情能在基层得以解决，节约了就医成本，其满意度也会得到提升。

三　医患满意和谐治理演化机制

医患满意和谐治理演化机制是一个由社会专业组织、公共媒体、社会公众、居民等社会多元主体协同共生、合力提升医患满意度的动态系统，具有自组织协同演化特征。本研究借助哈肯模型对医患满意和谐治理演化机制进行实证分析。

（一）哈肯模型变量选取及数据处理

医患满意和谐治理演化机制包含医务人员工作满意度（DS）、患者满意度（PS）、社会医疗环境（D）、医患关系（E）、社会舆论氛围（F）五个变量。哈肯根据对系统演化进程的影响程度，将参变量分为快变量和慢变量两种，其中慢变量通常只有一个或几个，但决定着系统演化的过程和方向，是表征系统有序程度的序参量，[①] 且哈肯模型运算过程只需要两个变量，找出序参量即可。根据研究设计及专业判断，社会医疗环境、医患关系、社会舆论氛围会对医患满意度产生影响，但具有滞后性，即某一社会因素的改变并不会马上引起医患满意度的改变，此外，医患满意度是整个演化机制的落脚点，医患满意度越高，代表着整个系统的有序程度越高。因此，本研究设定医务人员工作满意度和患者满意度为序变量，分别将医务人员工作满意度和患者满意度与社会医疗环境、医患关系、社会舆论氛围三个变量建立演化方程租进行分析。将医务人员工作满意度、患者满意度、社会医疗环境、医患关系、社会舆论氛围各个条目分数相加得到五个变量的数据，经对数转化后利用 Eviews 7.0 软件进行广义矩阵 GMM 回归求得各个参数及模型拟合系数。

（二）实证结果与分析

假设医务人员工作满意度和患者满意度为序参量，分别与社会医疗环境、医患关系、社会舆论氛围建立演化方程组，并对方程参数进行求解。结果如表 7 - 14 所示。

表 7 - 14　医患满意和谐治理演化机制序参量分析结果（A）

序号	模型假设	演化方程	结论
①	$q_1 = DS$ $q_2 = D$	$q_1(k+1) = 0.470q_1(k) + 0.071q_1(k)q_2(k)$ $\quad\quad\quad\quad (10.101^{***}) \quad\quad (2.815^{**})$ $q_2(k+1) = 0.631q_1(k) + 0.114q_1^2(k)$ $\quad\quad\quad\quad (10.140^{***}) \quad\quad (3.978^{***})$ $\lambda_1 = 0.530; \lambda_2 = 0.369; a = -0.071; b = 0.114$	演化方程成立； 不满足绝热近似条件； 模型假设不成立
②	$q_1 = DS$ $q_2 = E$	$q_1(k+1) = 0.477q_1(k) + 0.077q_1(k)q_2(k)$ $\quad\quad\quad\quad (8.950^{***}) \quad\quad (2.121^{*})$ $q_2(k+1) = 0.608q_1(k) + 0.071q_1^2(k)$ $\quad\quad\quad\quad (11.175^{***}) \quad\quad (2.391^{*})$ $\lambda_1 = 0.523; \lambda_2 = 0.392; a = -0.077; b = 0.071$	演化方程成立； 不满足绝热近似条件； 模型假设不成立

[①] 王祥兵、张学立：《货币政策传导系统协同演化机制研究——基于哈肯模型的理论与实证分析》，《管理评论》2014 年第 11 期，第 57～66 页。

序号	模型假设	演化方程	结论
③	$q_1 = DS$ $q_2 = F$	$q_1(k+1) = 0.417q_1(k) - 0.006q_1(k)q_2(k)$ $\quad\quad(9.192^{***})\quad\quad(2.798^{**})$ $q_2(k+1) = 0.622q_1(k) + 0.101q_1^2(k)$ $\quad\quad(11.548^{***})\quad\quad(3.139^{**})$ $\lambda_1 = 0.583;\ \lambda_2 = 0.378;\ a = 0.006;\ b = 0.101$	演化方程成立; 不满足绝热近似条件; 模型假设不成立
④	$q_1 = PS$ $q_2 = D$	$q_1(k+1) = 0.811q_1(k) - 0.018q_1(k)q_2(k)$ $\quad\quad(4.139^{***})\quad\quad(3.078^{**})$ $q_2(k+1) = 0.547q_1(k) + 0.065q_1^2(k)$ $\quad\quad(12.796^{***})\quad\quad(1.980^{*})$ $\lambda_1 = 0.189;\ \lambda_2 = 0.453;\ a = 0.018;\ b = 0.065$	演化方程成立; 满足绝热近似条件; 模型假设成立, PS 是系统序参量
⑤	$q_1 = PS$ $q_2 = E$	$q_1(k+1) = 0.804q_1(k) - 0.008q_1(k)q_2(k)$ $\quad\quad(3.591^{***})\quad\quad(0.149)$ $q_2(k+1) = 0.562q_1(k) + 0.040q_1^2(k)$ $\quad\quad(12.831^{***})\quad\quad(-1.289)$ $\lambda_1 = 0.196;\ \lambda_2 = 0.438;\ a = 0.008;\ b = 0.040$	演化方程不成立; 满足绝热近似条件; 模型假设不成立
⑥	$q_1 = PS$ $q_2 = F$	$q_1(k+1) = 0.872q_1(k) - 0.099q_1(k)q_2(k)$ $\quad\quad(2.267^{*})\quad\quad(-1.988^{*})$ $q_2(k+1) = 0.539q_1(k) + 0.047q_1^2(k)$ $\quad\quad(13.426^{***})\quad\quad(2.616^{**})$ $\lambda_1 = 0.128;\ \lambda_2 = 0.461;\ a = 0.099;\ b = 0.047$	演化方程成立; 满足绝热近似条件; 模型假设成立, PS 是系统序参量

注: 括号内为 t 检验值。

$^{*}p < 0.05$, $^{**}p < 0.01$, $^{***}p < 0.001$。

为了进一步验证社会多元主体对患者满意度的协同演化作用，依据医患满意和谐治理机制理论模型提取出社会专业组织（SO）、公共媒体（PM）、社会公众（SP）、家属及居民（FR）四类治理主体，分别与患者满意度建立演化方程组，分析结果如表 7 - 15 所示。

表 7 - 15　医患满意和谐治理演化机制序参量分析结果（B）

序号	模型假设	演化方程	结论
⑦	$q_1 = PS$ $q_2 = SO$	$q_1(k+1) = 0.761q_1(k) - 0.048q_1(k)q_2(k)$ $\quad\quad(4.730^{***})\quad\quad(-0.989)$ $q_2(k+1) = 0.571q_1(k) - 0.049q_1^2(k)$ $\quad\quad(12.932^{***})\quad\quad(-1.234)$ $\lambda_1 = 0.239;\ \lambda_2 = 0.429;\ a = 0.048;\ b = -0.049$	演化方程不成立; 满足绝热近似条件; 模型假设不成立

续表

序号	模型假设	演化方程	结论
⑧	$q_1 = PS$ $q_2 = PM$	$q_1 (k+1) = 0.797q_1 (k) - 0.001q_1 (k) q_2 (k)$ 　　　　　(4.554^{***})　　(3.015^{**}) $q_2 (k+1) = 0.597q_1 (k) + 0.061q_1^2 (k)$ 　　　　　(11.755^{***})　　(-2.565^{*}) $\lambda_1 = 0.203$；$\lambda_2 = 0.403$；$a = 0.001$；$b = 0.061$	演化方程成立； 满足绝热近似条件； 模型假设成立，PS 是 系统序参量
⑨	$q_1 = PS$ $q_2 = SP$	$q_1 (k+1) = 0.807q_1 (k) + 0.013q_1 (k) q_2 (k)$ 　　　　　(4.085^{***})　　(0.301) $q_2 (k+1) = 0.597q_1 (k) - 0.061q_1^2 (k)$ 　　　　　(11.755^{***})　　(-1.565) $\lambda_1 = 0.193$；$\lambda_2 = 0.403$；$a = -0.013$；$b = -0.061$	演化方程不成立； 满足绝热近似条件； 模型假设不成立
⑩	$q_1 = PS$ $q_2 = FR$	$q_1 (k+1) = 0.152q_1 (k) - 0.066q_1 (k) q_2 (k)$ 　　　　　(2.917^{**})　　(3.305^{***}) $q_2 (k+1) = 0.427q_1 (k) + 0.035q_1^2 (k)$ 　　　　　(12.438^{***})　　(4.070^{***}) $\lambda_1 = 0.152$；$\lambda_2 = 0.427$；$a = 0.066$；$b = 0.035$	演化方程成立； 满足绝热近似条件； 模型假设成立，PS 是 系统序参量

注：括号内为 t 检验值。

$^{*} p < 0.05$，$^{**} p < 0.01$，$^{***} p < 0.001$。

通过上述分析，可以清晰地揭示医患满意和谐治理演化机制的特征，准确辨识患者满意度是医患满意和谐治理演化机制系统运转的决定因素，由此得到以下四点结论与启示。

第一，当前，患者满意度是医患满意和谐治理演化机制的系统序参量。演化方程组①至③都不成立，而演化方程组④和⑥成立，说明医务人员工作满意度不是系统序参量，演化机制只有患者满意度呈现为序参量，与社会医疗环境和社会舆论氛围有相互反馈机制，控制着整个演化机制的演化方向和路径。这也反映了 2009 年新医改前期国家政策着重强调重视患者就医满意度而一定程度上忽视考量了医务人员工作满意度的状况。

第二，社会医疗环境和社会舆论氛围阻碍患者满意度的演化发展。在通过实证检验成立的演化方程组④、⑥、⑧、⑩中：①控制参数 $\lambda 1$、$\lambda 2$ 均大于 0，表明系统内部已形成患者满意度递减的负反馈机制；②控制参数 a 均大于 0，反映社会医疗环境和社会舆论氛围抑制患者满意度的增长，佐证了当下部分新闻媒体对医疗事件不实的报道、患者家属及居民对医疗行业的负面评价对患者满意度产生消极作用；③控制参数 b 均大于 0，说明患者满意度的提升能促进社会医疗环境和社会舆论氛围的改善。因此，需要媒体、居民等摒弃对医疗行业的不良看法，弘扬健康和谐的新风尚，同时，加大对医务人员的关注力度，尊重维护医务人员的权益，促使建立"新闻媒体切实发挥社会医疗行业舆论监督职责，积极正面报道医疗事件，医患家属及居民理性看待医疗问题、客观评价医院及医生→有利于形成良好的社会医疗环境和社会舆论氛围→促进医患满意度的提高→社会医疗环境和社会舆论氛围更加融洽→社会各方表现出良好的行为"的正反馈机制。

第三，社会参与机制有待完善。虽然患者满意度是系统序参量，但演化方程组⑦、⑨不成立，表明无论是医务人员工作满意度还是患者满意度，都尚未与社会专业组织、社会公众建立反馈机制，无法协同发展，这提示我国目前社会治理还不完善，社会专业组织、社会公众等社会力量参与的力度还不够，应调动和拓宽社会多元主体参与医患满意和谐治理的积极性和渠道。

第四，医患满意和谐治理机制部分研究假设验证结果。由表 7 - 14 和表 7 - 15 可知，假设"H3. 社会医疗环境对医患满意度具有直接正向影响"、假设"H4. 医患关系对医患满意度具有直接正向影响"、假设"H5. 社会舆论氛围对医患满意度具有直接正向影响"不成立，这与线性回归分析结果"社会医疗环境、医患关系、社会舆论氛围都是医务人员工作满意度和患者满意度的影响因素"相矛盾，究其原因可能是线性回归用于研究单向的因果关系，而哈肯模型探究的是两个变量相互作用和影响的过程，是双向因果关系，两种方法的结果不一致恰恰说明社会医疗环境、医患关系、社会舆论氛围对医患满意度具有重要影响，而医患满意度尤其是医务人员工作满意度→社会多元治理主体的反馈路径出了问题。

四 医患满意和谐治理耦合机制

在医疗卫生领域，处理好包括政府部门、医院管理者及医务人员等在内的"医方"与包括患者、居民及社会公众等在内的"患方"之间的协调关系对于促进医患和谐发展具有重要意义。然而，目前未见对医患双方协调发展程度的实证研究。借鉴相关学者的研究，采用耦合协调度模型探究"医方"与"患方"之间的联系，以期丰富相关实证研究成果，并验证构建的医患满意和谐治理耦合机制。

（一）耦合协调度测评指标构建

与医患和谐满意度测评过程类似，本研究要测算的耦合协调度包括医务人员工作满意度与患者满意度的耦合协调度和医患满意度治理主体及要素的耦合协调度两部分。相应指标及权重如表7-16和表7-17所示。

表7-16 医务人员工作满意度与患者满意度的耦合协调度指标及权重

因素	权重	测评指标	权重
医务人员工作满意度	0.5	医务人员对工作本身的满意度	0.19
		医务人员对工作条件的满意度	0.21
		医务人员对人际关系的满意度	0.18
		医务人员对工作回报的满意度	0.21
		医务人员对组织管理的满意度	0.21
患者满意度	0.5	患者对服务环境的满意度	0.20
		患者对服务效率的满意度	0.21
		患者对服务态度的满意度	0.21
		患者对服务技术的满意度	0.19
		患者对服务费用的满意度	0.19

表7-17 医患满意度治理主体及要素的耦合协调度指标及权重

因素	权重	测评指标	权重
政府治理职责履行	0.05	政府对公立医院公益性的维护效果	0.18
		政府对患者就医行为的引导效果	0.18
		政府对医改政策的宣传情况	0.18
		政府对医疗卫生人才的培养情况	0.14
		政府制定的医疗价格的合理性	0.15
		政府对医院及医生违法行为的打击力度	0.17
社会医疗环境	0.09	社会专业组织对医疗事故鉴定的公正性	0.15
		公共媒体对医患互动平台搭建的意识	0.17
		公共媒体社会监督职责的履行情况	0.18
		社会公众反映医患意见及诉求的主动性	0.18
		社会公众社会监督职责的履行情况	0.18
		医患双方对当前所处社会医疗环境看法	0.14

续表

因素	权重	测评指标	权重
医院管理水平	0.13	医院流程设计的合理性	0.18
		医院医疗纠纷处理的公正性	0.17
		医院医疗服务价格等信息公开情况	0.16
		医院与基层医疗机构分工协作情况	0.18
		医院物理环境的建设情况	0.15
		医院医务人员医德医风的建设情况	0.16
医患关系	0.05	医患双方对当前医患关系的看法	0.50
		医患相互尊重、信任情况	0.50
社会舆情氛围	0.68	周围人对医生群体的总体评价	0.24
		周围人对多数公立医院的总体评价	0.25
		网络媒体对医生群体的总体评价	0.26
		网络媒体对多数公立医院的总体评价	0.26

（二）实证结果与分析

本研究调查问卷的条目均采用 Likert 5 级评分法设计，不需要再对数据进行无量纲化处理。将数据代入式（4-10）、式（4-11）、式（4-12）、式（4-13），即可得到综合评价函数 U、综合评价指数 T、耦合度 C 以及耦合协调度 D 的值（见表 7-18）。耦合协调度等级分类标准如表 7-19 所示。

表 7-18　耦合协调度计算结果

	C	T	D	耦合协调度等级
医务人员工作满意度与患者满意度	0.994	0.765	0.872	良好协调
医患满意度治理主体及要素	0.997	0.730	0.853	良好协调

表 7-19　耦合协调度等级分类标准

序号	D	耦合协调度等级
1	0~0.099	极度失调
2	0.100~0.199	严重失调
3	0.200~0.299	中度失调
4	0.300~0.399	轻度失调
5	0.400~0.499	濒临失调

序号	D	耦合协调度等级
6	0.500 ~ 0.599	勉强协调
7	0.600 ~ 0.699	初级协调
8	0.700 ~ 0.799	中级协调
9	0.800 ~ 0.899	良好协调
10	0.900 ~ 1.000	优质协调

从计算结果来看，医务人员工作满意度与患者满意度以及医患满意度治理主体及要素的耦合度都大于0.9，说明医务人员工作满意度与患者满意度以及政府、公立医院和居民、社会公众等治理主体之间存在很强的相互作用、相互影响关系。耦合协调度均在0.800~0.899之间，表明医务人员工作满意度与患者满意度以及医患满意度治理主体及要素达到良好协调的状态，医患满意度基本实现了可持续发展。同时，研究假设H6和H7也得到了验证。

第四节　医患和谐满意度多元主体治理机制研究

深化医药卫生体制改革对于恢复公立医院公益性，最大限度减少医疗服务中的不和谐、不稳定因素，构建医患和谐关系具有重要意义，而体制又离不开与之相适应的运行机制，体制中的因素只有通过一定的方式联系起来并相互作用才能维持体制的稳定发展。由于自身利益角色的影响与驱动，医患满意度多元治理主体会采取不同的行为，导致医务人员与患者之间乃至政府、公立医院等医方与社会公众、患者家属及居民等患方之间的关系出现不协调、不和谐现象，影响并撕裂着本应由这些治理主体作为结点形成的多元主体治理网络。因此，医患满意度和谐治理的关键在于治理主体之间的行为关系以及相应的制度安排。基于实证分析结果与和谐治理理念，建立起政府领导、医院负责、社会参与的医患和谐满意度多元主体治理机制。对行为可察、路径明确的部分，通过制度安排和程序设计建立保障机制和激励机制；对不可察、不可控的部分，通过人的情感思维和行为诱导，建立沟通机制、参与决策机制和社会监督机制；通过系统考量建立整合机制使得各个机制围绕医患和谐满意度这一和谐主题互动耦合,形成多元主体协同提升医患和谐满意度的治理系统(见图7-8)。

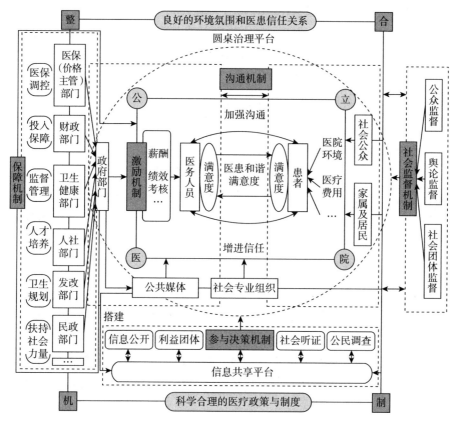

图7-8 医患和谐满意度多元主体治理机制

一 医患和谐满意度多元主体治理保障机制

公立医院是政府实行一定福利政策的社会公益事业,这也使得公立医院不能像企业一样依靠自身生产经营自负盈亏,必须依靠政府的保障机制才能正常运转。然而,尽管近年来政府不断加大对公立医院的投入力度,医疗资源配置总量持续增加,但仍未达到理想状态。研究结果显示,政府对公立医院公益性的维护效果和政府制定的医疗价格的合理性对医务人员工作满意度的影响较大,但有56.2%的医务人员认为政府对公立医院公益性的维护效果不好,有61.5%的医务人员认为政府制定的医疗价格不合理。政府对公立医院公益性的维护效果和对医疗卫生人才的培养情况对患者满意度的影响较大，但有 68.1% 的患者认为政府对公立医院公益性的维护效果不好，有 60.8% 的患者认为政府对医疗卫生人才的培养效果不佳。现阶段我国政府对公立医院的财政补助不足，导致公立医院公益性淡化，但政府的财政补助毕竟是有限的，因而在加大政府财政投入的同时需要合理厘定财政补助的范围。此外，政府还需落实医疗卫生人才的引进、培训、晋升等职责，实现医疗卫生人才资源的合理配置并制定系列政策制度来保障有限的资源能够得到最大化的利用，保证基本医疗服务能够公平地惠及社会所有人群。

1. 优化财政资金供给和分配

加大对公共卫生事业的财政补贴力度，提升医疗卫生资金投入的占比，是促进卫生事业快速发展的根本。因此，根据我国医疗卫生事业的实际情况，适当地调整财政拨款，主要有以下几个方面的工作。一是加强基层公共卫生事业的基础设施建设，由于区域经济社会发展的不平衡，依靠基层财政资金开展基础设施建设，具有一定的滞后性和现实的困难。建议通过中央及省市的统一资金转移支付和统一拨款统筹基层医疗卫生建设，对贫困地区、经济落后地区的医院建设要专项拨款。根据群众的数量、就诊需求等科学调研、获取相关的数据，所需财政资金列入专项财政计划支持。二是统筹分配区域资金使用。地方政府在资金投入及分配方面需要进一步向基层调整，对城区医院的资金投入需要相对减少，避免区域内医疗卫生资源的发展差距过大。实现区域的协调和资源的共享，对卫生事业条件比较好的区域，可以适度地暂停新的医院建设、减少资金投入，鼓励相关的资源向比较差的区域集中，从而提升卫生事业发展水平。三是改善医疗从业人员的薪酬待遇。与城市相比基层医疗机构医疗环境、工作环境均比较艰苦，医疗工作任务也比较繁重，尤其是与城市的生活、居住、教育等均有较大的差距。在当前物价不断上涨的大环境下，要适度地加大基层医疗卫生行业的财政补贴力度，一方面可以增加医疗工作人员的经济收入，减轻医生的家庭经济负担，另一方面能够提升医疗工作者的工作积极性和主动性，减少因为薪酬方面的因素造成的人员流失。

2. 完善医疗保障制度覆盖

目前，城乡医疗资源的不均衡、不充分在民众就医方面较为明显地反映出来。北京、上海等城市的大型医院人满为患，很多普通的感冒、发烧问题，也要到大医院就诊，而街道乡镇社区卫生中心的诊疗人数、就诊意愿明显不足。这种情况的出现，固然与民众对自身健康的重视程度提升有直接的关系，也与社区卫生中心、基层医院的诊疗水平、软硬件情况不佳，居民医疗保障覆盖不够广泛、不够深入有着密切的关系。因此，加大保险政策调节的力度、提升医疗保障制度的覆盖深度，让不同的病情到相应的医院进行诊治。推动居民医疗保障制度有效完善，是有效地发挥各地医疗资源作用的重要原动力。作为人社部门，要加快医疗保险体制改革，在支付方式、保障范围、诊疗转出等方面推动保险政策更加符合公众实际需求。优化诊疗模式，明确能够支持患者保险的项目和数额，利用医保资金合理地引导患者，到相对应的社区卫生中心、县级公立医院接受治疗，避免出现患者不分病情，都拥挤到大型三甲医院的情况。完善医保的异地转移支付手段，解决公众的报销难问题。部分患者因为工作、生活及自身疾病因素，必须到一线城市接受治疗的情况，医疗保险要发挥其作用，就必须尽快解决异地医保的问题，从而为患者转院治疗提供帮助，为医疗资源的有效利用提供有力的支撑。同时，要尽快建立医疗保险基金监管的长效机制，严厉打击欺诈骗保的行为。

3. 协同深化医学人才的全方位培养

从根本上改善医患关系，形成医患双方共赢的良好局面，关键在于加强医学人文素质教育，使医学生在学习过程中加深对医患关系的认识，掌握沟通技巧，对于促进医患关系的和谐具有重要作用。随着医学教育的不断改革和发展，培养出具备广博的医学专业知识、精湛的医疗技能、较高的人文社会科学素养、较强的人文精神或人文关怀意识，以及高尚的医德医风的医务人员是当前医疗社会环境的必然要求。探索职业情感—执业能力—社会适应"三导向"和认知、体验、探索、实践"四阶段"[1] 人才培养模式，"三导向"指的是以职业情感为导向的人文素质教育、以执业能力为导向的专业素质以及以社会适应为导向的核心素质。就现阶段临床实习教学整体情况来看，偏重于以执业能力为导向的专业素质培养，对于以职业情感为导向的人文素质教育和以社会适应为导向的核心素质的培养不

---

① 齐明、王雄伟：《医学生医患关系的处理能力研究——基于医学教育的弥合与选择》，《中国社会医学杂志》2016 年第 3 期，第 224～226 页。

够重视，这就导致学生在实际临床实习工作中出现诸多问题，不仅加剧了医患关系紧张，也不利于医疗水平整体提升。认知阶段是在学校通过学习医学人文的课程，为如何处理医患关系打下坚实的知识基础，包括如何看待病人、如何看待医学、怎么和病人沟通、病人和医生具有什么样的权利和义务、医疗卫生行业的法律法规等内容，可能涉及医学心理学、医学伦理学、医学社会学、医患沟通等学科，这一过程在一、二年级完成。体验阶段主要在医院完成，三年级见习阶段，医学生在带教医生的指导下，积极利用和病人近距离接触的机会，体验病人的需求、意愿，观察在职医生处理医患关系的实践过程，检验自身知识的不足与优势，并利用自身知识技能与病人积极接触，试图建立医学生与病人之间良好的关系。探索阶段在见习结束之后到毕业实习期间，在教师的指引下，反思总结在认知阶段和体验阶段的成效与不足，积极利用学校的教学资源拓展自身的知识和技能，并反思目前处理医患关系认知和手段的不足，思索适合自身的医患关系处理方法、手段和途径。实践阶段主要在毕业实习阶段，在带教医生的指导下，积极和病人接触，加快自身能力的形成，并检验自身能力，最终形成自身的医患关系认知和处理能力。

4. 扶持社会力量参与医院志愿服务

医院志愿服务是一种社会工作形态，是对现代医疗社会管理和公共服务的有益补充，已成为文明社会不可或缺的一部分。[1] 在医院开展志愿服务是推进公立医院改革的内在要求，是加强医院管理的有力补充，更是和谐医患关系的重要抓手。[2] 号召三级医院加强医院志愿者队伍的专业化建设，探索医务志愿服务模式。第一，要采取医院志愿者招募社会化，即采用社会化发动、自愿报名、择优录用的方式，吸引志愿者参与。第二，要采取志愿者培训社会化，增强志愿者专业化队伍建设，提高志愿者专业化服务水平，因地制宜，依托医学高等院校及教育培训机构，以注册志愿者为重点对象，开展志愿者服务宗旨、服务理念、专业服务技巧的培训和教育，提高志愿者服务医院公共事务的能力。第三，要采取志愿者动员社会

---

① 谢涓：《社会公共事务中的志愿者组织：现状、问题与对策》，硕士学位论文，复旦大学，2008，第 24～32 页。

② 郑柏泉：《推行医院志愿服务社会化运作的思考》，《现代医院管理》2012 年第 4 期，第 23～25 页。

化，利用网络、电话等工具，畅通志愿者服务动员渠道。充分调动青年志愿者的自主性，使他们成为医院志愿服务的参与者、设计者和组织者，实现志愿服务运行方式的自主化。第四，要建立志愿服务项目供需对接社会化。要敏锐地关注社会的发展趋势，研究志愿服务的发展动态，可以通过短信、网络、调查问卷等多样形式，不定期地开展志愿服务需求调查统计，及时了解政府工作的"空白点"，迅速掌握社会关注的热点问题、公众的实际需求，确定新的工作突破口，培育和衍生出更多受到社会需要、党政重视、公众欢迎的项目，从而促使志愿者服务的项目与社会公共事务的实际要求紧密结合起来，使志愿者服务项目的设置更加科学化，解决好志愿服务参与社会公共事务供需的合理化，实现志愿者、服务对象和活动项目的有效对接。第五，要建立志愿者服务项目援助社会化，实行活动项目发布，依托项目争取社会赞助，为志愿服务项目提供资金保障，实现社会效益和经济效益的互动互补。

5. 加快发展医疗责任保险

目前，在医患关系紧张的表现中，医疗纠纷是第一位的。医疗责任保险的有效推广可以减少医患纠纷，更好地改善医患关系。医疗责任保险，顾名思义，就是对医疗事故风险进行分担，一旦医疗过程中出现医疗事故，经济责任由保险公司、医院和医生三方共同承担。这样医疗机构、医生就可以找到一个可以帮助他们分担医疗风险的机构，让自己解脱出来，安心开展医疗工作；对于患者而言，一旦发生医疗纠纷、事故，也需要一定的经济补偿。医疗责任保险的存在有助于分散医疗风险、化解医患矛盾，搭建医疗纠纷公正处理的平台，使其解决步入法制化轨道。同时由于医疗责任保险费用的高低直接取决于医疗纠纷的多寡和责任赔偿金数额的大小，所以医疗责任保险对医疗机构、医务人员、保险公司三方都具有一定的约束效力。[①] 医疗责任保险对医院、医务人员、患者和保险公司都有好处。既能解除医生高额赔付的后顾之忧，给医生吃"定心丸"，激励他们增强医疗安全意识，勇于知难而上，改革创新，提高业务质量，提升医院和医生在公众心中的信誉度，促进医学技术水平的不断发展，又可以使

---

① 黄锐、贝文：《浅析国内医疗责任保险发展现状》，《中国卫生监督杂志》2007 年第 6 期，第 462～464 页。

患者得到及时的经济补偿，保险公司只要经营得当，也会因此有一笔可观的经济收益。这种良性循环，才是医患共同追求的目标。①

二 医患和谐满意度多元主体治理激励机制

激励机制是公立医院强化内部管理的重要手段，但就现有的数据来看，公立医院没有充分发挥激励机制的效用，尤其是在工资福利、人员培训等方面存在缺陷，挫伤了医务人员的工作积极性，不利于医院运行效率的提升。分析结果显示，有63.9%的医务人员认为自己的工作压力很大，66.9%的医务人员认为自己的付出能得到患者的尊重和信任。医务人员经受着身体和精神双重压力，不仅要完成日常的医疗工作，还要处理好与患者的关系。此外，只有半数医务人员对工资及福利待遇感到满意，医务人员对参加培训机会的满意率也较低。激励机制的建立完善可从两方面进行。一方面是对公立医院的激励。政府虽然是公立医院的举办主体，掌握着核心医疗资源，但由于信息不对称性的存在，公立医院比政府处于信息的更有利地位，因而政府要给予公立医院一定的自主权，实行管办分离，同时健全公立医院的薪酬制度、绩效考核制度等，如建立以公益性为导向，以质量安全、服务效率、医务人员满意度、患者满意度等为主要内容的公立医院考核评价体系，并根据考核评价结果、个人履职情况等因素确定医院主要负责人的薪酬水平，充分调动医院管理者的积极性。另一方面是对医务人员的激励。职称晋升和薪酬分配是医务人员最关注，也是最容易出现问题的激励环节，公立医院需完善职称评定制度，根据不同岗位制定不同的量化标准，对核定的薪酬总量按不同岗位、不同学科、不同劳务价值等进行合理分配，并根据医务人员的工作风险、工作技术含量以及工作强度等来设定绩效考核标准，激发医务人员的积极性和创造力。② 此外，公立医院可委托社会专业组织对医务人员进行职业技术培训等，提高医务人员的业务能力。医务人员都渴望患者及社会各方对自己形成较好的评价，这就要求公共媒体、社会公众能够客观评价医务人员及医疗事件，患者能够形

---

① 李琴芬：《医疗责任保险经营现状及走势》，《中国保险》2007年第3期，第23~25页。

② 方鹏骞、李璐：《基于激励规制理论的公立医院政府监管问题分析》，《中华医院管理杂志》2012年第3期，第161~163页。

成理性认知并与医务人员保持良好的互动关系，以给予医务人员精神激励。

激励是激发人的内在动机，鼓励人朝着期望的目标采取行动的过程。良好的激励机制下，医院员工的潜能得以最大限度的发挥，积极性极大地提高，能以最佳的工作状态面对患者，努力提高为患者服务的质量和水平，从而提高患者满意度，有利于促进医患关系良性发展。有激励医院才会有活力、竞争力，才能实现和谐发展的目标；而和谐的人际关系、愉快的工作状态也是医院追求的目标。[①] 要使医院的这两个目标得到统一，需要做好以下几方面工作。①要建立公平、公开、公正的激励机制。要使人人平等，每个员工都有平等的机会，不能使员工感到政策只是为某些人的利益制定的，别人再努力也没份。这是"三公"原则的核心，也是激励机制能真正实施的基础。只有这样才能使被奖励的员工心安理得，其他员工才会心服口服。②要做好细致的思想工作和广泛的舆论宣传。要使每个员工认识到这个政策的必要性及其对医院、对员工自身的益处，特别要使每个员工深刻理解和谐的内涵，理解和谐不等于大锅饭，和谐不等于没差别。如果真的按照平均主义的做法，就会严重挫伤积极努力工作的员工的积极性，使医院丧失活力和竞争力，最终也会使员工自身的生活、工作受到损害，真正的和谐应该是制度明确、人尽其才、多劳多得、共同富裕。③坚持"激励为主，兼顾公平"的原则。在按照经济规律引导员工价值取向的同时，也要考虑左邻右舍，也要考虑国情和医院实际，也要考虑员工的接受能力和习惯。要充分注意顺势而为，防止出现"好心办坏事"，出台各项激励政策既要考虑事情的目标，也要考虑合适的方法和途径。制定政策不可追求一步到位、轰动效应，而应该脚踏实地、逐步完善。

三 医患和谐满意度多元主体治理沟通机制

医患矛盾产生的根源在于医患沟通不畅、医患信任的缺乏和纠纷矛盾自我解决能力的缺失。结合医患和谐满意度的测评结果来看，按科室匹配后的医患和谐满意度高于匹配前，这可能是按科室匹配后，医务人员与患者来自相同科室，在治疗过程中，医患之间加强沟通、增进了解，医务人员尊重患

---

① 邢忠梅：《浅谈医院激励机制的建立与完善》，《中国医院统计》2004 年第 1 期，第 71 ~ 72 页。

者权利、体恤患者痛苦，患者增加对医院的信任和对医务人员的理解。演化机制的实证结果也表明，社会专业组织、社会公众、居民及公共媒体等与医务人员和患者都存在一定程度的脱节，因而构建医患和谐最重要的就是建立起沟通机制，畅通医患及相关治理主体之间的沟通渠道。公共媒体既是政府向社会传播政策信息的载体，又充当着履行外部监督职责的社会公器，在影响大众的思维模式、价值观念和社会环境上蕴含着巨大的能量。① 为此，要充分发挥公共媒体的媒介作用，积极搭建圆桌治理平台，吸纳政府官员、医院管理者、医务人员、患者、社会公众等多元主体共同参与社会医疗问题的探讨，促进医务人员与患者乃至政府、公立医院等医方与社会公众、患者家属及居民等患方的深入交流沟通，并由政府承担圆桌治理平台日常运转费用。借助沟通机制加强政府与公众、医务人员与患者等治理主体之间的信息交流，促进相互了解与信任，最终形成各治理主体之间良好的互动关系。

四　医患和谐满意度多元主体治理参与决策机制

医患关系是备受关注的社会焦点问题，涉及医患利益问题的公共决策需要社会各方的共同参与，更需要建立一套科学的机制予以保障。建立参与决策机制对于促进政府公共决策透明化、民主化、科学化，保障公众知情权、参与权和监督权具有重要意义。② 本研究探索建立的参与决策机制依赖于信息共享平台的建设。信息共享平台是由政府出资、公共媒体负责搭建的开放的、实现信息交换共享的平台，③ 其日常运作方式主要包括四个方面。①社会听证。在涉及公共利益的政策文本制定、规划和决策上，邀请相关方面的专家学者、民意代表及普通公民共同探讨和论证，广泛听取公众和利益群体的意见。②公民调查。公民调查是运用访谈、问卷调查等方式获取医务人员、患者及公众关于社会医疗问题的利益诉求和建议，并将结果反馈给政府和公立医院，或作为下一次圆桌治理平台的议题。③利益团体。利益相关者在参与公共决策过程中，个体或组织自身参与意识和力量的强弱直

---

① 张依青：《新闻媒体与公共管理》，《新闻传播》2016 年第 15 期，第 110 页。

② 宋慧宇：《政府治理决策中的公民参与机制研究》，《社会科学战线》2018 年第 3 期，第 202～209 页。

③ 朱江丽：《新媒体推动公民参与社会治理：现状、问题与对策》，《中国行政管理》2017 年第 6 期，第 49～53 页。

接关系参与的效果，尤其是在我国"强国家—弱社会"的格局下，培育和发挥民间社会组织的作用是促进公共决策民主化和科学化的关键。如医患满意度调查是公民调查的一项重要内容，但若由政府或公立医院组织实施，或多或少会受到管理者特殊利益立场的影响而使得调查结果无法客观全面，此时政府可委托社会专业组织根据医患切身利益设计问卷并组织调查，以保证调查结果能切实反映医患诉求与期望。④信息公开。社会听证、公民调查、利益团体以及圆桌治理平台获取的信息数据和讨论结果通过信息共享平台向社会发布，提升政府、公立医院、社会组织日常运作的透明度的同时，通过信息公开进一步鼓励和促使公众参与公共医疗问题的决策与治理。

五 医患和谐满意度多元主体治理社会监督机制

社会监督作为外部监督手段，是完善医疗服务体系、提升医疗服务保障水平、促进政府职能由管理型向服务型转变的有效保障。社会监督机制的建立，对医患和谐稳定具有积极作用。这是因为医患和谐并不是没有矛盾的状态，医患对不正之风和腐败现象特别反感，由此引发的矛盾，必须通过建立制约监督机制来解决，形成监督的氛围，让社会各方有权监督和制约危害医患双方利益的不良行为，并对不良行为予以惩治。社会监督机制主要包含公民监督、社会团体监督和舆论监督三方面。近年来，在公共服务领域，公民参与社会监督的意识不断增强，政府、公立医院开设的举报热线、市长（院长）热线、投诉窗口等极大地方便了公民的监督。但公民的个体力量是有很大局限的，这时就需要将分散的个体联结起来，形成组织发挥作用，社会团体监督应运而生并成为社会监督的重要组成部分，社会团体监督主要通过口头或书面报告形式向政府及相关部门提出要求和建议，控告和检举公立医院及其职工的不合法行为，同时对自身成员的行为进行约束，如医师协会发挥行业自律作用。舆论监督是最常见也最广为接受的社会监督形式，公共媒体是舆论监督的主体，起着带头作用。公共媒体通过对医疗事件的报道、对公共医疗政策落实效果的评议、对医疗服务信息的深入调查并公开等方式实现自身监督权利。

医患背后多元利益相关主体通过理性沟通、双向平等交流，并且在相互理解、相互尊重的基础上才能达成共识。"公述民评"电视问政平台、"我们圆桌会"、"百万市民评卫生"等平台为患者及居民提供与医疗服务供给侧平等对话的形式。激励社会系统参与公立医院社会评价及治理，培育公民意识和公众参与公共事务管理的能力，谋求社会系统＋政府＋公立医院的多元管理主体，并通过社会公众参与其中表达公共责任及利益，构建政府及卫生行政与医疗保障部门、公立医院、社会专业或行业组织、公共媒体、患者及居民等社会多方参与的持续互动＋沟通＋理解＋信任机制，增进彼此间信息交流，让民众更加了解政府所思所想，也使得医疗卫生相关政府部门更加清晰地了解人民群众健康服务需求，形成供需两侧良好互动局面，为调结构、转方式、提质增效创造有效医疗或健康服务机制和良好环境。

六　医患和谐满意度多元主体治理整合机制

整合具有调整、融合等含义，能够协调各种因素共同发挥作用。本研究构建的整合机制是指在治理核心主体政府的推动下，通过政策、制度规范等因素，协调社会各方面的力量，形成合力共同提升医患满意度的关系模式，包括刚性和柔性两部分。科学合理的政策与制度调控是刚性的整合机制的主要表现形式，直接决定着系统运作的成败。应由政府协调指挥，统一制定医疗政策与制度并对医疗资源进行权威性分配，将各个利益相关主体围绕一个共同的政策目标（医患和谐）而整合集成起来，以便增强整体的互动协作，更好地发挥出协同效应。对于行为表现不利于整体目标实现的个人和组织，应及时进行调整和纠正，必要时给予相应的惩罚使其按照既定的设计和规划行事，而对于能做出稳定预期行为的成员进行有效激励，以此鼓励其他成员也自觉遵守规则，发挥个体和组织功效。在政府统筹全局前提下，赋予多元利益相关主体在医患满意度治理过程中更多的权力，使政府与医患双方、政府与社会、医患双方与社会达成和谐一致的互动关系和最佳的运行状态。柔性的整合机制主要是充分纳入包括社会公众、社会专业组织、公共媒体、社区居民等在内的各类社会力量，在搭建社会利益主体诉求表达、平等对话和制约监督平台的基础上，营造良好的环境氛围和医患信任关系，从而促进医患和谐发展。两种整合机制彼此依赖，刚柔并济，在相互配合过程中将各自的整合作用发挥到极致。①

---

① 刘霞：《多元社会的稳定逻辑——论转型期社会矛盾化解的协同治理机制构建》，《人民论坛·学术前沿》2013 年第 1 期，第 74～83 页。

| 第八章 |

医患共赢关系提升的和谐治理策略研究

本章摘要： 医患共赢关系的和谐与发展具有重要意义，它不仅反映并影响着医疗机构现代管理制度建设和医疗卫生事业可持续发展，而且直接关系到国民基本健康权利能否得到有效保证，关系到整个社会的和谐发展与进步。本章在医务人员工作满意度多元主体治理结构模型构建与验证→患者满意度多元主体治理结构模型构建与验证→医患和谐满意度测评与治理机制研究基础上，从发挥政府部门主导作用，构建医患共赢关系的多元主体协同治理体系；落实健全医保政策，推进医疗保障治理体系和治理能力现代化；加强和完善公立医院内部管理制度建设，提升管理能力和水平；发挥社会第三方力量，搭建医患和谐关系社会治理桥梁；重视医德软约束作用，建立职业环境配套机制；倡导患者合理的医疗服务预期，提升参与医疗决策及监督的能力方面提出策略建议。

医患关系作为一类特殊的社会关系，与社会的经济形态、物质基础以及人们的文化水准、思想道德、意识形态等因素有着密不可分的联系，因此它是一定社会经济文化背景下的产物，其发展走向自然也就受到整体环境诸多因素的共同影响。医患关系背后涉及多元利益相关主体，不可能通过单方力量或努力得到全面解决，任何与其发展有关的各方都应该参与其中，为构建和谐医患共赢关系发挥合力作用。通过前述研究发现，影响和谐医患共赢关系的诸多因素具体化为政府投入与管理、患者就医行为、医疗机构诊疗行为、媒体宣传、相关制度约束等多个方面，正是这诸多因素共同构成了缓解医患关系紧张现状的完整体系，环环相扣，互为促进。医患关系走向是与我国医疗卫生服务体制的整体发展状况相伴相生的，因此在重塑过程中也应遵循系统化原则，协调调动发挥作用的各方力量，有层次有重点地逐步开展。而各个因素内部又会因涉及面的广泛性形成自身体系内的系统化改革，因此增加了改革的复杂性，哪一单方面力量都不可能承担起推动改革的重任。这就要求在未来一段时期的改革中，应在客观认识事物复杂性的基础上，始终遵循系统化原则，形成一个由上而下、自内而外的完整改革体系，才能推动改革步伐的加快，实现改革目标。

一 发挥政府部门主导作用，构建医患共赢关系的多元主体协同治理体系

（1）明确政府责任，加速公立医院综合改革，构建分级诊疗服务体系。履行政府职责是确保公立医院综合改革成效的关键，需要对公立医院改革步骤之间的逻辑关系、实施路径、关键政策点进行系统规划，有序做好医疗服务价格调整、创新编制管理、理顺人事关系、改革薪酬制度、强化绩效管理工作等。第一，政府应充当保障者。保障全体公民享受基本医疗服务和基本公共卫生服务；保障公立医院医务人员合理的工资收入。政府应当运用好行政管理职能，加大对公共卫生服务和基础医疗卫生服务的发展力度，进一步完善医疗服务体系，实现医疗资源的合理配置，促进医疗服务的均等化和可及性。在医疗卫生服务体系的建设完善上，政府部门首先要对医疗机构的建设和发展方向进行整体规划布局，明确不同级别医疗机构间的职能分工。在农村，加快建立健全以县级医院为龙头、乡镇卫生院为骨干、村卫生室为基础的农村三级医疗卫生服务网络；在城市，完善以社区卫生服务为基础的新型城市医疗卫生服务体系，建立城市医院与社区卫生服务机构的分工协作机制。第二，政府应充当组织和管理者。建议由政府的关键领导人亲自挂帅牵头，卫生健康部门、财政部门、医保部门、人社部门，部分人大代表和政协委员，以及其他利益相关方，共同组成管理委员会，履行政府办医职能。卫生健康部门应对三级医疗机构医疗服务设定行为边界，加强对辖区内医疗机构的规划和布局，稳妥有序地推进分级诊疗工作；财政部门应对医院的资本性支出、重点学科发展和科研项目经费、住院医师培训费用、公共卫生服务支出、离退休人员费用等方面进行财政补助；医保部门应着力制定能体现医务人员劳务价值的医疗服务价格；人社部门应建立健全薪酬管理、绩效考核制度，将医院管理者和

医务人员的岗位聘用、工资收入、职称晋升与考评结果挂钩，激发医院管理者和医务人员的工作积极性。各部门通力协作，实现医疗部门资源优化配置，保障公立医院公益性，提升医疗机构与医务人员的服务能力，满足患者多样化诊疗需求。第三，政府应充当规划和监督者。政府应宏观规划医疗资源分配，干预医疗服务中的市场缺失。从直接管理公立医院转为行业管理，强化政策法规、行业规则、标准规范的制定和监管指导责任。政府通过加大对医疗卫生事业的投入，增加医疗卫生事业给人民群众带来的社会福利性，让医疗工作者的待遇与付出相匹配，改变医疗机构自主经营、自谋出路的现状，为缓解医患矛盾提供物质基础。

（2）激活利益相关主体间的有机联动。首先，政府应履行好维护公立医院公益性、调动医务人员积极性、引导患者合理分流、协调三医联动、落实政策宣传解读的领导职责；履行好财政投入、建立完善的规范化培训制度、保障医务人员人身安全等的保障职责；履行好制度支持、标准制定等管理职责；同时履行好政府对公立医院运行相关事宜的监督职责。其次，政府应合理授权，保证公立医院管理的自主性，政府做好宏观调控，不过分干预公立医院内部管理事宜。最后，政府应重视社会中多元主体的治理参与，可以在一定程度上进行简政放权，继续支持社会专业组织进行医疗事故鉴定，鼓励社会公众进行社会评价、社会监督，允许公共媒体为政府发声，传达政府声音。通过主导、授权、放权的方式激活多元主体间的有机联动，提升医务人员工作满意度。

（3）完善信息公开制度。医疗行业信息公开主要包括政府对辖区内公立医院的财政投入额度，公立医院所提供的医疗服务项目名称、批准文件、收费标准，以及政府对公立医院运营、质量安全管理的相关检查、考核结果和行政处罚等方面的内容。上述信息可通过政府与医院门户网站、院务公示栏、LED滚动显示屏、科室公示牌、宣传手册和费用结算清单等方式向社会有效公布，并根据医疗服务和药品等价格的变动进行及时动态调整。患者的医疗费用清单也需实行"公开制"，遏止医院的各种乱收费行为，实现医疗费用实时实地查询。通过信息公开让政府和公立医院在阳光下运作，接受民众监督，促进医疗行业的健康发展。信息公开具有强大的力量，事物在阳光下运行，就没有了暗箱操作的空间，其执行也变得清朗、流畅起来。当前医疗服务领域的信息公开，应包括政府对辖区内公立医院医疗价格及费用的公开、医疗质量及安全事件的公开、财政投入额度的公开，不断提升政府和公立医院运作的透明度。在调整医疗服务价格时，主动向社会征求意见，通过听证会、论证会、邀请患者参与等形式，消除患者和公众的疑惑，加深双方的理解。加大医保报销及用药政策的宣传力度，适当提高医保报销比例和加大医保缴费财政补助力度，降低患者的就医负担。

二　落实健全医保政策，推进医疗保障治理体系和治理能力现代化

（1）完善医疗保障体系运行管理机制。近年来，随着"健康中国"战略的深入实施和全面建成小康社会进程的加快，医疗保障工作面临的形势发生了深刻变化，人民群众对高质量医疗保障水平的需求日益强烈，不断更改的医保报销项目，逐步扩大的报销范围，使得医保基金支付压力越来越大。持续调整的报销比例等，给医院的医保人员和参保患者带来一定的影响，成为影响医患关系的重要因素之一。第一，要健全医疗组织保险机构，医院要成立医疗保险管理科。管理人员要懂专业懂流程，服务意识强，掌握医保方面的新知识和有关政策。一方面，要及时与科室医保联络员沟通，督促科室合理用药检查及治疗和收费，医保办还要善于与医保服务过程中涉及的部门沟通，如临床科室、药剂科、财务部、信息中心等；另一方面，要与患者进行有效的沟通，解决患者疑难问题，针对存在的问题认真分析，及时解决问题，防止问题扩大化。第二，医生要加强医保知识的学习，医生在执行医疗活动过程中，常常只关注到疾病本身的治疗，而忽视了与疾病治疗相关费用的超额、超限问题，忽视了费用方面对患者的告知义务，有些医生甚至哪些是医保药物，哪些是自费药物都不知道，因此医院应重视医保落实工作，一方面要求医生自学，另一方面医院可通过宣传讲座的形式定期组织学习，使医生做到有问必答，尽量杜绝医院在医保管理方面出现医患纠纷。除此之外，呼吁医学院校开办医保知识讲座，使学生了解我国医疗保险的政策形势以及医患权利和职责。第三，加强医保知识的宣传。现实中，大多数患者对医保知识掌握不够，一旦弄清楚医生给他开了过多的医保范围外的药物治疗和检查时便大发雷霆，因此，医院和社会媒体要加强宣传医保知识，政府可通过网络信息平台，一方面，公开发布公立医院、社会保险机构的相关信息，从而保障公众的知

情权；另一方面，公众也可以通过信息平台了解到更多的有针对性的信息，并通过自身实际生活中遇到的问题与政府之间进行互动交流。

（2）加强医保工作监督。尽管国家有较好的医疗保障制度，但重视不够，疏于监管，导致影响医保工作的落实，甚至给国家、患者以及社会造成极大的损失，近年来相继报道了一些关于医保工作中的问题，如分解住院费用、医保基金套现等。医保管理人员套取和挪用医保基金的做法严重破坏了医保基金的稳定性和安全性。当参保人真正需要医保基金救命的时候，却因这些违法行为而不能发挥医保基金的最大功能，严重时甚至危害参保人的生命安全。本研究建议，第一，建立监管机构，由政府卫生主管部门与医院医保办共同组成医保管理委员会，负责医保工作运行管理监督，查办医保落实中的问题和腐败案件。第二，建立合理的医保业务管理考核体系，制定考核项目，定期对相关指标进行统计和分析，合理分配医保资金，定期抽查临床科室医保工作落实情况，并对高费用科室进行重点考核和跟踪。第三，尽快完善医疗保障法。2010年，我国虽然通过了第一部社会保险制度的综合法律《中华人民共和国社会保障法》，但就医疗保障立法来说，其中的条款相对宽泛笼统，通过医疗保障法的制定，我国医疗保障工作才能有法可依，它将对医保工作的运行和管理起到安全保障的作用。第四，严肃惩治医保工作中的不法行为，建议对医保工作中严重违法违规的个人及单位，视情节轻重，依照相关法律法规给予严肃处理，绝不姑息，特别是医保工作相关负责人及医务人员，应加重处罚力度，以确保国家医疗保障政策的合法落实，维护患者、医疗机构及社会的合法利益。

三　加强和完善公立医院内部管理制度建设，提升管理能力和水平

（1）公立医院加强民主管理建设，公立医院应充分发挥职工代表大会审议、监督、维权的职能，职工代表应由医院员工选举表决产生，能够反映医务人员的诉求，监督医院管理各环节是否存在违规现象，积极维护医务人员应有的权利；建立医务人员反馈与投诉渠道，使医务人员能够参与到医院管理中来；完善医院信息公开制度，增加信息公开渠道，允许医务人员进行评议与监督。总的来说，就是让医务人员有权利、有渠道、有

反馈地参与公立医院管理。

（2）提升公立医院内部管理能力，医院管理能力的提升首先必然是要制定医院明确的战略目标，根据战略目标完善院内的日常管理制度，以医务人员为中心，重视医院内部收入分配的公平公正，同时，应该响应国家规定，做好与基层医疗卫生机构之间的分工，做好协调工作，增强分工协作机制的合理性。公立医院实施组织管理要始终坚持以人为中心。"以患者为中心"要求公立医院在提供医疗服务时处处为患者着想。在目前的诊疗过程中，患者将大部分时间花在了排队等候这种非诊疗环节，真正诊疗的时间只占了整个就诊过程的一小部分，这加剧了患者的不满意，对此医院可借助计算机网络技术来对患者就诊前的预约服务，就诊过程中的取号、候诊、诊疗、检查、取药、缴费环节，就诊后的病历档案管理等进行监控和流程化管理，优化患者就诊流程，让患者最多跑一次，改善患者的就医体验。同时，医院和患者都离不开医务人员，"以医务人员为中心"要求医院注重内部收入分配的公平公正，对医疗纠纷进行妥善的处理以不伤及医务人员的合法权益和名誉，设计清晰明确、科学有效的工作流程并进行合理的流程再造与改善，减少医务人员不必要的工作负担，医务人员工作繁忙，医院管理部门应简化材料递交、报表审批等日常管理工作，让医务人员也少跑一次。

（3）注重公立医院医德医风和投诉反馈机制的建设。加强医院导医护士礼仪的培训，给患者留下热情、礼貌的良好印象。加强对医务人员诊疗流程的规范和对不合理用药的内部监管，查处拿红包、收回扣、拿提成的不良医疗之风，严格执行医疗服务物价收费标准，杜绝分解收费、重复收费的现象，完善医院的约束机制。建立便捷的投诉渠道，设置医务、党办、院长投诉热线，在医院大厅明显处，张贴医院投诉电话，及时接受和吸纳患者的意见和建议，并及时整改和回应。加强医院便民预约挂号信息化的建设。

（4）完善公立医院内部信息公开，主动接受社会公众监督。公立医院应将医务人员信息、医疗质量和安全、医疗服务价格以及绩效考核主动向患者和社会公开。加强医院微博、微信、网站、客户端的建设，及时传递医院医疗服务信息，宣传医疗形象，普及健康教育知识，为患者提供咨询、交流、投诉的平台。在开展满意度评价时，以邀请、访谈等方式，吸取和采纳患者的意见，对于患者反映的医院服务管理方面的不足，应及时更正。加强医院对外联络建设，放开医疗服务管理部分权限，邀请患者、新闻评论员、社会观察员等社会监督者参与和监督。

（5）完善公立医院医患纠纷处理程序。现实生活中，医患纠纷发生时，社会公众、媒体往往会倾向于"弱势群体"，为患者发声造势，社会舆论和患者的双重压迫使得医院为了维护声誉、息事宁人，在医方没有过错的情形下也会对患者进行赔偿，这不仅扰乱了正常的医疗秩序，更严重影响了医务人员的工作积极性。为此，笔者根据在三甲医院协调医患关系的亲身体验，提出几点建议，以期在不损害患者利益的同时保障医院与医务人员的合法权益。①成立专门的医患纠纷处理部门，一来方便患者投诉，二来可以对医务人员日常医疗活动进行监督。②定期进行医务人员职业培训，提高医务人员职业素养和业务能力，为患者提供优质服务，避免发生医患纠纷。③医患纠纷发生时，及时收集医生诊断记录、患者病例、医疗费用单据等材料，组织相关人员进行深入探讨，查明原因，提出与患者交涉的方案。④积极与患者沟通，医患关系协调人员及医生与患者谈话时，要保持理智、友善的态度，耐心倾听患者诉求，安抚患者激动情绪，让患者感受到医方在真心实意地解决问题。⑤由于多数患者对医学的认知是浅显、片面的，医生应尽量用简单易懂的方式向患者介绍整个医疗过程，让患者明白问题症结，消除误解。当患方代表较多时，应注意观察，找到文化程度较高、比较通情达理的对象并加强沟通交流，争取说服让其协助做患者的思想工作。⑥若医疗事故责任确在医方，医院要承认错误，做出相应赔偿；若医方没有过错，经医患沟通也未取得双方满意结果，可提出法律诉讼或寻求社会第三方机构进行专业鉴定。

四 发挥社会第三方力量，搭建医患和谐关系社会治理桥梁

（1）积极搭建圆桌治理平台、感知治理平台、信息公开平台，激活社会力量参与。圆桌治理平台是由政府官员、专家学者、公立医院管理人员、医务人员、新闻评论员、社会公众、患者及家属共同组建的，探讨社会医疗卫生议题的组织，平台成员参与医疗卫生政策的协商与制定，讨论、议论、争论社会医疗问题；公共媒体负责患者满意度圆桌治理平台组织架构的运作，政府承担圆桌治理平台日常运营的经费。感知治理平台是

指借助网络舆情监测、网络监控仪器，感知获取患者的情绪数据，并加以统计和聚类分析的网络平台，如网络舆情监测平台、网络问卷调查平台、患者心情地理地图、网络投诉意见栏，这些数据反映出患者在医疗服务中的真实体验和情感表达；通过患者满意度信息公开平台将感知治理平台获取的数据向社会发布，并以此对政府和医院制造相应的舆论压力，促使和推动利益相关主体合作，谋求共同解决社会医疗问题。积极搭建医患互动治理平台，社会专业组织可以定期开展普医知识讲座，尽力消除医患间的信息不对称，公共媒体借助新媒体或者传统媒体搭建"医患对话、沟通、理解平台"，形式可以是通过认证的官方微博、微信等公众号发布信息，邀请政府部门、社会公众代表、政策制定专家等进行评论发声，将各利益相关主体的述评进行公示，允许社会公众进行评论，收集社会公众的意见，促进多方沟通，为制定政策提供依据。

（2）发挥社会组织的舆论监督和宣传指导作用。公共新闻媒体一方面要搭建"医患对话、沟通、理解平台"，积极宣传医学知识，另一方面要积极主动地履行"医疗行业舆论监督"的社会职责，不断曝光医方的违法违规行为。各地医学会、医师协会、医院管理协会和社会第三方组织发挥医疗行业行为自律和内部监督的作用，公平公正地开展医疗事故鉴定，积极邀请患者参与对公立医院的社会评价。社会评论员、人大代表、政协委员等履行社会责任的个人或群体主动地履行"医疗行业社会评价监督"的职责，通过提案、议案的形式，主动地"向政府反映医患双方的意见及诉求"，发挥建言献策的作用。

（3）公共媒体规范舆论引导。在网络技术飞速发展的现代社会，新闻媒体在信息共享、文化传播方面发挥着越来越重要的作用。然而，网络舆论是一把双刃剑，正确的舆论能揭示现实问题、宣传正能量、引导社会和谐有序发展；错误的舆论捏造事实、歪曲真相、扰乱社会运行秩序。眼下部分新闻媒体为了博取大众眼球对医疗事件进行大量夸大和不实的报道，造成恶劣的社会影响，加剧了医患紧张关系。这就需要公共媒体切实履行自身社会监督与评价职责，与政府部门加强沟通，利用数据对相关社会医疗政策及其可能带来的影响进行解读，让民众正确了解医疗舆论信息。同时，面对各种信息，公共媒体要做到客观、全面、及时、公开，对医疗事件全方位、多角度进行分析报道，对不实消息加以辨识和阐述，消除民众质疑和误解。

（4）社会力量承担社会责任。我国特有的人民代表大会制度、政治协商制度使得人大代表、政协委员等尽心尽职地履行自身社会评价与监督职责，但仅仅依靠这些履行社会责任的个人和群体还不够，需要鼓励和激发更多的社会公众及广大人民群众树立"主人翁"意识，积极参与公共事务管理，为医患的共同利益发声。社会组织处在政府与公民社会的中间地带。社会组织一方面代表了其成员的利益和诉求，为政府制定医疗政策建言献策，体现社会公平与公正，另一方面及时把政府公共决策信息转达至利益各方，协助政府完善社会治理，有效促进政府工作与社会工作的互补和良性互动。[①] 但值得注意的是，在我国现阶段的社会治理能力下引入完全独立的社会第三方专业主导机制尚不成熟，其公信力也会受到多方质疑。基于我国实际，需要对社会专业组织进行培育，可适当放宽社会专业组织资格审查、注册登记及参与政府决策的条件限制，通过政府购买服务等方式委托地方医学会、医师协会等社会专业组织提供社会公共和公益服务，充分发挥其贴近群众及专业优势，为社会搭建医疗信息咨询、卫生人才培训、医患关系协调平台，提升公众的参与能力和素养，维护公众的知情权和监督权，实现"内行管内行"社会监督及治理。[②]

五 重视医德软约束作用，建立职业环境配套机制

1. 重视医德软约束作用

在中国这样一个注重伦理道德传统的国度里，那些德技双馨的医务工作者往往受到更多的礼赞，公众对医德的要求也比其他职业道德更为严格，更为敏感。作为狭义医患关系中直接与患者接触的一方，医生在收集信息、诊断、确定治疗方案等一系列过程中处于主导地位，对患者起着指导和告慰的作用，他的医疗知识、技术和善良愿望是医疗效果的保障。而

① 纪莺莺：《国家中心视角下社会组织的政策参与：以行业协会为例》，《人文杂志》2016年第4期，第116～122页。
② 王小合、黄仙红、李瑞等：《基于社会治理视角的公立医院社会评价策略及研究框架构建》，《中华医院管理杂志》2011年第4期，第241～245页；王小合、钱宇、顾亚明等：《公立医院社会评价指标体系的设计与构建》，《中华医院管理杂志》2016年第10期，第752～755页。

贯穿始终的就是医患间基于病症甚至基于人文关怀的有效沟通。基于疾病本身的有效沟通可以帮助医生更清楚地了解患者的患病感受，为准确做出诊断提供充足的客观事实基础。如果能有再进一步的针对患者生活习惯、饮食起居等方面的了解，沟通所发挥的作用就将超过疾病诊断本身，而带给患者被关怀、被重视的就医感受，提升患者对医生工作的信任感和满意度。

由此可见，医生的职业态度将会给患者带来截然不同的就医感受，医德在潜移默化中发挥着重要作用。然而在经济利益至上的现代社会，部分医生出现道德滑坡，或出于完成所在医疗机构经济指标的压力，忽视了对患者的人文关怀，通过开大处方、做大检查等手段谋求经济利益。应当说这是和整个医疗卫生服务领域发展基调有一定联系的，但越是面对这样的社会背景，越应该呼唤和发扬崇高的医生职业精神，通过适当的激励约束机制来诱导医生行为，通过好的制度设计打造良好医生职业形象，回归百姓心中救死扶伤的白衣天使。

在制度设计上，单纯通过医德建设活动来重塑医生的职业道德可能收效甚微，而良好的声誉和形象是医生巨大的无形资产，其巨大的感召力和潜在的经济效益将对医生的长远发展和长远收益具有重大意义。因此，在当前整个社会比较重视经济因素的社会氛围中，应当将医生的职业行为与其声誉这一对其有长远利益的因素相挂钩，才有可能取得更好的激励和约束效果。进行声誉机制建设，首先，应该在医院内部得到足够的重视，医院管理者应把声誉建设制度化作为一项重大的工程来抓。对于医院内部或医院之间，可以给优秀医生授予各种荣誉称号，扩大其知名度；对医院荣誉来说，可以通过当前我国基本医疗保险制度中实行的定点医疗制度，对取得医疗定点资格给予充分证明和肯定。其次，要加强社会舆论监督。对于优秀的医院和医生要树立榜样，并在媒体上进行宣传，将其作为同行业学习的典型。对于医疗事故频发的医院或医生也要在一定范围内对其进行披露，从职业道德和医疗技术这些根本层面约束其不良行为的发生。

2. 建立职业环境配套机制

医生所从事的是高风险、高压力的职业，且基于患者身体素质差异以及疾病发生风险和程度多变性、难预测性等特点，医生的工作内容和效果往往难以用某一确定的标准来衡量。在医生保险配套机制不健全的情况下，一旦有医疗纠纷发生，医生就会陷入医疗纠纷处理的过程，并且没有精力来继续自己的本职工作。此外，一些法律法规的制定也会对医生诊疗行为产生逆向诱导。如在《最高人民法院关于民事诉讼证据的若干规定》中，关于"举证责任倒置"的条款更是大大增加了医生的压力，片面强调了"因医疗行为引起的侵权诉讼，由医疗机构就医疗行为与损害结果之间不存在因果关系及不存在医疗过错承担举证责任"。其出发点在于弥补患方信息劣势，促进医疗机构提高其诊疗水平和服务质量，增加对医生的约束力，但是忽视了医疗活动本身具有的风险性。如果让医疗机构甚至主治医生承担全部医疗活动的内在风险责任，显然是有失公允的。面对这样的法制环境，医生为了避免医疗风险和医疗诉讼而不得不采取防御性医疗措施，偏离了治病救人的职业目标，为了应对可能的医疗事故诉讼采取相应的诊疗措施，以尽量降低自己的风险。这些防御性的措施主要包括多做些没有必要的化验和检查、回避高危病人、回避手术难度较大的特殊处置、带有推脱责任性质的主诊及会诊等。这不仅会对医生和医院的名誉产生不良影响，而且对医院来说也是极大的资源浪费。因此，有必要从医院管理层面考虑，建立一套完善的医疗纠纷处理预案，组织第三方机构为主体参与到医疗纠纷的处理过程中，使一线医生抽身于复杂的法律、行政处理程序，更专心地投入对医学科学的钻研。对于第三方机构认定的、医生诊疗过程确实存在违规行为的、侵害患者利益的，则应通过配套的准入—退出机制，将不合格医生剔除出医务工作者队伍，以保证事故处理的公正公开性。此外，对于医生面对医疗风险采取的防御性治疗行为，也可以通过保险方式加以缓解。医疗行为本身具有的风险性决定了事故发生存在一定的概率，医生及其所在医疗机构可以通过对诊疗质量的把控降低事故发生概率，却无法完全消除，所以应该找到更合适的风险承担方式化解医生所面临的诊疗风险压力。政府相关部门可以考虑借鉴工伤保险的建制理念，建立医生诊疗责任保险机制，组织医生本人或所在医疗机构、某一地区范围内所有医疗机构共同参与，与前面提到的第三方医疗纠纷处理机构结合运作，将筹集到的保险基金用于对医疗事故中患方及其家属损失利益的补偿，化解医生个体面临的法律风险和经济补偿风险。

六 倡导患者合理的医疗服务预期，提升参与医疗决策及监督的能力

（1）提升患者认知和判断能力，建立理性的医疗服务预期。当前我国患者健康素养普遍偏低，患者对医疗风险的认知并不客观理性，尤其是遇到突发或紧急情况时，患者常从个人经验或认知出发，有时对医务人员的医疗服务行为存在错误认知，在医务人员处置不当的情况下，极易和医务人员发生冲突。合理的医疗服务预期建立在准确的认知上，患者可通过"丁香园""健康中国""医学界"等微信订阅号主动学习医学健康知识、基本健康技能和医疗卫生相关政策。而作为普及健康知识和健康文化的公共媒体，应主动宣传、引导大众学习健康知识，建立健康公益组织，吸引居民和患者参与。

（2）提升患者参与医疗决策及监督能力，积极履行公共社会医疗卫生事务的公民责任。我国公民政治素养处在信息收集和获取阶段，尚未具备参与和讨论医疗卫生领域相关问题和议题的能力，其原因与公民缺乏参政议政意识的培养和缺乏参政议政的途径有关，因此加强公民文化建设，通过宣传和教育提升公民社会责任意识，培育公共精神和主人翁精神亟待加强。近年来，政府不断简政放权，从"管理型政府"转变为"服务型政府"，公众对社会公共事务的参与意识和意愿也逐渐觉醒，这为适时推动圆桌治理平台、感知治理平台、信息公开平台的建设迎来了良好契机，也为社会公众和患者参与医疗卫生问题探讨提供了新的路径。第一，建议搭建家庭、学校、社会等多元化教育平台。培养公民与公众精神及社会治理参与意识和能力，提高公民参与的主动性。第二，完善医疗服务及管理信息公开制度，明确政府及公立医院信息公开和征求公众意见的责任义务，落实公民与公众的知情权。政府、公立医院及主流媒体网站开展特色专栏或利用信息平台推送技术，深入解读医改政策、医学知识、医疗服务、医疗费用及价格等信息，将政策条文或医疗预防保健知识变成公众喜爱看且易读懂的报道，拉近政策与公众间的距离，提高公众对公共医疗政策及医疗信息的认知水平。第三，探索和拓宽公民与公众参与方式与渠道。政府及公立医院要充分利用座谈会、协调会、调查公众意见等传统的公众参与方式，充分利用现代信息通信技术，通过网络论坛、微博微信、电视辩论

等多种形式来扩展和规范公众参与社会治理的新路径，可借鉴学习西方有效的公众参与社会治理创新的方式，如市民评审团、市民调查群、焦点小组、公民论坛、公共调查、公共辩论等。第四，建立健全公众参与回应机制。对正当、合理的公众诉求要付诸行动并予以满足，不能马上解决的也应当以适当形式和方式给予反馈。唯有如此才能真正提高公众参与的效能感，才能够切实提高公众参与的有序性，让群众心里有依靠，冤屈有处诉，意见有处提，怨气有处解，合法权益有保障。第五，引入公众参与激励机制，激发公众参与热情和积极性，发挥公众主体的能动作用。对参与社会治理决策的公众给予一定的物质资助，对参与中表现优秀、成效显著者给予相应的表彰奖励，使公众在参与社会治理决策中受到应有的尊重和支持，以带动更多的群众参与社会治理决策，不断增强社会治理创新的社会合力。

七　政府－医疗机构－社会共建医患共赢关系多元主体和谐治理机制

（1）以保障机制为基础，保障机制作为医务人员工作满意度多元主体协同治理机制的基础，应加以重视。从政府层面上看，有学者指出，我国在医疗保障方面投入的经费比例占卫生总费用的比例维持在15%左右，因此政府有必要加大对公立医院的投入，保障公立医院的基本建设及所必需的设备；政府应结合疾病的发展形态、药品的更新等及时更新《国家基本医疗保险药品目录》以保障医务人员的临床用药情况；政府应将"医闹入刑"法案落实到位，严格按照法案从严处理"医闹"恶性事件，充分保障医务人员人身安全；在面对医院垫付的"无身份、无责任机构、无支付能力"患者的费用时，政府应给予公立医院一定的补偿，以保障医院及医务人员不受损失。从公立医院层面上看，公立医院应致力于战略目标的规划，明确医院的战略目标，同时完善医院查房、临床病例讨论等日常管理制度，保障医务人员工作的开展。社会公众应该提升公立医院社会治理的参与度，维护医务人员的权利，积极主动向政府反映医务人员的诉求。

（2）以激励机制为主线，建立完善的激励机制是调动医务人员工作积极性，提升医务人员工作满意度的主要手段。政府应建立符合医疗行业特点的人事编制及薪酬制度，更合理地核定各公立医院的编制总量，做到公平公正，缩减编制内外医务人员收入的差距；公立医院内部要建立完善透明的薪酬分配制度，同时加强民主，允许医务人员参与医院内部事宜的决策及管理；公共媒体主动依据客观事实，对不实舆论加以报道辟谣，引导正确舆论，社会公众加强社会评价，及时对医务人员的正面行为给予正面评价，从精神层面激励医务人员。

（3）以监督机制为辅助，一个行业如果缺乏监督，必定无法长久地维持可持续发展，对于医疗卫生行业也是如此。在建立完善的保障、激励机制的基础上，辅以监督机制的建立，能够促进行业的健康发展。政府各部门应积极履行自身的监督职责，加大对医院经济运行、财务活动中腐败行为的打击力度，增强震慑力。加大对公立医院中选人、用人不规范行为的监管力度，对违规者进行曝光批评。定期检查公立医院中人才培养、重点制度的落实情况，对没有落实到位的公立医院进行处罚。定期对公立医院医德医风建设进行监督、评价等。公立医院内部充分发挥职工代表大会监督职能，接受职工代表大会的监督，同时可以增设院长信箱，给予医务人员匿名投诉渠道。重视患者的监督，医院门诊办公室及医务部门在接到患者投诉时应提升处理效率，处理结果应及时告知患者，处理的过程、结果公开透明；公共媒体的舆论监督应以真实可靠为准则，对于医疗相关事件的报道应在真实的基础之上挖掘背后的深层次原因，答疑解惑，促进患者理性认知、增进医患沟通，塑造医疗机构的公信力，促进和谐医患关系；社会公众应加强参与社会监管的权责意识，保证客观地评价公立医院及医务人员，发挥社会评价的舆论监督作用。

（4）以发展机制为目标，我国城市公立医院综合改革的总体目标里明确指出建立维护公益性、调动积极性、保障可持续的运行新机制。所以我们在构建治理机制时，应充分考虑到医务人员的自身发展，政府应完善医护规范化培训制度，保障医务人员参加规范化培训的权利，各地逐步取消规范化培训名额限制，将规范化培训普及落实到位。同时政府制定职称晋升制度时，应充分考虑到医务人员的发展规律及实际情况，增强制度的公平性。公立医院增强制度落实的公平性，晋升机会应公正地面向每一位医务人员，形成医务人员之间的良性竞争。社会专业组织应积极主动定期组织邀请权威医学专家开展高质量的业务培训或指导，并邀请医务人员学习，促进医务人员执业技术的发展。

（5）多元主体共建协同治理网络。为更好地发挥社会力量的积极作用，提高现代化社会治理能力，需要政府优化治理理念和模式，转变职能，进一步简政放权。① 在医疗卫生领域，政府主要承担顶层设计、保障制度供给和落实监督管理职能，维护医疗服务的供需平衡，并主导构建多元主体共同参与医患和谐满意度治理格局。社会专业组织是公民意志和公民行为的集中代表和集结形式，具备联结政府、公立医院与公众的中介功能。政府应该对社会、对市场放权让渡，调动社会专业组织的积极性，特别要扶持、重点培育服务类社会专业组织，促进其快速发展，发挥主体作用。除了社会专业组织形式外，社会公众、居民、医务人员和患者以个体形式参与治理是提高治理能力更直接有效的方式。政府一方面要扩大民众参与范围，在完善和落实保障、激励机制和畅通诉求表达的沟通渠道的基础上，拓展创新更多方便实用的民众参与途径，汇集群众的力量与智慧，提炼民心所系并转化成政策文本，另一方面要搭建更多监督平台，从法律层面赋予社会公众、居民等一定的监督权，确保公民能"说得上话""管得了事"，保障监督权落到实处，从而构建起政府部门—公立医院—医务人员—患者—社会公众—社会专业组织—公共媒体一体化、网格化的医患和谐满意度多元主体上下互动、协同治理格局。②

（6）构建公立医院多元主体协同治理的评价路径。在当前我国公立医疗卫生服务及管理外部监管领域，借鉴国际社会基于社会评价及协同治理的新型公共管理的学术前沿及视野，应强调激活和发挥患者、公民、社会公众及公共媒体等社会系统协同参与公立医院改革及治理的活力和功效，在医患双方主要涉及的政府及相关主管部门、公立医院、社会专业或行业组织、公共媒体、患者及家属、公民及社会公众等社会多元参与主体间，构建针对公立医院有效履行社会职责及其社会治理效果为导向的有效发挥社会民主作用的良性互动及多元主体协同治理平台，以独立性、专业性、权威性、主动性为筛选原则，并根据各参与评价主体的社会经济地位、专业背景、利益取向、心理情感以及自身社会角色感知的优势和局限等不同

① 韦雯瀚：《构建和谐医患关系提升公共卫生治理能力现代化》，《现代医院》2016 年第 9 期，第 1324～1326 页。

② 王小合、钱宇、曹承建等：《社会治理视域下公立医院社会评价理论模型及实现路径研究》，《中华医院管理杂志》2016 年第 10 期，第 744～747 页。

特征，选择性匹配其能尽可能理性、准确、客观的适宜评价内容及具体指标，对促进协同治理达到医患双方乃至社会满意的有序和谐管理，促进形成多元主体共同行动及共担风险的公立医院有序社会治理结构以及获得社会普遍认可的治理效应，具有进一步的学术探究和应用的重要价值。多元评价主体及协同治理，必有助于有效中和或消减不同利益相关主体利益角色的影响以及单一主体专业性不足的问题，根据评价内容及具体评价指标契合性配置不同评价主体，无疑会提升公立医院社会评价结果的科学性、客观性、可靠性。借鉴先进国家经验与做法，促进公立医院社会评价主体多元化，一是要从立法上或者制度上确定公立医院社会评价多元化主体的地位与威信，评价主体通过委托代理合同，享有调查、监督和评价公立医院社会职责的权力；二是通过立法确定公立医院社会评价主体多元化的制度规范，对评价主体评价什么、怎么评价、评价应注意的事项及问题做出决定，使公立医院社会评价有法可依、有章可循。

| 第九章 |

结论与展望

第一节　主要研究结论

本研究借鉴和运用和谐管理、协同治理、利益相关者等理论的思想体系和研究范式，在科学界定医务人员工作满意度、患者满意度和医患和谐满意度概念以及解析相关内涵和外延的基础上，站在和谐治理视域下自行设计研制医务人员工作满意度和患者满意度测评量表并开展现场调查，对医务人员工作满意度、患者满意度和医患和谐满意度进行测评，分析医患满意度现状及其和谐满意状态，深入探究影响医患满意度及和谐发展的外部治理因素，构建医患共赢满意关系的和谐治理机制理论模型并进行验证，根据实证分析结果，提出医患和谐满意度多元主体协同治理机制及策略建议。主要研究结论如下。

（1）自行研制的医务人员工作满意度测评量表和患者满意度测评量表均具有较好的信效度，可用于对医患满意度的科学测评及结果的解释。按照以调查科室为单位将医务人员与患者进行匹配组合的设计进行统计分析，也确保了医患和谐满意度测评的科学性。

（2）医务人员工作满意度及满意率总体均处于"及格"线的偏低水平。门诊患者和住院患者满意度及满意率总体均处于良好水平。医患和谐满意度处于"基本和谐"的关系状态。医务人员工作满意度及其持续提升是影响和谐医患共赢关系的重点，值得重视。

（3）医务人员工作满意度与其性别、在岗时间、职称等一般人口学特征及所在医院类型有关。女性医务人员工作满意度高于男性；在岗时间越长，医务人员工作满意度越低；医务人员工作满意度与职称呈 U 字形关系；县级公立医院医务人员工作满意度低于城市公立医院。患者满意度与其享受医疗保障类型及所就诊医疗机构类型有关。有医疗保险的患者满意度高于无医疗保险的患者，参加城镇职工医疗保险的患者满意度高于参加城镇居民和新型农村合作医疗保险的患者；县级公立医院住院患者满意度低于城市公立医院住院患者。

（4）医院管理水平因素是影响医务人员工作满意度和患者满意度的最重要共性要素。通过多元线性回归及结构方程模型的实证分析结果发现，医院管理水平维度下 6 个子条目因素均对医患满意度产生正向影响。医院管理水平维度总分对医务人员工作满意度、患者满意度的直接影响效应均高于其他维度。医院管理制度建立的完善程度，医院管理措施施加过程的好坏，会直接影响医患双方对组织管理的感知，感知得越好，感知与医患期望的差距越小，医患满意度也相应越高。

（5）政府治理因素是影响医患满意度的共同关键要素，政府治理主体承担着医患满意共赢关系的主导作用载体和角色。从实证分析结果来看，政府治理因素对医务人员工作满意度影响的直接效应虽低于医院管理水平因素，但总效应均高于其他维度。多元线性分析结果也发现政府领导、保障、监督、管理的职责履行情况均是影响医务人员工作满意度的治理因素，政府对公立医院公益性方向维护得越好，医务人员工作满意度越高；政府对公立医院政策的制定越完善，落实得越好，医务人员工作满意度越高；政府对医院规划、建设等保障得越好，医务人员工作满意度越高。提示政府应把主要精力放在管方向、管政策、管引导、管规划、管评价上。

（6）社会治理因素通过政府治理、医院管理水平的中介作用对医患满意度均产生间接影响，当前医务人员和患者对社会治理因素感知较弱，提示社会力量参与医疗服务社会治理的认知、渠道及作用等有待激活和开发。通过多元线性分析发现，社会专业组织、公共媒体、社会公众社会治理职责履行情况中，均有共同影响医患满意度的治理因素，结构方程模型效应分析也发现社会治理因素对医患满意度的影响总效应也均较高。路径分析结果显示，社会治理因素对医患满意度的影响效应也均为间接效应，提示当前医务人员和患者对新兴现代的社会治理工具均存有较为明显的认知及信息不对称情况。

（7）根据医务人员工作满意度多元主体网络化治理结构模型及实证分析结果，提出建立以保障机制为基础，以激励机制为主线，以监督机制为辅助，以发展机制为目标的医务人员工作满意度多元主体协同治理路径。患者满意度受到患者－医务人员－医疗机构－政府－社会等多元利益相关主体的影响和制约，具有多主体服务与监管治理的特征，其提升策略应采取协同治理方式。在供给侧层面，重点落实政府医疗行业领导、保障、监督、管理职责；在需求侧层面，注重加强公共医疗服务与管理信息公开，完善医患投诉及反馈渠道的建设；积极搭建公共医疗服务供需两侧圆桌治理平台、感知治理平台、信息公开平台，激活社会力量参与，发挥社会组织的舆论监督和宣传指导作用；加强医院内部管理制度建设，注重完善医德医风和投诉反馈机制，强化医院内部信息公开，主动邀请社会公众参与治理和接受社会监督；进一步加大公共医疗政策制度宣传力度，引导并提升医务人员和患者对政府治理和社会治理工具、内容等相关的认知和判断能力，建立理性的医疗服务报酬和医疗服务预期，共同参与履行公共社会医疗卫生事务的社会责任。

第二节　创新点

本书针对医患满意及其和谐共赢关系测评、治理机制进行了比较系统的研究，主要有以下三个方面的创新。

（1）在当前我国倡导构建命运共同体、建设社会主义现代化强国"和谐"要义背景下，基于系统论、社会治理及协同治理等学术前沿及视野，结合和充分挖掘我国传统文化精髓的"和谐"思想及"和谐管理"理论，立足特有国情和中国式管理文化，科学构建和谐医患共赢满意关系及中国特色"和谐治理"路径设计与方略，具有重要学术探讨和应用价值，也为公共服务领域相关命题深入挖掘、丰富、提升构建具有中国特色话语体系的和谐治理理论、概念及操作化，提供逻辑框架及方法学借鉴，对增强和彰显中国特色理论、制度以及文化自信有积极且重要意义。

（2）纵观国内外近年来患者满意度的测评研究与实践，其测评主体多为医疗机构自身，测评的结果由于医疗机构的特殊利益选择或政治性考核要求，难以客观反映患者实际感知并获得社会的普遍认可。测评的作用仍停留在患者满意度——医院内部考核的依据或医院内部管理改进，尚未深入挖掘政府、社会专业组织、公共媒体、社会公众及患者等诸多利益相关主体的潜在影响及治理作用，未能实现"患者满意度—医院管理—政府治理—社会治理"的协同落地。本研究借鉴社会治理理论及思想体系，以患者满意度测评与治理为切入点，综合分析患者满意度内在维度、影响因素及利益相关主体之间的双向作用逻辑关系，通过对利益相关主体社会医疗责任的剖析及其责任机制的确立，探索并构建患者满意度测评及协同治理路径框架，旨在预防、缓和、化解医患矛盾，推动卫生健康事业治理体系及治理能力现代化，供公共管理与医药卫生学界争鸣与探讨。

（3）从国内外文献研究来看，医务人员工作满意度的测评多用于评价医院内部组织管理绩效，探讨影响因素也多为医院内部管理因素，缺乏将患者尊重/认可/信任以及医疗体制、医改政策、社会环境等因素纳入对医务人员工作满意度影响作用机制的探究。医务人员工作满意度及影响因素的研究一定程度上存在满意度概念的内在维度或构成因子与外在影响或治理因素边界混淆不清的问题，同时也存在循环论证以及混乱因果逻辑关系的问题，即某些因素在被界定为医务人员工作满意度内部构成因子后，又常被当作其外部影响因素来观测。也未见通过测评方法和技术设计，深度发掘医方背后利益相关主体对医务人员工作满意度及公立医院治理进行控制和引导的推动、监督作用，构建符合整体利益的医务人员工作满意度测评与利益相关主体协同治理体系及关联作用与机制尚待深入聚焦研究。本研究基于满意度及治理理论，侧重把医务人员工作满意度影响因素与"治理"工作相结合，系统分析医务人员工作满意度内在维度、外在治理要素及利益相关主体之间的逻辑关系和相互作用机理，探索并构建医务人员工作满意度概念、影响因素及治理模型与机制思考，为推动当前进入改革深水区的公立医院治理体系及治理能力现代化提供讨论。

第三节 研究不足及展望

（1）本研究医患双方及其背后的利益相关主体的筛选是通过文献研

究、专家咨询、医务人员访谈、政策梳理等一系列方法综合选取的，虽然利益相关者理论已经相对科学规范，但是利益相关者理论对利益相关者的界定相对宽泛，利益相关者的重要性排序也不是一成不变的，在进行量化时可能会存在少许偏倚。

（2）本研究从患者感知的视角构建患者满意度多元主体协同治理路径模型，该模型的出发点和落脚点旨在践行以患者为中心的理念，也是间接验证利益相关主体协同治理因素对患者满意度影响机制的一种解决方法，但不可否认，该模型与客观现实仍有一段距离，受到患者的主观认知和经验等影响，需要综合医患整体的视角进行进一步剖析和挖掘。

（3）"政府治理职责履行"和"社会治理职责履行"概念的边界限定于"政府部门"和与之相对的"社会主体"职责的履行，不等同于一般意义上"政府治理""社会治理""法人治理"等宏大概念。以上两个概念维度和条目设计来源于政府综合改革的重点任务，并基于患者可感知的视角进行调整，但改革相关政策及举措处在不断的动态变化中，所以模型各潜变量内生性指标的设计也要不断探究、挖掘和论证。

（4）为让涉及医患满意度各相关治理主体"有效地协同"，需要形成共建共治共享的机制和新型的组织框架，构建出利益相关主体的权力、责任、义务和行为相对等的"动态新平衡"。虽然本研究提出了相关策略与建议，但在协同治理和政策层面仍留有巨大的想象空间。

（5）本研究人为地将"医患"两个相互依存的整体进行解剖和分析，并从医务人员和患者的视角分别进行调查、统计与分析，尽管也考虑到了匹配性的分析设计，但"医务人员不满意，患者就不可能满意""患者不满意，医务人员的工作就没有了意义"，如何构建符合系统整体利益的医患共赢满意关系及其和谐治理与提升机制，是仍有待深入聚焦和后续研究的命题。

（6）本研究所阐释的医患共赢关系背后多元利益相关主体的职权责以及治理因素的梳理等主要来源于我国现行的公立医院综合改革相关制度和政策举措，但是随着时间的推移、深化治理改革和治理成效的变迁，上述相关制度和政策举措可能会有创新和更新，特别是快速推进的社会治理体系和能力建设也会有效嵌入新医改和医疗机构升级管理等。因此未来进一步研究时，应将研究中涉及的有关内容予以补充、修改和更新。

图书在版编目（CIP）数据

医患共赢：满意度测评及和谐治理路径／王小合，
钱宇，孙涛著. -- 北京：社会科学文献出版社，2021.7
ISBN 978 - 7 - 5201 - 7901 - 0

Ⅰ.①医⋯　Ⅱ.①王⋯　②钱⋯　③孙⋯　Ⅲ.①医药卫
生人员－人际关系学　Ⅳ.①R192

中国版本图书馆 CIP 数据核字（2021）第 025078 号

医患共赢：满意度测评及和谐治理路径

著　　者／王小合　钱　宇　孙　涛

出 版 人／王利民
组稿编辑／谢蕊芬
责任编辑／赵　娜　孟宁宁
文稿编辑／张真真

出　　版／社会科学文献出版社·群学出版分社（010）59366453
　　　　　　地址：北京市北三环中路甲 29 号院华龙大厦　邮编：100029
　　　　　　网址：www. ssap. com. cn
发　　行／市场营销中心（010）59367081　59367083
印　　装／三河市尚艺印装有限公司

规　　格／开本：787mm × 1092mm　1/16
　　　　　　印张：17.5　字数：285 千字
版　　次／2021 年 7 月第 1 版　2021 年 7 月第 1 次印刷
书　　号／ISBN 978 - 7 - 5201 - 7901 - 0
定　　价／118.00 元

本书如有印装质量问题，请与读者服务中心（010 - 59367028）联系